Yves Robert

**Klinik des Augeninnendrucks**

Yves Robert

# Klinik des Augeninnendrucks

DE GRUYTER

**Autor**
Prof. Dr. med. Yves C. A. Robert
Werdtweg 11, 3007 Bern, Schweiz
E-Mail: robert-odc@swissonline.ch

Das Buch enthält 73 Abbildungen und 19 Tabellen.



ISBN 978-3-11-042645-8
e-ISBN (PDF) 978-3-11-042188-0
e-ISBN (EPUB) 978-3-11-042192-7

**Library of Congress Cataloging-in-Publication Data**
A CIP catalog record for this book has been applied for at the Library of Congress.

**Bibliografische Information der Deutschen Nationalbibliothek**
Die Deutsche Nationalbibliothek verzeichnet diese Publikation in der Deutschen Nationalbibliografie; detaillierte bibliografische Daten sind im Internet über http://dnb.dnb.de abrufbar.


Satz: PTP-Berlin, Protago-TEX-Production GmbH
Druck und Bindung: Hubert & Co. GmbH Co. KG, Göttingen
♾ Gedruckt auf säurefreiem Papier
Printed in Germany

www.degruyter.com

# Vorwort

Warum ein Buch über den Augeninnendruck?

> L'oeil est un organe qui est fait pour voir et non pour avoir une certaine tension
>
> André Dubois-Poulsen, 1952

Dubois-Poulsen (1) hat Recht, wenn er uns davor warnt, vor lauter Spezialistentum den Blick auf das Ganze zu verlieren. Wenn wir aber aufgerufen sind, das Sehen unserer Patienten zu schützen oder gar zu erhalten, so kommt der Augeninnendruck unweigerlich ins Spiel.

Seit der zweiten Hälfte des letzten Jahrhunderts hat die Medizin stetige Fortschritte gemacht. Mit dem Aufkommen neuer Grundlagen- und Hilfswissenschaften in den letzten Dezennien folgen sich diese Fortschritte in rasantem Tempo. Erwähnt seien hier Molekularbiologie, Immunologie, Genetik, Mikro- und Nanotechnologie und die Informationstechnologie. Diese Disziplinen werden vermutlich in nächster Zeit weiter in den Vordergrund rücken, so dass die alten Grundlagen Anatomie, Pathologie, Biochemie, Physiologie und vielleicht sogar die klinische Medizin in den Hintergrund rücken. Betrachtet man nur schon die Entwicklung der optischen Methoden der letzten 20 Jahre, so kann man unschwer feststellen, wie diese mehr und mehr klassische Messungen ersetzen. Trotzdem, gewisse Größen aus der klassischen Physik lassen sich auch heute nicht einfach so substituieren. Dazu gehören der Augeninnendruck und seine Messung, die die neuzeitliche Ophthalmologie maßgeblich mitgeprägt haben. Das vorliegende Buch soll im Sinne einer Klammer zusammentragen, was die Probleme und Erfolge im Zusammenhang mit dem Studium des Augeninnendruckes waren und was die Herausforderungen für die Zukunft sind. Der Autor hat einige der prägenden Persönlichkeiten dieses Wissenschaftszweiges persönlich gekannt und mit ihnen anregende Diskussionen geführt. Er ist außerdem zum Teil der Sprachen, in denen die ersten Veröffentlichungen erschienen sind, noch mächtig. Leider konnten die russischen Beiträge, welche wertvolle Erkenntnisse zur zentralen Steuerung des Drucks und zu den Provokationstests beigesteuert haben, nur berücksichtigt werden, sofern auch in Französisch oder Englisch publiziert.

Der primäre Blickwinkel geht von der klinischen Situation aus. Der Autor verzichtet darauf, gewisse Formeln für Parameter, die heute nicht mehr überprüft werden können, erneut herzuleiten. Es ist sowieso anzunehmen, dass die Gültigkeit solcher Formeln mit neuen Messmethoden relativiert werden wird. Die Auswahl der Themen ist unvollständig, ihre Gewichtung zum Teil arbiträr, es geht ja nicht nur um eine wissenschaftliche Arbeit, sondern auch um eine zusammenfassende Sicht. Dies gilt auch für die zitierte Literatur. Es sollen, wenn möglich, die Autoren in ihren Originalartikeln zur Sprache kommen. Häufig werden frei zugängliche Arbeiten zitiert, so dass der interessierte Leser auf unkomplizierte Weise zum Originaltext kommt. Wo möglich wird die Internet-Seite angegeben. Dieses Vorgehen soll auch dabei helfen, zum Teil während Jahrzehnten unkorrekt wiedergegebene Literaturangaben zu finden. Die kürzeren Originalzitate sind *kursiv* im Text hervorgehoben, die längeren Zitate werden eingerückt angezeigt.

Dieses Werk hätte ohne die Hilfe uneigennütziger Freunde nicht fertiggestellt werden können. Ich danke herzlich meiner Frau Ruth-Esther Robert. Ohne sie wären Entwicklung und Konstruktion der SmartLens®, wie auch der Wechsel auf die Konturtonometrie nicht möglich gewesen. Ich danke Herrn Prof. Klaus Bartels, Kilchberg/ZH, für die Richtigstellung des Griechischen, Dr. Richard Keeler in London für Ratschläge bezüglich der Schriften von Banister und Mead, Frau Karin Meier von der Bibliothek des Stadtspitals Triemli Zürich für die unkomplizierte Beschaffung alter Manuskripte. Weiter danke ich Prof. Jürgen Beck von der Neurochirurgischen Klinik des Inselspitals Bern für die Korrektur des Textes über Hirndruck und Dr. Stephan Estermann, Zürich, für kritisches Gegenlesen. Prof. Balder Gloor, Zürich, danke ich für die Überlassung des Originals von MacKenzie, Herrn Dr. Urs Schmied, Wattwil, für das Maklakoff-Tonometer und Frau Dr. Ulrike Novotny, Bottighofen, für gute Ratschläge. Prof. Martin Rohrbach und Dr. Philipp Gass von der DOG danke ich für die Übermittlung des Lebenslaufs von A. Weber. Ebenfalls dankend erwähnen möchte ich Dr. J. A. Bernard, Paris, und seine Mitarbeiterinnen vom Centre de Documentation Ophtalmologique der Société Française d'ophtalmologie für Angaben zu Paul Bailliart und André Magitot.

Meinen besonderen Dank möchte ich Frau Dr. Britta Nagl und Dr. Yvonne Klisch und ihrem Team vom de Gruyter-Verlag Berlin für die kompetente und geduldige Betreuung des Manuskriptes ausdrücken.

Bern, Mai 2015 Yves Robert

# Inhalt

**Vorwort — V**

**1 Einleitung — 1**
1.1 Der Eingang des Augeninnendrucks in die klinische Medizin — 1
1.2 Fazit — 5

**2 Die Grundlagen — 9**
2.1 Definition — 9
2.2 Klinische Anatomie — 9
2.2.1 Der Kammerwinkel — 9
2.2.2 Innervation des vorderen Augensegmentes — 13
2.3 Physiologie und Biochemie des Kammerwassers — 14
2.3.1 Vorgeschichte — 14
2.3.2 Zusammensetzung des Kammerwassers — 17
2.3.3 Kammerwasserzirkulation — 19
2.3.4 Klinische Untersuchungsmöglichkeiten der Kammerwasserzirkulation — 27
2.4 Arterio-venöse Zirkulation — 33
2.5 Gradienten — 34
2.6 Bulbuswand — 35
2.6.1 Mechanische Verformbarkeit der Gewebe — 35
2.6.2 Cornea und Sklera — 35
2.6.3 Trabekelwerk — 36
2.6.4 Refraktion — 37
2.6.5 Temperatur — 37
2.7 Hirndruck und Augeninnendruck — 37
2.8 Fazit — 42

**3 Klinik des Augeninnendrucks — 47**
3.1 Normaler Augeninnendruck — 47
3.1.1 Statische Messung — 47
3.1.2 Kontinuierliche Messung — 48
3.2 Allgemeine Faktoren zur Beeinflussung des Drucks — 49
3.2.1 Alter und Geschlecht — 49
3.2.2 Kreislauf — 49
3.2.3 Narkose — 50
3.2.4 Körperlage und Venendruck — 52
3.2.5 Körperliche Aktivität — 52
3.2.6 Gewebeturgor — 53

3.2.7 Tageszeit — 53
3.2.8 Zeit allgemein — 54
3.2.9 Schwangerschaft — 54
3.3 Lokale Faktoren — 54
3.3.1 Muskeltonus — 54
3.3.2 Liddruck — 55
3.3.3 Physiologie der Hornhaut — 56
3.3.4 Pathologie der Hornhaut — 57
3.3.5 Kontaktlinse — 57
3.3.6 Refraktive Chirurgie — 57
3.3.7 Refraktion und Astigmatismus — 58
3.3.8 Vorderkammertiefe — 58
3.3.9 Linse — 58
3.3.10 Wiederholte Tonometrie — 59
3.3.11 Seitenvergleich und Symmetrie — 60
3.3.12 Wahl des Instruments — 60
3.3.13 Therapeutische Maßnahmen am Auge — 60
3.4 Pathologie des Augeninnendrucks — 62
3.4.1 Okulär — 62
3.4.2 Allgemeine Pathologie — 67
3.5 Fazit — 68

**4 Die Messung des Augeninnendrucks — 73**
4.1 Grundlagen — 73
4.2 Vorinstrumentelle Ära — 73
4.3 Instrumentelle Ära — 74
4.3.1 Manometrie — 74
4.3.2 Kraftmessung mit Deformation — 75
4.3.3 Kraftmessung mit geringer Deformation — 115
4.3.4 Langzeitmessung — 119
4.4 Fazit — 120
4.5 Druckmessung mit Deformation — 124
4.5.1 Das Kontaktglastonometer (SmartLens®) nach Robert — 124
4.5.2 Die automatisierte Bestimmung von $P_0$ — 128
4.6 Druckmessung ohne Deformation — 131
4.6.1 Die Konturtonometrie nach Kanngiesser — 131
4.6.2 Hornhautdicke — 133
4.7 Fazit — 135

**5 Die okuläre Pulswelle — 137**
5.1 Definition — 137
5.2 Entwicklung der Pulsmessung — 139
5.2.1 Arterieller Puls — 139
5.2.2 Venöser Puls — 145
5.2.3 Kapillarpuls — 145
5.2.4 Vasomotion — 146
5.3 Die Amplitude der Pulswelle — 146
5.3.1 Die normale Pulsamplitude — 146
5.3.2 Pathologie der Amplitude — 148
5.4 Die Frequenz der Pulswelle — 151
5.5 Die Pulswellenanalyse — 152
5.5.1 Druckpuls gegenüber Volumenpuls — 152
5.5.2 Regulation — 156
5.6 Fazit — 158

**6 Die aktive Steuerung des Drucks — 161**
6.1 Allgemeines — 161
6.2 Drucksenkung — 161
6.2.1 Paracentese — 161
6.2.2 Reduktion von Vorderkammer- und Glaskörpervolumen — 161
6.2.3 Drosselung der Kammerwasserproduktion — 163
6.2.4 Erhöhung des Abflusses — 163
6.3 Druckstabilisierung — 163
6.4 Druckerhöhung — 164
6.4.1 Tonographie — 164
6.4.2 Erhöhung des episkleralen Venendrucks — 165
6.4.3 Wasserstoßversuch — 166
6.4.4 Provokationstests — 166
6.5 Starke Druckerhöhung (Ophthalmodynamometrie) — 174
6.5.1 Entwicklung der Ophthalmodynamometrie — 174
6.5.2 Kompressionsdynamometrie — 176
6.5.3 Saugnapfdynamometrie — 180
6.5.4 Erweiterungen der Ophthalmodynamometrie — 181
6.6 Fazit — 185

**Farbtafel — 191**

**Personenverzeichnis — 197**

**Stichwortverzeichnis — 203**

# 1 Einleitung

## 1.1 Der Eingang des Augeninnendrucks in die klinische Medizin

Von der Antike bis in das späte 18. Jahrhundert war eine exakte Aufschlüsselung der uns heute geläufigen Erblindungsursachen nicht möglich. Als Untersuchungsmethodik gab es nur die Untersuchung der vorderen Bulbusabschnitte im auffallenden Licht und als Hilfsmittel die sechs natürlichen Sinne. Im Verlaufe der Renaissance kamen einfache Lupen hinzu. Hinter die Pupille konnte man nicht schauen, obwohl das Pupillenleuchten als solches seit der Antike bekannt war. Man unterschied eine rasche von der allmählichen Erblindung, eine schmerzhafte von einer schmerzlosen. Gewisse äußere Erscheinungsbilder wurden als typisch erkannt und richtig beschrieben. Als Beispiel kann das akute Glaukom gelten. Der Name Glaukom ist nicht eindeutig zurück verfolgbar. In der älteren Literatur liest man nicht selten, er könne von der Ἀθηνᾶ γλαυκῶπις, der „eulenäugigen Athene" stammen, wie die griechische Münze zeigt [2]. Die Eule hat in der antiken Darstellung übergroße Augen, wie wir sie beim unbehandelten kongenitalen Glaukom sehen (Abb. 1.1).

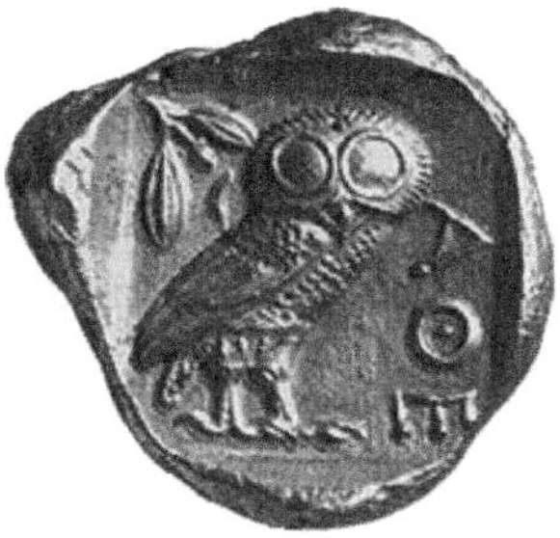

**Abb. 1.1:** Eine attische Tetradrachme mit der Eule, dem Symboltier Athens. Quelle: http://www.muenzenwoche.de.

Klaus Bartels meint, das Adjektiv γλαυκός „glaukos" bedeute ursprünglich schimmernd, glänzend, ohne Bezug auf eine Farbe. Die Athene ist also nicht „blauäugicht", wie von Voss übersetzt, sondern einfach „helläugig" im Sinne von „wachäugig", aufgeweckt eben. In der Folge bezeichnet das Wort eine helle, zwischen bläulich, grünlich, gräulich schillernde Farbe, so bezogen etwa auf Oliven, Weintrauben, Weinlaub, also keineswegs ein strahlendes Königsblau. Bei Aristoteles [3] wird diese Augenfarbe einem „schwarzen" Auge entgegengesetzt; das ὄμμα γλαυκόν ómma glaukón meint da also eher eine helle Augenfarbe in den genannten Farbtönen im Gegensatz zu einer dunklen, braunen oder schwarzen Augenfarbe. Aristoteles verbindet ein ómma glaukón mit Trockenheit im Auge, ein dunkles Auge mit Feuchtigkeit. Die Ableitung gláukoma kommt zuerst bei Aristoteles [3] vor, wobei die Bedeutung dieses Wortes an der Stelle nicht näher erklärt wird. Aristoteles weist darauf hin, dass dieses gláukoma eher bei helläugigen und also trockenäugigen und eher bei älteren, da trockeneren, Menschen vorkommt als bei jüngeren.

Lange Zeit werden Glaukom und Katarakt zusammen als eins gesehen. Beide Krankheiten liegen „in der Pupille", ihre Unterscheidung ist unscharf. In verschiedenen Werken wird der akute und dann verschleppte Glaukomanfall treffend und anschaulich beschrieben, so bei Richard Banister [4, 5] 1622 in „A Treatise of one hundred and thirteen Diseases of the Eyes and Eye-liddes (sic)". Das Werk ist nach heutiger Ansicht eine Abschrift des Buchs von Jacques Guillemeau, eines Schülers von Ambroise Paré, mit dem Titel: „Traité des maladies de l'oeil qui sont en nombre de cent treize" [6]. Dieses ist eine konzise Abhandlung der Augenkrankheiten des äußeren Segments mit einer heute noch nachvollziehbaren Einteilung. Guillemeau widmet der Katarakt und dem Glaukom je ein eigenes Kapitel. Das Glaukomkapitel ist mit drei Seiten auffallend kurz und offenbart die damalige Ratlosigkeit diesem Thema gegenüber. Der Autor geht vom Begriff Glaukom als Sammelbegriff aus. Die Entstehung der Krankheit führt er auf zwei Theorien zurück. Zum einen handelt es sich beim Glaukom um ein „hypochyma" oder „suffusio", also um ein „unterlaufen" des Gewebes in der Pupille mit Flüssigkeit. Dadurch trübt die Sicht ein. Katarakt ist dasselbe wie Glaukom. Diese Ansicht geht auf Galen und Paulus von Aegina zurück. Die andere Theorie stützt sich auf Avicenna und Aristoteles. Hier bedeutet Glaukom ein Austrocknen der Linsenflüssigkeit, was zur bekannten grünlichen Farbe der Pupille führt. In diesem Zusammenhang bringt Guillemeau auch den Begriff „*oeil de loup*" oder „*oeil de mauvais garçon*", eine Bezeichnung für das, was wir heute unter dem roten Auge verstehen, in die Diskussion. Also eine Beschreibung des akuten Glaukoms, wobei noch jegliche Erwähnung des Druckes fehlt. Der Text von Banister ist, wie damals üblich, freie Übersetzung und zugleich Erweiterung des Originals um seine eigenen Ansichten. In seinem Buch findet sich der Satz:

> ... if one feele the Eye by rubbing upon the Eie-lids, that the Eye be growne more solid and hard, then naturally it should be... then there is no hope of a Cure. [4]

Im Buch „Traité des maladies des yeux" von Demours 1818 [7] gibt es unter dem Kapitel Glaukom viele gut beschriebene Fallbeschreibungen zum akuten und verschleppten Winkelblock. Als Zeichen werden erwähnt „*cataracte glaucomatique*", „*paralysie de la rétine*", die vergrößerte, oft verzogene und grünlich schimmernde Pupille, Epiphora und Blepharospasmus. Als Symptome nennt er: Schmerzen, teilweise in den Kiefer ausstrahlend, Kopfschmerzen, Übelkeit, Fremdkörpergefühl im Auge, trübe Sicht, Verlust der Sehkraft. Der Autor schreibt

> Nous n'avons jamais vu guérir le glaucome avec nos moyens.

Später im Werk schreibt er den berühmt gewordenen Satz:

> l'oeil devient dur au toucher,

im Glaukomanfall lässt sich also das Hartwerden des Bulbus palpieren. Dies sind einige der ersten Beschreibungen des hohen Augeninnendrucks. Sie zeigen, dass der Zusammenhang zwischen hohem Druck und Erblindung noch nicht erkannt ist.

1823 publiziert Guthrie [8] ein großes Werk über Augenkrankheiten mit ausführlicher Diskussion der Lehrmeinungen aus ganz Europa. Bei ihm kommt das Glaukom eindeutig aus dem Glaskörper, auch wenn auf S. 214 der Satz zu finden ist:

> if the eye is examined by touch it will be found rather firmer or harder than normal.

Karl Heinrich Weller [9] lokalisiert 1826 das Glaukom ebenfalls noch in den Glaskörper. Er handelt es kurz und bündig ab, zusammen mit der Synchysis und der Hydrophthalmie und nennt als Aetiologie die Gicht. Diese Gicht, „*Iritis arthritica*", eine Entzündung als Ursache für das Glaukom – das fällt den englischen Autoren immer wieder auf – scheint eine typisch deutsche Betrachtungsweise für diese Krankheit zu sein.

William MacKenzie aus Glasgow gibt eine zusammenfassende Darstellung des Problems aus der Literatur und aus seiner Sicht. 1830 erscheint die erste, 1835 [10] die zweite Ausgabe seines Buchs „A practical treatise on the diseases of the eye". In dieser zweiten Auflage kommt er mehrmals auf das Problem der Unterscheidung zwischen Katarakt und Glaukom zu sprechen. Im Kapitel „Glaucoma and Catseye"(sic) betont er, dass beide Krankheiten eine Trübung in der Pupille sind. Anschließend zitiert er ausführlich einen früheren Versuch zur Unterscheidung aus Frankreich. Dieser geht aus von der Beobachtung, dass sich einige der Krankheiten „in der Pupille" durch die Kataraktoperation heilen lassen, andere nicht. Der Sonnenkönig, Ludwig XIV., hatte 26 Ärzte in seinen Diensten, die Augenärzte nicht mitgerechnet. Einer seiner Ärzte, der blinde Pierre Bonnet Bourdelot, vermachte testamentarisch seine Augen der Wissenschaft und bestimmte, dass man sie post mortem sezierte. Dies geschah durch Georges Mareschal „premier chirurgien du roy". Der Nachfolger von Bourdelot, Pierre Michel Brisseau zieht aus dem Ergebnis der Sektion zwei Schlüsse: Erstens ist die Katarakt eine Trübung der Linse [11] und nicht eine Membran, die vor die Linse fällt. Zweitens ist das Glaukom eine Trübung des Glaskörpers mit der typischen grünlichen Farbe. Dieser von MacKenzie zitierte Diskurs ist als große akademische Diskussion auf lateinisch und französisch zusammengestellt von John Woolhouse, einem englischen Augenarzt, der seinem Landesherrn König Jakob II. in dessen Exil nach Frankreich gefolgt ist [2]. In einem weiteren Kapitel „Arthritische Iritis" fasst MacKenzie präzise die Symptome und Zeichen des Glaukomanfalls als typischen Fall von Iritis zusammen und gibt sich damit als gelehriger Schüler von Beer und der deutschen Schule zu erkennen (siehe auch Platner [12]). In einem späteren Kapitel „Katarakt" erwähnt er unter den Unterscheidungsmerkmalen nebst dem grünlichen Schimmer in der Pupille auch: „*the eyeball seems firmer than naturally*". Er zieht keinen Schluss aus dieser Feststellung. Im vorletzten Kapitel „Hydrops" kommt der Satz zum zweiten Male: „*it becomes harder to the feeling*". Und zuletzt, im Kapitel „Amaurosis", wo er die verschiedenen Ursachen von Blindheit zusammenträgt, zitiert er Richard Mead

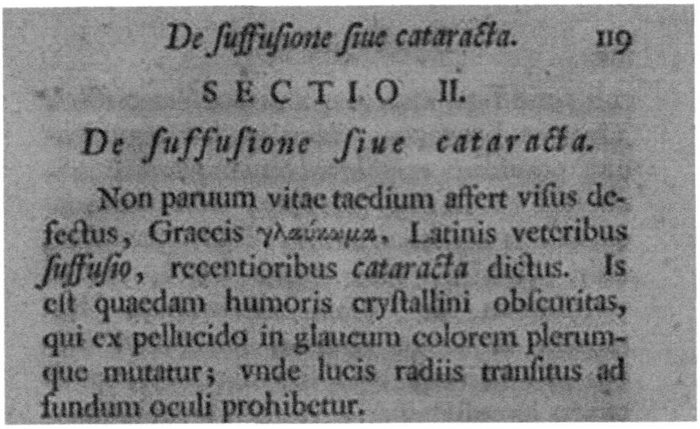

De suffusione siue cataracta. 119

SECTIO II.

De suffusione siue cataracta.

Non paruum vitae taedium affert visus defectus, Graecis γλαύκωμα, Latinis veteribus suffusio, recentioribus cataracta dictus. Is est quaedam humoris crystallini obscuritas, qui ex pellucido in glaucum colorem plerumque mutatur; vnde lucis radiis transitus ad fundum oculi prohibetur.

**Abb. 1.2:** Richard Mead. „Glaukom ist Suffusion, ist Katarakt“ im Original.
Quelle: http://nbn-resolving.de/urn:nbn:de:hbz:061:2-15993-p0135-8. Cave: in älteren Schriftquellen werden die lateinischen Buchstaben „u“ und „v“ oft synonym verwendet.

aus dessen Buch „monita et praecepta medica“ [13]. Im Kapitel „de suffusione sive cataracta“ kann man lesen (Abb. 1.2): Glaukom sei bei den alten Griechen das gewesen, was bei den alten Lateinern Suffusion; und sei, was bei den Jüngeren Katarakt genannt würde, nämlich eine Trübung in der Linse. Diese sei verursacht durch ein Häutchen vor der Pupille, welches allmählich „glaucum colorem“ annehme. Das lateinische „glaucum“ bedeutet eine blaugraue Farbe.

Mit Albrecht von Graefe wird die Sache um 1857 [14, 15] endgültig klar. Seine Iridektomie (Abb. 1.3) erlöst unzählige Patienten vom Schmerz und bewahrt sie vor der drohenden Erblindung. In unserem Kontext entscheidend ist, dass damit der Augeninnendruck in den richtigen Zusammenhang zum Glaukom gebracht wird. Bei erfolgreicher Operation wird das Auge wieder weich. Die drohende Erblindung ist also auf den hohen Augeninnendruck zurückzuführen. Im Nachhinein kommt der von den englischen Kollegen beobachteten Vorliebe der Deutschen, das Glaukom auf eine Entzündung zurückzuführen, entscheidende Bedeutung zu. Graefe will nämlich mit seiner Iridektomie dem entzündeten Auge ermöglichen, die „Congestion“ nach außen abzulassen. Er teilt Glaukom in drei Gruppen ein: Zuerst kommt das *„acute oder inflammatorische“* Glaukom (heute unser akutes Winkelblockglaukom). Dazu schreibt er:

> Fasse ich das Ganze zusammen, so halte ich das acute Glaucom für eine Chorioiditis (oder Iridochorioiditis) mit diffuser Durchtränkung des corpus vitreum (und humor aqueus) bei der durch Volumszunahme (sic) des letzteren eine rasche Steigerung des intraocularen Druckes, Compression der Netzhaut und die bekannte Reihe der Consecutiverscheinungen angedeutet wird.

Die zweite Gruppe nennt er „chronisches Glaukom“ (heute wohl unser subakutes Winkelblockglaukom), die dritte Gruppe „Amaurosis mit Sehnervenexcavation“ (heute sowohl Glaukom, wie auch diverse Krankheitsbilder aus dem neuro-ophthalmologischen Formenkreis). Zu dieser meint er:

> Bei diesen Fällen, die nur nach Einführung des Ophthalmoskops von Manchen den Namen des Glaucoms erhielten, fehlt durchaus der glaucomatöse Habitus in den äußeren Theilen des Auges, während genau dieselbe Form von Sehnervenleiden wie dort stattfindet. [15]

Die kulturellen Unterschiede haben sich bis weit ins 20. Jahrhundert erhalten. Die anglo-amerikanische Literatur unterteilt die Winkelblockglaukome in die drei Kategorien: akut (mit der Unterkategorie intermittierend), subakut und chronisch, ohne Einbezug einer Entzündung. Sie stützt ihre Einteilung streng auf die Anatomie des Kammerwinkels ab und grenzt sie damit von den Offenwinkelglaukomen ab. Die Ophthalmologie im deutschsprachigen Raum dagegen spricht zum Teil noch heute vom „Glaucoma congestivum" in Zusammenhang mit einem „engen" Kammerwinkel. Es ist aus didaktischen Gründen vorzuziehen, Glaukome mit „offenem", Glaukomen mit „geschlossenem" Kammerwinkel gegenüberzustellen, denn Glaukome mit „weitem" solchen mit „engem" Kammerwinkel.

Mit der Erkenntnis von v. Graefe beginnt zügig die Suche nach einer exakten, instrumentellen Erfassung dieses Druckes. Diese Suche erhält zusätzliche Motivation durch die Erkenntnis der „Amaurosis mit Sehnervenexcavation", also dass es offenbar Glaukome ohne palpatorisch erhöhten Druck gibt.

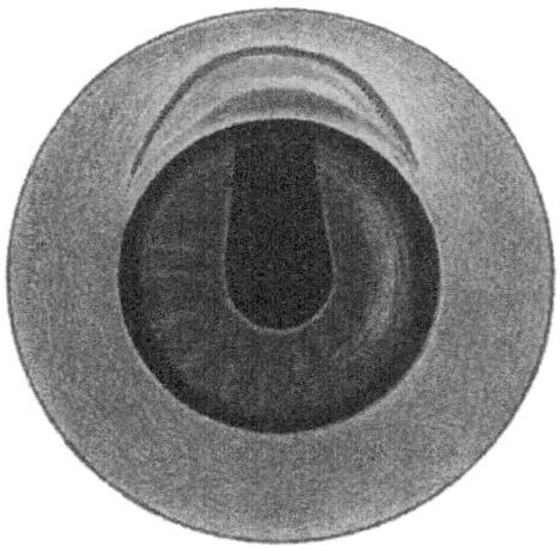

**Abb. 1.3:** Iridektomie aus dem Jahre 1906. Quelle: Lagrange Félix: Iridectomie et sclérectomie combinées. Archives d'ophtalmologie août 1906 pp 1–16.

## 1.2 Fazit

Schon seit dem Altertum ist den Ärzten geläufig, dass ein rotes, schmerzhaftes Auge, eventuell verbunden mit Kopfschmerzen und anderen Allgemeinsymptomen, zur Erblindung führen kann. Mehrere Schritte der Erkenntnis sind nötig, bis der Zusammenhang zwischen Schmerz und Erblindung richtig erkannt ist. Als erster Schritt erfolgt die Erkenntnis des 18. Jh., dass Katarakt und Glaukom zwei verschiedene Krankheiten sind. Sie müssen strikt getrennt werden. Als nächstes folgt der Einbezug des Drucks in das Krankheitsbild. Immer mehr beschreiben die Autoren bei dieser Krankheit ein palpatorisch hartes Auge. Die Lösung der Frage geschieht durch die kausale Verknüpfung des hohen Drucks mit der Erblindung durch von Graefe, welcher zeigt, dass seine Iridektomie zum Druckabfall führt und damit die Erblindung verhindert. Die gleichzeitig erfolgte Einführung des Ophthalmoskops liefert den Beweis, dass durch den Druck der Sehnerv geschädigt wird.

## Literatur

### Standardwerke


- Davson H. The Physiology of the Eye. Churchill Livingstone, Edinburgh/London, 1972.
- Duke-Elder St. Sir, Barry J. System of Ophthalmology Vol XI. Diseases of the lens and vitreous, Glaucoma and Hypotony. 378–391. Henry Kimpton, London, 1969.
- Graefe A., Saemisch Th. Handbuch der gesamten Augenheilkunde, 2$^{te}$ Auflage, XIV. Band. Hirschberg J. Geschichte der Augenheilkunde VIII. Julius Springer, Berlin, 1918.
- Hart W. Adler's Physiology of the Eye. Mosby Year Book, St. Louis, 1992.
- Heilmann K., Richardson K. Glaucoma – Conceptions of a Disease. Georg Thieme Verlag, Stuttgart/New York, 1978.
- Straub W. Die ophthalmologischen Untersuchungsmethoden. Bd I und II. Ferdinand Enke Verlag, Stuttgart, 1970.
- Chandler P. A., Grant W. M. Glaucoma. Lea & Febiger, Philadelphia, 1979.
- Shields M. B. Textbook of Glaucoma. 3$^{rd}$ edition. Williams & Wilkins, 1992.


### Vorwort und Einleitung


[1] Dubois-Poulsen A. Rapport Soc franç d'ophtalmologie. Masson et Cie edit, 1952.

[2] Dissertations Sçavantes & critiques de monsieur de Woolhouse, gentilhomme anglois et médecin oculiste du feu roy d'Angleterre sur la cataracte et le glaucome de quelques modernes et principalement de Messieurs Brisseau, Antoine & Heister avec une réponse juste et énergique à l'apologie du dernier imprimée à Altof, 1717. Tirées des manuscrits de l'autheur et mises au jour par M. Christoffle Le Cerf, Docteur en Médecine à Francfort sur le Main. / Offenbach sur le Main: Chez Bonaventure de Launoy, . . . , 1717.

[3] Aristoteles, De generatione animalium 5, 1780a, 15 ff.

[4] Keeler R. et al. Banister Richard 1570–1625 Father of british ophthalmology. Br J Ophthalmol. 2013, (97), 7–8.

[5] Sorsby A., Bishop W. J. A Portrait of Richard Banister. Br J Ophthalmol. 1948, 32(6), 362–366.

[6] Guillemeau J. Traité des maladies de l'oeil Charles Massé 1585 Paris. http:halshs-00783817.

[7] Demours A. P. 1818 Traité des maladies des yeux, Paris, 1818. https://archive.org/details/traitedesmaladi00demogoog.

[8] Guthrie G. J. Lectures on the operative surgery. London, 1823. www.ia600804.us.archive.org.

[9] Weller K. H. Die Krankheiten des menschlichen Auges. Schüppel'sche Verlagsbuchhandlung, Berlin, 1826.

[10] MacKenzie W. A practical treatise on the Diseases of the eye, 2$^{nd}$ edition. Longman, Rees, Orme, Brown, Green & Longman, London, 1835.

[11] Brisseau P. M. Traité de la cataracte et du glaucome. Laurent d' Houvry, Paris, 1709.

[12] Platner J. Z. In: Ernesti J. A., Rothe G. F. Denkmäler und Lobschriften an gelehrte Männer. Schwickert, Leipzig, 1792.
[13] Mead R. Monita et praecepta medica. Grund & Holle, Hamburg, 1752. www.dfg-viewer.de.
[14] Bowman W. An address delivered at the opening of the section of Ophthalmology. Br Medical Journal. 1881, 13(2), 277–279.
[15] von Graefe A. Ueber die Iridectomie bei Glaucom und über den glaucomatösen Process. Archiv für Ophthalmologie. 1857, (3), 456–555.

# 2 Die Grundlagen

## 2.1 Definition

Der Augeninnendruck (mitunter auch Augendruck genannt) ist, aus medizinischer Sicht betrachtet, die messbare Kenngröße für den Gleichgewichtszustand verschiedener elastischer Kräfte, die das vegetative Überleben des Organs Auge sicherstellen. Generell gilt, dass diese Einflüsse und der Augeninnendruck sich wechselseitig beeinflussen. Physikalisch ist der Druck ein Maß für den Widerstand der flüssigen und gasförmigen Materie gegen Änderungen ihrer räumlichen Ausdehnung. Diese Volumenänderungen werden bei der Besprechung exakter Messverfahren eine entscheidende Rolle spielen. Definitionsgemäß ist Druck ein Spezialfall der mechanischen Spannung.

Es gilt:

$$\Delta P = \frac{\Delta F}{\Delta A}.$$

$P$ = Druck (pressure),
$F$ = Kraft (force),
$A$ = Fläche (area)

## 2.2 Klinische Anatomie

### 2.2.1 Der Kammerwinkel

Der Augeninnendruck wird aufgebaut und aufrechterhalten durch das richtige Verhältnis von Produktion und Abfluss des Kammerwassers. Nach heutigem Verständnis ist die Produktion über einen weiten Bereich der arteriellen Perfusion des Ziliarkörpers konstant. Für den Abfluss des Kammerwassers ist die anatomische Form des Kammerwinkels entscheidend. Der Kammerwinkel ist morphologisch gut beurteilbar an der Spaltlampe, bei Aufhebung der cornealen Brechkraft. Im Allgemeinen geschieht dies mit dem Aufsetzen eines Kontaktglases, wovon zwei Typen existieren. Entweder hat das Glas eine corneale Brennweite von –64 dptr, dann ist der Winkel verzerrungsfrei einsehbar, oder das Glas hat einen deutlich geringeren Brechwert, dann ergibt sich eine bessere Vergrößerung. Dieser Vorteil wird erkauft mit einer optischen Verformung des Kammerwinkels, welche ihn offener erscheinen lässt, als er tatsächlich ist. Die räumliche Beziehung der einzelnen Partien des Kammerwinkels zueinander wird Kammerwinkelkonfiguration genannt. Wie in Abb. 2.4 und 2.5 dargestellt, stehen Cornearückwand und Irisvorderfläche in einem spitzen Winkel zueinander. Solange die Struktur bis zur Iriswurzel eingesehen werden kann, ist der Winkel als offen zu betrachten, unabhängig davon, wie spitz er ist. Bei nicht einsehbarer Wurzel muss man versuchen, sich mit dem „versetzten“ Spalt ein Bild über die Offenheit zu verschaffen. Hat man das Kammerwinkelglas mit dem Spiegel auf der ausgewählten Stelle richtig eingestellt, so gilt es als Nächstes mittels Kippung des Beleuchtungsarmes und Drehung des Spaltes ihn parallel zur Längsachse des Spiegels einzustellen. Anschließend wird der Beleuchtungsarm seitlich um 5 bis 10° geschwenkt, so dass der Spalt auf der Irisvorderfläche und der Hornhautrückfläche etwas auseinanderrückt. Nun merkt man sich, wie die zwei Spaltlinien in der Bucht des Kammerwinkels aufeinander treffen (Abb. 2.1). Bilden sie eine fortlaufende Linie, so ist der Winkel verschlossen. Ist jedoch eine Linie gegenüber der anderen seitlich leicht versetzt, so dass sie nicht aufeinander treffen, ist der Winkel offen, wenn auch nicht einsehbar.

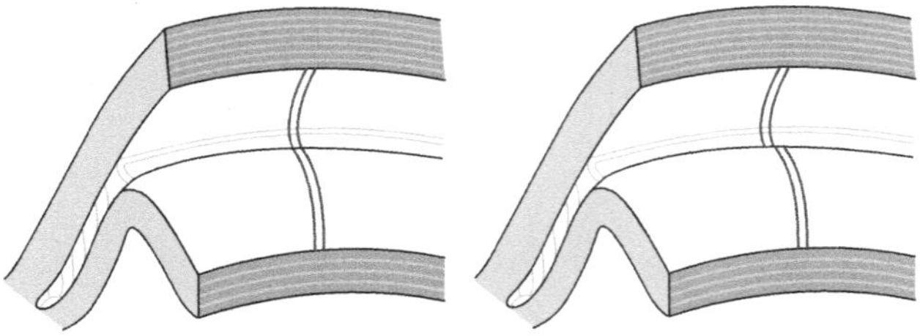

**Abb. 2.1:** Verlauf des Spaltes bei nicht einsehbarem Kammerwinkel. Ist der Winkel verschlossen, links, läuft der Spalt ohne Versatz von der Cornearückfläche zur Irisvorderfläche. Ist der Winkel zwar eng, aber offen, rechts, so ist der Spalt „versetzt“. Quelle: Autor.

Normalerweise ist der Kammerwinkel oben enger als unten. Die verschiedenen Gradeinteilungen des Kammerwinkels sind vom Didaktischen her nützlich. Sie zwingen zu genauer Beobachtung, sind aber subjektiv und damit schlecht vergleichbar.

Die Verlegung des Kammerwinkels geschieht auf zweierlei Weise. Entweder mechanisch, indem Iris und Cornea sich berühren, oder mikroskopisch, indem das Trabekelwerk mit Gewebebrocken, sei dies Pseudoexfoliationsmaterial, Pigment, Erythrozyten o. Ä. verstopft wird. Zu dieser Gruppe gehören auch die Irido-Corneo-Endothelialen Syndrome, bei welchen das corneale Endothel rückwärts wachsend den Kammerwinkel überzieht. Dazu gehören ebenfalls die post-operativen Syndrome mit Epitheleinwachsung. Es gibt keine absoluten Zahlen, wieviel von der Zirkumferenz des Kammerwinkels verlegt sein muss, dass es zum Druckanstieg kommt. Man spricht erfahrungsgemäß von etwa 50 % des Umfanges.

Eine große Frage ist nach wie vor, wie aus der Konfiguration des Kammerwinkels auf das Risiko eines Glaukomanfalles geschlossen werden kann. Bis heute hat sich kein sicheres Kriterium hierzu finden lassen. Das Abschätzen der Vorderkammertiefe ist ungenügend, weil es nichts über die periphere Konfiguration aussagt, es hat aber eine gewisse Bedeutung für die Druckmessung. Bei der Impressionstonometrie, bei welcher die Cornea im Zentrum nach innen gedrückt wird, führt das Manöver zu einer Öffnung des Kammerwinkels. Beim Glaukomanfall kann dieser Effekt zur Lösung des Anfalles ausgenutzt werden [1]. Die Druckdifferenz zwischen hinterer und vorderer Augenkammer wäre ein physiologisches Kriterium zur Abschätzung eines potentiellen Anfalls. Zurzeit können wir den Druck in der Hinterkammer klinisch nicht messen. Wir können aber anhand der Bombierung der Iris auf die Druckdifferenz zwischen Hinterkammer und Vorderkammer schließen. Dazu bietet sich die Beurteilung des Kammerwinkels an der Spaltlampe beim Pupillenspiel an, also wie sich Kammerwinkel und Irisbombierung, wenn die Pupille durch starkes Licht verengt wird, verhalten. Man richtet den Lichtspalt auf die Pupillenmitte und öffnet und schließt die Blende abwechselnd unter gleichzeitiger Beobachtung des Winkels. Öffnet sich der Winkel als Folge des Rückganges der Bombierung, so ist dies ein gutes Zeichen dafür, dass die Druckdifferenz zwischen Hinterkammer und Vorderkammer kleiner geworden ist. Die Öffnung des Winkels oder die vermeintliche Vertiefung der Vorderkammer bei Miosis spricht für eine Miotikatherapie und/oder die Laseriridotomie. Die Abb. 2.2 und 2.3 (siehe Farbtafel) zeigen den Effekt der Laseriridotomie bei einem Glaukomanfall bei Pseudophakie. Durch die spontane Erweiterung der Pupille ist es zu einem erhöhten Widerstand zwischen Iris und IOL-Rückfläche gekommen. Die Iris hat sich nach vorne bombiert, bis sie den Winkel verlegt hat. Dadurch ist der Druck angestiegen. Miose oder Kurzschluss des Kammerwassers mit einem Loch in der Iris behebt den Mechanismus schlagartig.

Als Drittes ist in der Beurteilung der Iris-Konfiguration die Relation des Kammerwinkels zur Linse zu beachten. Der entscheidende anatomische Faktor ist die Auflagefläche der Iris auf der Linsenvorderfläche (siehe Abb. 2.6). Diese definiert den Widerstand, den das Kammerwasser beim Durchtritt durch die Pupille zu überwinden hat. Je größer die Auflagefläche, desto größer der Widerstand. Dabei spielt die Krümmung der Linse eine entscheidende Rolle (siehe Kapitel 3.3.9). Normalerweise ist der Widerstand bei einer Pupillenweite von 4–5 mm am größten. Der Glaukomanfall geschieht typischerweise bei dieser Pupillenweite.

Eine Sonderform der Konfiguration bildet das Plateau-Iris-Syndrom. Hier verschließt sich der Kammerwinkel schon bei geringgradiger Vergrößerung der Pupille, weil die flache Iris gegen die Wurzel zu steil abfällt. Die Iridotomie hat keine Wirkung, da sie keine Druckdifferenz zwischen Hinter- und Vorderkammer behebt. Auch beim Pigmentdispersionsglaukom, bei welchem die Iris konkav konfiguriert sein kann, hilft die Iridotomie nur in etwa der Hälfte der Fälle, behebt sie doch ebenfalls keine Druckdifferenz zwischen den zwei Kammern. Bei allen hyperopen Patienten in einer Glaukomsprechstunde sollte die Linsendicke biometrisch gemessen werden. Am besten führt man eine optische Biometrie durch. Dann kennt man die Hornhautkrümmung, die Linsendicke und die Achsenlänge. Dies bewahrt den Arzt davor, einen relativen Nanophthalmos (engl. „crowded anterior segment“) oder umgekehrt eine Megalocornea zu übersehen.

Das Kammerwasser fließt bei korrekter Konfiguration durch das Trabekelwerk in den Schlemm'schen Kanal und von dort durch die intraskleralen Sammelkanälchen in das Gefäßbett der episkleralen Venen (Abb. 2.4 und 2.5). Zur korrekten Zirkulation müssen Ziliarkörper und periphere Aderhaut der Sklera anliegen. Wenn nicht, erhöht sich der uveo-sklerale Abfluss und der Druck sinkt. Die Muskelaktivität des Ziliarkörpers scheint im Hinblick auf die Scherengitterfunktion des Trabekelwerks eine gewisse Wichtigkeit zu haben (Pilocarpin). Ist die Konfiguration richtig, so liegt der Hauptwiderstand für das Kammerwasser in der inneren Wand des Schlemm'schen Kanals. Tierversuche scheinen dieser Annahme zu widersprechen, die neueren Operationsmethoden, wie die „deep sclerectomy" unterstützen sie jedoch.

Vom physiologischen Gesichtspunkt aus gehören die episkleralen Venen ebenfalls zum Kammerwinkel. Ein erhöhter Druck in diesem Gefäßbett führt zur retrograden blutigen Tingierung des Kammerwinkels.

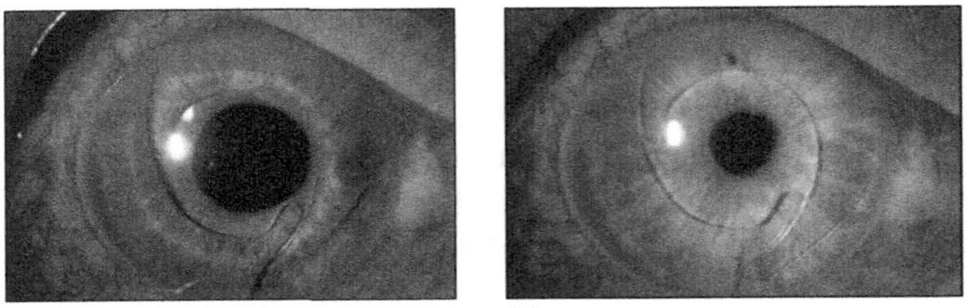

(a) (b)

**Abb. 2.2:** Glaukomanfall bei Pseudophakie mit Vorderkammerlinse Typ Kelmann Omnifit, links vor, rechts nach YAG-Laseriridotomie. Frontalansicht. Beachte die Pupillenweite und die „Congestion" bei (a). Sie ist Folge, nicht Ursache des Anfalles! Quelle. Autor.

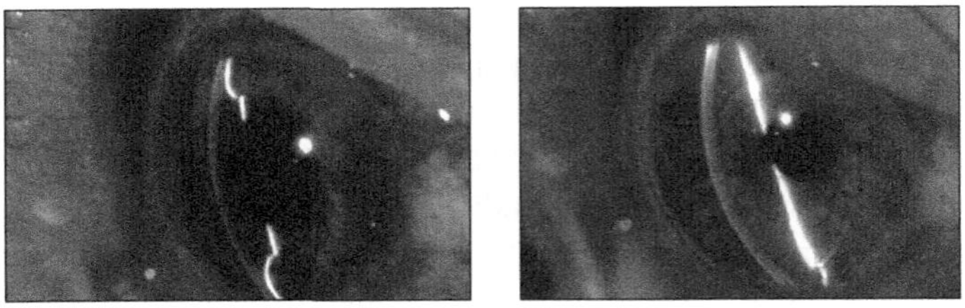

(a) (b)

**Abb. 2.3:** Gleicher Fall im Spalt, links im Anfall, rechts nach LIT knapp oberhalb der IOL bei 12 Uhr. Die Iridotomie im Anfall gelingt nicht weiter peripher, da man sonst bei der bombierten Iris nicht mehr senkrecht, sondern tangential schießen würde. Erste Priorität hat die Perforation! Quelle: Autor.

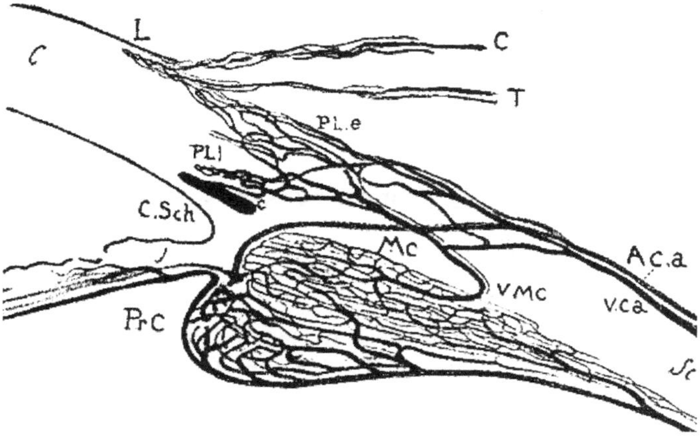


**Abb. 2.4:** Der Schlemm'sche Kanal und seine Beziehungen zu den Gefäßplexus des vorderen Segmentes. C. Sch = Schlemm'scher Kanal, C = Plexus conjunctivalis, T = Plexus der Capsula Tenon, PLe = episcleraler Plexus, Pli = intraskleraler Plexus, Mc = Ziliarmuskel, VMc = Vene des Ziliarmuskels, Ac. a. = anteriore Ziliararterie, v.ca. anteriore Ziliarvene, Pr C. = processus ciliaris, C = Cornea, c = collector , L = Limbus. Die Darstellung stammt von vor der Entdeckung der Kammerwasserzirkulation durch Ascher und Goldmann, sie zeigt aber eine schöne Übersicht über die verschiedenen Kreisläufe. Quelle: Maggiore L. [2].

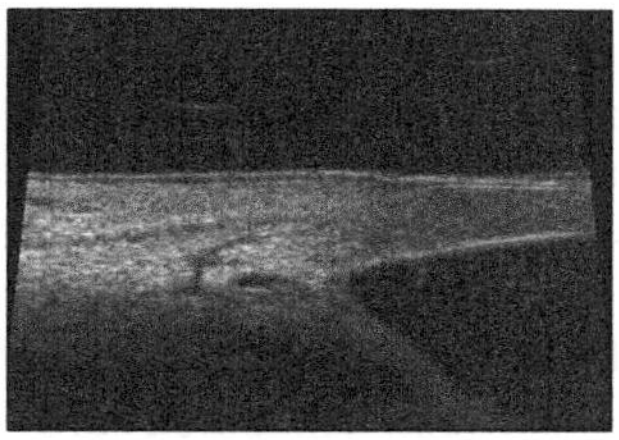

**Abb. 2.5:** Sicht auf den Kammerwinkel mittels Ultraschallbiomikroskop. Die Abbildung zeigt einen offenen Kammerwinkel. Es sind eindeutig der Schlemm'sche Kanal auszumachen, sowie dahinter liegend linienartige schwarze Bezirke. Diese entsprechen den collector channels, also den intraskleralen Sammelkanälchen, welche das Kammerwasser vom Schlemm'schen Kanal in die episkleralen Venen leiten. Quelle: Autor.

## 2.2.2 Innervation des vorderen Augensegmentes

Die reiche Innervation des vorderen Bulbussegmentes deutet darauf hin, dass der Augeninnendruck sich nicht selbst reguliert. Sie erhält ihre Bedeutung auch im Hinblick auf die pharmakologische Beeinflussung des Druckes. Sensorische Impulse vom Auge werden in den langen und kurzen Ziliarnerven weitergeleitet. Die Axone der langen Ziliarnerven gehören zu Zellen im Ganglion trigeminale Gasseri. Sie versorgen sowohl die Cornea, als auch die Iris, den Ziliarkörper und das Trabekelwerk. Die afferenten Fasern der kurzen Ziliarnerven laufen über das Ganglion ciliare zusammen mit den Fasern des autonomen Nervensystems. Im Kammerwinkel sind Nervenendigungen vorwiegend im posterioren Teil des Trabekelwerks, knapp anterior der Insertion des longitudinalen Anteils des Ziliarmuskels lokalisiert. Sie sind sowohl adrenerger, wie auch cholinerger Natur [4, 5]. Histochemisch lassen sich Substanz-P immunoreaktive Fasern im cornea-skleralen und uvealen Maschenwerk nachweisen, was auf trigeminale Fasern schließen lässt. Andere Neuropeptide, wie das vasoaktive intestinale Peptid und das Neuropeptid Y kommen dort ebenfalls vor. Ihre Ausschüttung führt zu einem Druckanstieg [6, 7].

## 2.3 Physiologie und Biochemie des Kammerwassers

### 2.3.1 Vorgeschichte

Zusammensetzung und Zirkulation des Kammerwassers, gemäß heutigem Wissensstand, sind bis in die Anfänge des 20. Jh. weitgehend unbekannt. Erste wissenschaftliche Erkenntnisse beginnen sich zögerlich im Verlaufe der zweiten Hälfte des 19. Jh. anzusammeln. Ausgehend von der Vermutung von Wilhelm His, welcher 1865 meint, „perivaskuläre lymphatische Gefäße" im Nervensystem nachgewiesen zu haben, vermutet die Gelehrtenwelt einmütig, dass die intraokulare Flüssigkeit via den N. opticus in das Gehirn abläuft. 1886 zieht Stilling den Schluss, dass der Opticus der einzige Kanal für den Abfluss der Augenflüssigkeit sei. Diese Meinung hält sich in der alten und der neuen Welt bis in die 30er Jahre des 20. Jh. Sie wird durch wichtige Studien zur Zirkulation des Liquor cerebro-spinalis von Weed und Wegefarth 1914 unterstützt [8]. Diese Autoren schreiben:

> As Key and Retzius, von Michel, Schwalbe, Leber, Paterson and others have already pointed out, the optic nerve has certain relations to the fluids of both eye and brain ... It has proved possible, in this laboratory, by varying the pressure relations existing in the cranium and in the eye to demonstrate the direct connection of the two fluid spaces, at least for true solutions.

Die Experimente, welche die Grundlage zu dieser Meinung bilden, bestehen darin, dass man bei verschiedenen Tieren (Hund, Kaninchen, Meerschweinchen) einen Farbstoff (Tinte, Preußisch Blau u. a.) unter Druck in den Glaskörperraum spritzt. Eine gewisse Zeit nach der Injektion wird das Auge enukleiert, fixiert, präpariert und dann der Farbstoff histologisch lokalisiert. In einigen Fällen werden auch am Menschen solche Experimente durchgeführt. Es werden Experimente mit der Injektion des Farbstoffs in den Hirnventrikel mit anschließendem Nachweis im N. opticus beschrieben, meist mit negativem Resultat. Es ist interessant, heute festzustellen, wie diese korrekt erhobenen, negativen Resultate ungläubig, ja sogar widerstrebend zur Kenntnis genommen werden. Man nimmt sie viel mehr zum Anlass, die Versuche zu wiederholen [8]. Der Wunsch ist der Vater des Gedankens.

Im Handbuch der Physiologie des Menschen von Nagel 1905 [9] nimmt die Physiologie des Auges 471 Seiten ein. Kammerwasser und Augeninnendruck werden auf 7, beziehungsweise 2 Seiten abgehandelt. Dort werden Gründe angeführt, warum eine Strömung des Kammerwassers vermutet werden kann. So wird die geläufige Beobachtung zitiert, dass nach Verletzungen der Cornea zu sehen ist, wie Wasser aus der

Wunde läuft, bis sich diese verschließt. Weiter wird ein Versuch beschrieben, bei dem die Vorderkammer eines Kaninchens punktiert und mit Paraffin ausgefüllt wird. Es fällt auf, dass das Auge anschließend langsam hart wird, was ohne Fluss in der Kammer nicht der Fall sein könnte. Von Leber [9] wird die Ansicht zitiert, es müsse zur Ernährung von Linse und Cornea einen konstanten Strom von der Hinterkammer zur Vorderkammer geben. Trotzdem lautet das Fazit von Nagel:

> Die Notwendigkeit einer Zirkulation des Humor von der genannten Geschwindigkeit für die Ernährung von Linse und Cornea besteht angesichts des geringen Stoffwechsels dieser Organe wohl nicht.

Die Bildung des Kammerwassers wird im Ziliarkörper lokalisiert. Auch die Iris wird als Produktionsort erwähnt. Abflusswege sind noch nicht bekannt, man spricht noch bis weit ins 20. Jh. [11] vom Ligamentum pectinatum iridis (Abb. 2.6). Dieses Ligament, erstmals um 1839 bei Haustieren beschrieben, bildet den vordersten Abschnitt des Kammerwinkels bei Huftieren und Hunden. Es begrenzt das Trabekelwerk membranartig gegen die Vorderkammer ab und hat eine mechanisch stützende Funktion des offenen Winkels. Bei Primaten (Simiae) wird es nicht beobachtet [12].

Auch folgendes Experiment ist erwähnenswert: Entnimmt man gleichzeitig den Ziliarvenen und dem Ohrläppchen eines Versuchstieres Blut und bestimmt dann die Erythrozytenzahl, so sollen sich in den Ziliarvenen 2,9 Mio Ec/cc Blut und im Ohrläpp-

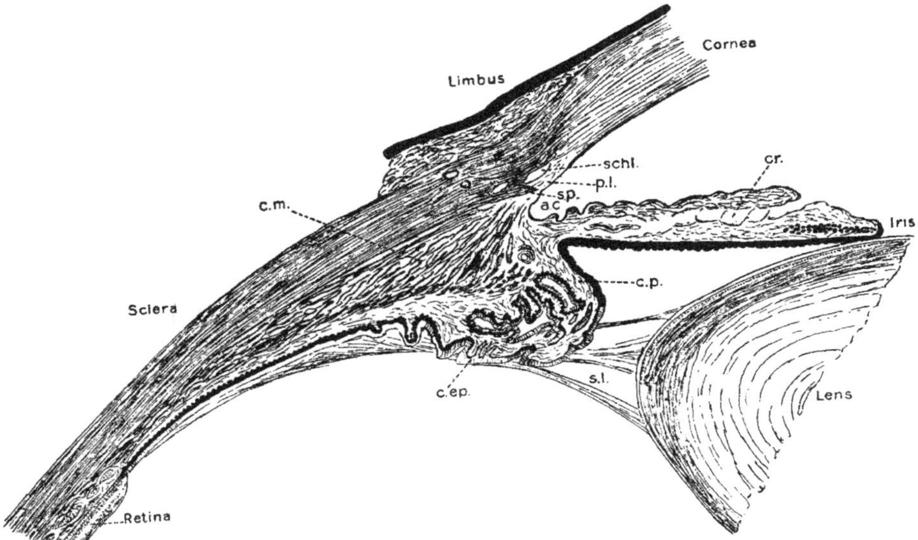


**Abb. 2.6:** Kammerwinkel und Ligamentum pectinatum aus der Sicht von Elliot, bezeichnet mit p.l. Nach heutiger Auffassung ist dies der corneo-sklerale Teil des Trabekelwerks. Quelle: [11].

chen 3,2 Mio Ec/cc Blut finden. Dies bringt den Autor auf den Gedanken, dass das Blut in den Ziliarvenen „verdünnt" sein könnte. Die Verdünnung lässt ihn auf eine Form von Zirkulation schließen. Auf der viertletzten Seite des Nagelschen Werkes kommt der Autor auf den Druck zu sprechen. Er gibt den normalen Augeninnendruck des Menschen, mit Bezugnahme auf Maklakoff, mit 20–30 mm Hg an. Schwankungen des Drucks bringt er mit dem Puls und der Atmung in Verbindung. Zudem findet er, dass die Anspannung der intraokularen Muskeln keine, die Anspannung der extraokularen Muskeln sehr wohl eine Druckerhöhung hervorrufen kann. Er notiert die Beobachtung, dass länger dauernder Druck auf den Bulbus zu einem Druckabfall führt.

Berens und Posner [10] berichten 1932 vor der amerikanischen Gesellschaft der Augenärzte über eigene Versuche zur Bestimmung des Flüssigkeitsumsatzes im Auge. Sie führen Versuche am Tier und am Menschen durch. Ihr eigener Kommentar:

> The animal experiments do not require detailed discussion, for they revealed nothing new, but served merely as a confirmation of the results obtained by Weed and Wegefarth.

Nur das Kaninchen habe Hinweise auf einen Abfluss durch den Opticus und die Retina ergeben. Anschließend erwähnen sie Messungen an fünf Menschenaugen, davon vier mit schwersten entzündlichen Veränderungen und ein „normales" bei einem großen Orbitasarkom. Wiederum wird der Farbstoff in den Glaskörperraum injiziert und dann nach einer gewissen Zeit das Auge enukleiert. Ausgerechnet und einzig im „normalen" Auge finden sich Spuren des Farbstoffs außerhalb des Endothels von Kapillaren und Venulen der Retina und im Abstand von 1,5 mm hinter der Papille entlang des zentralen Gefäßes. Aufgrund dieses einzigen Ergebnisses – alle anderen sind negativ – fühlen sich die Autoren in der Annahme bestätigt, die vorherrschende Meinung entspreche den Tatsachen. In der anschließenden Diskussion melden sich mehrere Teilnehmer zu Wort. Am Ende der Diskussion kommt Friedenwald zu Wort. Er kommentiert die Versuche und deren Ergebnisse und fügt hinzu, er bestreite ja nicht, dass die Forscher Farbstoff im N. opticus gefunden hätten, stelle aber zur Diskussion, wie der Farbstoff dorthin gelangt sein könnte. Es könnte sich ja um einen Artefakt gehandelt haben, oder der Farbstoff könnte durch den normalen Gewebestrom dorthin transportiert worden sein. Dafür spreche der Befund des normalen Auges, bei welchem als Einzigem Farbstoff im N. opticus habe gefunden werden können. Dann berichtet er über eigene Versuche, bei welchen er festgestellt habe, dass der größte Teil einer posterior injizierten Flüssigkeit das Auge über die vorderen Abschnitte verlassen habe. Leider verfolgt er diesen Gedanken nicht weiter.

Duke-Elder, in einem zweiten Abschnitt einer großen Arbeit über die Wirkung der Muskelkraft auf den Augeninnendruck, zitiert 1932 histologische Befunde eines Dr. Fortin aus Buenos Aires [13]. Aus diesen geht die Wirkung der Überträgersubstanzen des autonomen Nervensystems auf die Öffnung des Kammerwinkels hervor. Die Morphologie wird richtig interpretiert und auch der Schlemm'sche Kanal wird erwähnt. Später kommt Duke-Elder auf die Zirkulation der intraokularen Flüssigkeit zu sprechen und fasst das Ganze in einem Modell mit Druckgradienten entlang dem Kammerwinkel und den episkleralen Venen zusammen. Er schreibt:

> Lying further down the venous stream, the pressure in the intra-scleral veins (and in the canal of Schlemm) is found to be about 1 mm Hg below the intraocular pressure, so that fluid can drain through the trabeculae of the angle of the anterior chamber directly into it.

Into what? Seiner Meinung nach in die gefäßhaltigen Schichten des Auges, also in das Augeninnere. Diese Vermutung stützt er auf die Beobachtung, dass das Auge des Druckes wegen pulsiert. Die Druckoszillationen sollen die Resorption des Kammerwassers in die Gefäße ermöglichen. Elliot, in seinen Vorlesungen über Glaukom [11], spricht noch 1935 vom Ligamentum pectinatum, obwohl man es auf seinen Bildern mit ausgesprochen schönen Darstellungen des Kammerwinkels nicht sieht (Abb. 2.6 „p.l."). Er handelt die Zirkulation des Kammerwassers ab, ja sogar dessen Eintritt von der Vorderkammer in den Schlemm'schen Kanal, hört dann aber abrupt auf und sagt:

> I shall not carry you into this discussion. [11]

Kurze Zeit danach gelingt der Durchbruch. Ascher 1941 [3] und unabhängig von ihm Goldmann 1946 [14] entdecken die Kammerwasservenen und den Abfluss des Kammerwassers in die episkleralen Venen (Abb. 2.7). Die Erkenntnis, wonach das Kammerwasser von innen nach außen fließt und nicht eine stationäre Flüssigkeit bildet, stellt für die gesamte Pathophysiologie des Glaukoms den wahrscheinlich entscheidenden Wendepunkt dar. Beide Autoren erwähnen übrigens in ihrer Erstbeschreibung, dass das Kammerwasser in den Venen „pulsiert".

Gleichzeitig werden in dieser Epoche die Grundlagen zur arterio-venösen Zirkulation des vorderen und hinteren Segmentes ausgearbeitet.

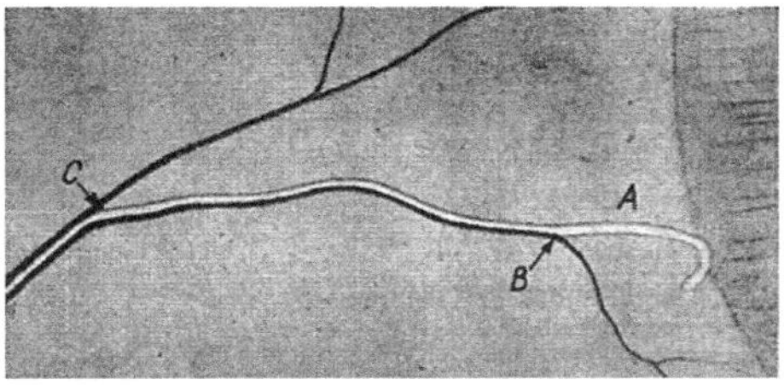


**Abb. 2.7:** Die erste Darstellung der Kammerwasservenen. Quelle: Ascher [3].

### 2.3.2 Zusammensetzung des Kammerwassers

Das Kammerwasser ist eine klare, farblose, leicht fadenziehende Flüssigkeit. Seine Viskosität ist wenig, aber eindeutig höher als die von Wasser. Je nach Messverfahren werden verschiedene Werte angegeben, typischerweise $1{,}1 \cdot 10^{-3}$ Pa·s, im Vergleich zu Wasser mit $1{,}0 \cdot 10^{-3}$ Pa·s [15]. Dieser Wert entspricht ungefähr dem einer

Kochsalzlösung. Steigt die Viskosität, so steigt auch der Druckgradient Vorderkammer/Trabekelwerk [16]. Die Besonderheit der Flüssigkeit liegt im Vorhandensein einer geringen Menge von Glykoproteinen und Glykosaminoglykosanen, welche das Fließverhalten beeinflussen. Sie spielen im engen Raum des Kammerwinkels und im Trabekelwerk eine wichtige Rolle [15, 17]. Der Effekt lässt sich auch am Durchtritt von Kammerwasser durch Mikroporen demonstrieren, wo zwischen reiner Kochsalzlösung und Kammerwasser ein unterschiedliches Verhalten gezeigt werden kann [18].

Das pH liegt im leicht sauren Bereich. Die Produktion beträgt ungefähr 2 µl/min entsprechend einer Tagesproduktion von 3–9 ml. Das Vorderkammervolumen wird mit 0,3 ml in der älteren Literatur angegeben, neuere Arbeiten mit Messungen basierend auf dem Scheimpflugprinzip, nennen tiefere Werte. Bei Emmetropen erwähnen Hashemi et al. [48] einen Wert von 0,170 ml, bei Hyperopen von 0,154 ml und bei Myopen einen Wert von 0,195 ml. Aus diesen Angaben lässt sich eine Verweildauer des Kammerwassers in der Vorderkammer von etwa 100 Minuten ausrechnen [19].

An anorganischen Substanzen und Elektrolyten zeigt sich eine dem Plasma vergleichbare Zusammensetzung. Gewisse Unterschiede sind für organische Substanzen auffällig. Bei intakter Barriere ist das Kammerwasser fast proteinfrei. Im Vergleich zum Plasma lassen sich die in Tab. 2.1 zusammengestellten Unterschiede feststellen.

**Tab. 2.1:** Vergleich ausgewählter Substanzen in Kammerwasser und Plasma.
Quelle: Hart W, Physiology of the Eye; vom Autor abgändert.

| **Anorganische Substanzen** | | **Vorderkammer** | **Plasma** | **Bemerkungen** |
|---|---|---|---|---|
| Die Konzentration der meisten Elektrolyte ist vergleichbar. | | | | |
| **Organische Substanzen** | | **Vorderkammer** | **Plasma** | **Bemerkungen** |
| Ascorbat | µmol/ml | 1,06 | 0,04 | siehe Text |
| Citrat | µmol/ml | 0,12 | – | |
| Creatinin | µmol/ml | 0,18 | 0,18 | |
| Glucose | µmol/ml | 2,8 | 5,9 | siehe Text |
| Hyaluronsäure | µg/ml | 1,1 | – | |
| Lactat | µmol/ml | 4,5 | 1,9 | siehe Text |
| Proteine | mg/ml | 0,135 | 180–210 | |
| Harnstoff | µmol/ml | – | – | |

### 2.3.2.1 Ascorbinsäure

Ascorbinsäure und Dehydroascorbinsäure bilden ein hochreaktives Redoxsystem. Tagaktive Säugetiere weisen tagsüber eine hohe Konzentration, nachtaktive Tiere eine deutlich tiefere Konzentration auf. In der Cerebrospinalflüssigkeit lässt sich sehr wenig Ascorbinsäure nachweisen. Dies stützt die These, wonach Ascorbinsäure in der Vorderkammer die lichtinduzierte Radikalbildung unterbinden soll. Ascorbinsäure hat sein Maximum der Absorption bei 265 nm; im sichtbaren und im nahen infraroten Bereich sind Ascorbinsäure wie Glucose farblos.

#### 2.3.2.2 Glucose

Die Glucose des Kammerwassers dient dem Stoffwechsel von Endothel und Linse. Ihre Konzentration beträgt im Allgemeinen 50–80 % der Blutglucose. Ihre Kinetik ist langsamer als die im Blut, ebenfalls ihre Reaktionszeit. Wegen der scheinbar guten Zugänglichkeit ist die Glucose in der Vorderkammer immer wieder Ziel von Bemühungen zur nicht-invasiven Quantifizierung gewesen. Man will ein Gerät entwickeln, welches am Auge den Glucosespiegel im Kammerwasser misst, welcher dann zum Blutglucosespiegel korreliert werden soll. Diesem Ziel haben sich bis heute hartnäckige Widerstände in den Weg gestellt, so dass trotz großer finanzieller Investitionen bis heute sich kein solches Gerät auf dem Markt hat etablieren können [20, 21]. Ähnlich wie bei der Ascorbinsäure würde auch bei der Glucose interessieren, wie sich ihre Konzentration nach Wegfall des Bedarfs der Linse, also bei Aphakie oder Pseudophakie ändert.

#### 2.3.2.3 Lactat

Das Lactat im Kammerwasser ist mehrheitlich Produkt des Glucosemetabolismus von Cornea und Linse. Damit erklärt sich die höhere Konzentration im Kammerwasser im Vergleich zum Serum.

### 2.3.3 Kammerwasserzirkulation

#### 2.3.3.1 Produktion und Abfluss

Von der Kapillare des Ziliarkörpers bis zur pigmentierten und nicht-pigmentierten Zelle ist der Fluss der Kammerwasserkomponenten seriell geschaltet. Kleinmolekulare Lipide können durch Diffusion ins Kammerwasser gelangen, da die Zellmembran lipidlöslich ist. Ein Teil des Kammerwassers wird durch Ultrafiltration gebildet, erzeugt durch den positiven Druckgradienten von der Kapillare des Ziliarkörpers zur Hinterkammer. Gleichzeitig herrscht ein negativer osmotischer Gradient von der Kapillare zur hinteren Augenkammer. Der Hauptanteil des Kammerwassers wird durch aktive Sekretion gebildet. In der nicht-pigmentierten Zelle wird, unter Zuhilfenahme der ATPase und der Carboanhydrase, $H_2$ in die Kapillare abgegeben und gegen $Na^+$ ausgetauscht.

Es gilt:

$$CO_2 + H_2O \rightarrow H_2CO_3^- \rightarrow H^+ + HCO_3^-$$

Das $Na^+$ gelangt in die seitlichen Interzellularräume und erhöht dort den osmotischen Druck. Es zieht Wasser mit sich. So gelangt die Flüssigkeit in die hintere Kammer. Ihre

Osmolalität ist höher als die von Plasma. Dies führt zu einem Fluss des Kammerwassers in Richtung der Hinterkammer.

Ist der Druck konstant, so gilt: Zufluss = Abfluss.

Dann ist der Fluss

$$F = \frac{(P_{\mathrm{OC}} - P_{\mathrm{ev}})}{R}$$

oder

$$F = C \cdot (P_{\mathrm{OC}} - P_{\mathrm{ev}}) \quad \text{nach Goldmann.}$$

Dementsprechend:

$$P_{\mathrm{OC}} = F \cdot R \cdot t + P_{\mathrm{ev}}.$$

$C$ = Fazilität, sie entspricht $1/R$;
$R$ = Widerstand.

Der Widerstand gegen den Abfluss entsteht durch den zunehmend geringer werdenden Querschnitt der Poren im Trabekelsystem von innen gegen außen zum Schlemm'schen Kanal hin. Der Hauptwiderstand liegt im Schlemm'schen Kanal an der Seite gegen die Sammelkanälchen. Obige Formel stimmt nach heutigem Wissensstand allerdings nur, wenn der gesamte Abfluss über das Trabekelwerk fließt. Man spricht heute von etwa 85–90 % trabekulären Abfluss und 10–15 % uveo-skleralen Abfluss [33].

Die Bewegung des Kammerwassers in der Vorderkammer folgt einem typischen Muster. Nach dem Eintritt aus der Hinterkammer durch die Pupillarebene in die Vorderkammer steigt es der Iris entlang nach oben und gelangt zur Cornearückwand. Von dort sinkt es, thermisch bedingt, nach unten und verteilt sich im unteren Winkel [15, 23]. Die anatomische Verteilung der Kammerwasservenen widerspiegelt sich darin. Es sind 87 % der Venen in der unteren Kammerwinkelhälfte und nur 13 % in der oberen Hälfte lokalisiert [23]. Das nach unten Sinken kann man mit Fluoreszein verfolgen, oder auch an Hand der Zellen bei Vorliegen einer Iritis. Die Alten nannten dieses Zirkulieren „Pater noster"-Phänomen, weil es an die Aufzüge erinnert, die ohne Unterbruch vorne nach unten und hinten nach oben fahren. Auch als „Busacca-Phänomen" wird es ab und zu bezeichnet [24]. Wenn das Kammerwasser mit Fluoreszein gefärbt wird, so zeigt sich das Phänomen als senkrechter Strich hinter der Cornea – in Erinnerung an Paul Ehrlich, der das Fluoreszein 1881 in die Ophthalmologie eingeführt hat – Ehrlich'sche Linie genannt [25]. In der Nacht und bei geschlossenen Lidern gleicht sich die corneo-camerale Temperaturdifferenz von 2–3 °C aus, womit der Stimulus für die Zirkulation entfällt. Maurice ([26], siehe auch [15]), stellt die reizvolle Hypothese in den Raum, dass der Zweck der Augenbewegungen während des REM-Schlafes darin bestehen könnte, die Bewegung des Kammerwassers in Gang zu halten, um das Endothel zu spülen.

Wenn das Auge als geschlossenes System betrachtet wird, so ist die Annahme einer gleichmäßigen Druckverteilung korrekt. Das Auge ist jedoch kein geschlossenes System, deshalb liegen mehrere Druckgradienten vor, der Erste von der Hinterkammer zur Vorderkammer. Nächster Gradient ist der Druckabfall von der Vorderkammer zum Schlemm'schen Kanal, dann vom Schlemm zu den episkleralen Venen. Ein zusätzlich zu beachtender Gradient ist der Druckabfall von der Vorderkammer zur Uvea. Aus Alledem ist vorsichtig zu schließen, dass wohl der Druck auf der Papille niedriger sein könnte, als der an der Cornea gemessene.

#### 2.3.3.2 Widerstand, Abflussdruck

Ascher beschreibt bei seiner Entdeckung der Kammerwasservenen den „Glasstäbchentest". Komprimiert man mit einem geeigneten Kontaktglas die episkleralen Venen, so kann man nach kurzer Zeit im Kammerwinkel Blut auftreten sehen. Beim Glaukomkranken ist dies erst bei etwas höherem Druck auf das Glas der Fall. Glaukom muss also ein Problem des Kammerwasserabflusses sein. Es sind mehrere Methoden zur Druckmessung des episkleralen Venendrucks beschrieben. Im Allgemeinen funktionieren sie so, dass mit 20 bis 30facher Vergrößerung an der Spaltlampe eine Kammerwasservene aufgesucht wird. Dann wird diese mit einem Stäbchen oder einer Pelotte komprimiert, bis der Blutstrom stillsteht. Goldmann entwickelt eigens eine Mikrofederwaage mit einem Haar, mit welchem er gezielt die Vene an verschiedenen Stellen komprimieren kann [27]. Den aufgewendeten Druck liest er an einer Mikrometerschraube ab. Es zeigt sich ziemlich übereinstimmend, dass der Venendruck zwischen 9 und 10 mm Hg liegt, im Mittel: $9{,}7 \pm 2{,}34$ mm Hg. Der Abflussdruck, definiert als Augeninnendruck $- P_{ev}$, ist dann bei einem Augeninnendruck von 15 mm Hg $= 15 - 9$, also 6 mm Hg. Bei liegenden Patienten ist er etwa 1 mm Hg tiefer, da der episklerale Venendruck beim Liegen höher ist.

Misst man am Gefäß nahe beim Austritt aus der Sklera und ein zweites Mal weiter hinten, wo eine Blutkapillare einmündet, lässt sich auch der Druck im Schlemm'schen Kanal bestimmen. Da aber die Emissarien des Schlemm'schen Kanals mit den intraskleralen Gefäßen auf unübersichtliche Weise anastomosieren, sind diese Resultate als relativ zu bezeichnen. Immerhin ist unbestritten, dass der Druckabfall zwischen Vorderkammer und episkleralen Venen im Gebiet des Schlemm'schen Kanals stattfindet. Zwischen Schlemm und episkleralen Gefäßen ist der Gradient noch 1 bis 2 mm Hg. Moderne Operationsmethoden, wie die tiefe Sklerektomie, haben diese Erkenntnisse bestätigt. Die Säuberung der äußeren Wand des Schlemm'schen Kanals führt zur Drucksenkung.

#### 2.3.3.3 Pseudofazilität

Pseudofazilität ist die Abhängigkeit des Kammerwasserabflusses vom Druck. Diese Frage beschäftigt die wissenschaftliche Gemeinschaft viele Jahre lang [28]. Tierversuche mit radioaktiv markiertem $Na^{24+}$ und einer aktiven Senkung des Druckes mittels Ligatur der Carotis oder Veränderung des osmotischen Drucks des Plasma scheinen zum Schluss zu führen, dass nicht die Aufrechterhaltung eines konstanten Druckes, sondern die Aufrechterhaltung eines konstanten Flusses bei variablem Druck die Grundlage der Kammerwasserkinetik bilde [29].

Aufgrund der von Goldmann formulierten Gleichung $P_0 = (D \cdot R) + P_{ev}$ müsste jede Erhöhung des episkleralen Venendrucks um 1 mm Hg eine Erhöhung des Augeninnendrucks um ebenfalls 1 mm Hg bewirken. Überprüfen lässt sich diese Annahme dadurch, dass man den episkleralen Venendruck erhöht, so geschehen durch Brubaker und Cupfer [30], sowie durch Bill und Bárány [22] in den 60er und 70er Jahren an Affen. Dem narkotisierten Tier, oder den Versuchspersonen, wird eine Blutdruckmanschette um den Hals gelegt und dosiert aufgeblasen, um den Jugularvenendruck und damit den episkleralen Druck millimeterweise zu erhöhen. Die Druckerhöhungen sind gering, vergleichbar mit dem Gefühl einer etwas eng gebundenen Krawatte. Atmen und Schlucken ist problemlos möglich (siehe auch: aktive Steuerung des Druckes). Nach obiger Formel müsste nun folgen $\Delta P_{ev} / \Delta P_{Aug} = 1$. Tatsächlich findet man einen Quotienten von 1,25, entsprechend einer Verbesserung des Abflusses. Diese vermeintliche Verbesserung des Abflusses wird interpretiert als verminderte Ultrafiltration im Gefolge der Drucksteigerung. Sie wird „falsche" Fazilität oder Pseudofazilität [31, 32] genannt. Mit vereinten Anstrengungen gelingt es Bárány, Goldmann und Cupfer mathematische Grundlagen für diese vermeintlich reduzierte Ultrafiltration unter Druckerhöhung auszuarbeiten. Stark vereinfachend formulieren sie $\text{Abfluss}_{\text{tot}} = \text{Abfluss}_{\text{rein}} + \text{Abfluss}_{\text{unerklärt}}$ [29]. Bis Mitte der 60er Jahre geht man von einem fast ausschließlich trabekulären Abfluss aus. Unter dieser Voraussetzung können die Untersuchungsergebnisse, dass bei verschiedenen Drucken ungleiche Abflussraten gemessen werden, nicht erklärt werden. Bárány postuliert deshalb einen zusätzlichen Mechanismus. 1976 zeigt Brubaker [33] anhand eines analogen Computermodells, dass 15 % des Abflusses nicht den Weg durchs Trabekelwerk nehmen. Dazu kommt die Erkenntnis, dass einzelne Tierarten verschiedene Abflusswege haben. Gewisse Tiere, wie Kaninchen und Primaten, haben Abflusswege ähnlich denen des Menschen, andere Tiere, wie Katzen, besitzen keinen uveo-skleralen Abfluss, so dass man nicht vom Tier auf den Menschen schließen kann. 1985 vergleicht Moses [34] Daten, die mit Fluorophotometrie gewonnen wurden, also nicht mit künstlicher Druckerhöhung, sondern mit einer Farbstoffverschwindungskurve. Und siehe da, es resultiert keine Pseudofazilität mehr! Sie ist verschwunden. Später lernt man weitere Faktoren kennen, die die Inkonsistenz der Messergebnisse erklären: nebst dem Druck der episkleralen Venen sind dies der osmotische Druck in den Gefäßen, die Öffnung des Kammerwinkels, der trabekuläre und der uveo-sklerale Abfluss. Auch der uveo-sklerale Abfluss ist abhängig vom Druck. Seit der uveo-sklerale Abfluss klinisch den ihm gebührenden Stellenwert eingenommen hat, hat sich die Pseudofazilität in ihrem eigenen Nebel aufgelöst. Goldmann versucht im Anfang noch eine Anpassung seiner Formel, ohne dass die Ergebnisse wesentlich anders ausfallen [32]. Die Annahme, dass $P_0$ und $P_{ev}$ linear korrelieren, ist endgültig als falsch erkannt worden.

#### 2.3.3.4 Minutenvolumen

Friedenwald und Pierce beobachten [35] 1932 einen Patienten mit spontaner Linsenluxation in die Vorderkammer. Die luxierte Linse funktioniert vor der Pupille wie ein Kugelventil, so dass sich langsam eine Bombierung der Iris und damit die Abflachung der Vorderkammer ergeben (siehe auch Abb. 2.2 und 2.3). Aus der Abnahme der Vorderkammertiefe über die Zeit berechnen sie das Kammervolumen und daraus rückwärts den Fluss des Kammerwassers. Sie kommen auf einen Wert von etwa 2 µl/min! Spätere Versuche mit anderen Methoden haben diesen Wert im Wesentlichen bestätigt, er ist unbestritten.

#### 2.3.3.5 Einflüsse auf die Kinetik

##### Nervensystem

**Zentrales Nervensystem.** Das zentrale Nervensystem kann über das autonome Nervensystem und die Hirnnerven auf die Homöostase des Augeninnendrucks einwirken. Dies betrifft die Sekretion und die Resorption des Kammerwassers, sowie den Tonus der extra- und intraokularen Muskulatur. Als oberstes Organ zur Steuerung vermutet man mediane diencephale Strukturen, insbesondere Thalamus und Hypothalamus. Auffällig ist der anatomische Bezug des Hypothalamus zu verschiedenen Zentren, besonders dem Zentrum der circadianen Rhythmik in seinem vorderen Anteil mit dem Nucleus suprachiasmaticus. Er ist der Taktgeber für die circadiane Rhytmik und hat Verbindung zur Glandula pinealis und zum Nucleus paraventricularis mit Ausstrahlung in das Ganglion cervicale superius und den Sympathicus einerseits, den Nucleus Edinger-Westphal und das Ganglion ciliare andererseits. Die innere Uhr wird täglich durch den Lichteinfall in das Auge mit der geophysikalischen Zeit synchronisiert. Über die magnocellulären retinalen Ganglienzellen stimuliert der retino-hypothalamische Weg Produktion und Inhibition des Melatonins [36]. Bemerkenswert ist der Umstand, dass nachtaktive Nagetiere ihre Druckspitzen in der Phase ihrer Aktivität haben, der Mensch jedoch in seiner Ruhephase. Beim gesunden Menschen scheinen sich Flow und Fazilität in der Nacht etwas zu neutralisieren, weshalb Aussagen zu den nächtlichen Druckspitzen nicht eindeutig zu machen sind [37].

Das Auge ist durch seinen Bau mit seinen eigenen Steuerungsmechanismen vermutlich in der Lage, den Druck alleine in den Grenzen der Normalität zu halten [38]. Es gibt aber einige Überlegungen, die eine übergeordnete Steuerung oder zumindest Einflussnahme auf den Druck vermuten lassen. Wichtigstes Argument dafür ist die circadiane Rhytmik des Druckes, tageszeitliche Schwankungen, die durch die endogenen Schrittmacher synchronisiert werden [39]. Die chemische Reizung des Nucleus suprachiasmaticus beim Tier führt unmittelbar zu einem Anstieg des Hirndrucks, des Blutdrucks und der Herzfrequenz. Mit zeitlicher Verzögerung steigt auch der Augeninnendruck an. Wenn er sein Plateau erreicht, haben die anderen Parameter wieder ihren Ausgangswert erlangt. Eine Erklärung für diese Verzögerung gibt es noch nicht, die Schlussfolgerung, dass damit der translaminare Gradient stark verkleinert wird, ist jedoch bedenkenswert. Er unterstützt die Vermutung, dass der Hirndruck bei der Homöostase des translaminaren Übergangs eine Rolle spielt. Ein weiterer Hinweis auf eine übergeordnete Steuerung ist die große Bandbreite des normalen Drucks bei einer gleichzeitig fast inexistenten Seitendifferenz. Diese Auffälligkeit wird unterstützt durch die Beobachtung, dass nach einer drucksenkenden Operation auf dem Partnerauge der Druck postoperativ tendenziell sinkt. Das Experiment mit der Nervenfaserdurchtrennung, z. B. des N. Facialis, zeigt kurzfristig einen deutlichen Effekt, dieser hält jedoch nicht lange an [40]. Der Druck stablisiert sich wieder, auch dies ein Indiz für eine zentrale Einflussnahme. In diesem Zusammenhang stellt sich die Frage, ob nicht Glaukom eine zentral fehlgeleitete Entwicklung darstellt. Magitot ist der erste und einer der entschiedensten Verfechter der These, dass Glaukom eine Allgemeinerkrankung sei mit dem hohen Druck als Konsequenz davon [41].

**Autonomes Nervensystem.** Die Afferenz läuft über die kurzen Ziliarnerven. Als Überträgersubstanzen werden die Neurotransmittoren Substanz P, „calcitonin generated peptide“ (CGRP), Cholezystokinin (CCK) und andere Encephaline diskutiert, oft Peptide, die als Modulatoren für Schmerz und Entzündung gelten. Die Efferenz läuft über adrenerge und parasympathische Fasern mit ihren jeweiligen Überträgersubstanzen. Es lassen sich im Trabekelwerk und im Skleralsporn cholinerge und nitrerge Nervenendingungen nachweisen. Dort ist Kontraktion mit Hilfe der Überträgersubstanz P möglich [42]. Darüber hinaus ist das peptidergische Nervensystem mit den Überträgersubstanzen Neuropeptide Y, vasoaktives intestinales Peptid (VIP) und dem natriuretischen Peptid, einer verwandten Substanz des atrialen natriuretischen Peptides im Spiel. Wichtig zu erwähnen sind auch das NO und gewisse Prostaglandine [44].

Physiologische Experimente zeigen die Verknüpfung der Druckregulation mit dem autonomen Nervensystem, beispielhaft ist der Effekt des Sympathicus auf die Aderhaut. Wegen des schlechten Zugangs zur Aderhaut müssen Ergebnisse aus invasiven Messungen gewonnen werden. Hierzu eignet sich gut die Bestimmung der Wärmetransportkapazität der Aderhaut [45]. Man platziert in kleinem Abstand über der Aderhaut nebeneinander zwei Temperatursonden. Die eine ist heizbar und bewirkt mit ihrer Erwärmung einen Temperaturgradienten zur zweiten Sonde. Der zu untersuchende Gewebeabschnitt wird durch konstante Wärmezufuhr erwärmt. Der Blutstrom kann ihm umso mehr Wärme entziehen, je mehr Blut in der Zwischenzeit hindurchfließt. Absinken der in diesem Gewebeabschnitt registrierten Temperatur zeigt demnach eine Mehrdurchblutung an, Ansteigen der Temperatur bedeutet umgekehrt eine Minderung der Durchblutung [46]. Wird der Halssympathicus faradisch gereizt, so können der Augeninnendruck und die Durchblutung der Aderhaut geprüft werden. Insgesamt sieht man beim Kaninchen und bei der Katze, dass der Augeninnendruck schon bei geringer Reizstärke sinkt, die Durchblutung aber erst bei etwas höheren Werten reduziert wird. Dieses etwas widersprüchliche Resultat –

normalerweise erhöht sich die Aderhautdurchblutung bei Drucksenkung – erklärt sich mit der Interferenz des Ziliarkörpers. Dort findet eine Minderdurchblutung statt, die dem erwarteten Effekt entgegenwirkt [45, 46]. Die Gangliektomie des Sympathicus oder ein postganglionäres Horner-Syndrom führen zu einem eindeutigen Druckabfall, was die obigen, am Tier erhobenen Ergebnisse, bestätigt (siehe auch okuläre Pulswelle). Übermäßige und überlange Reizung des Sympathicus führt zu deletären Nebenwirkungen auf Aderhaut und Retina, man denke an die Retinopathia centralis serosa [47].

Die Stimulation des Parasympathicus bewirkt ebenfalls einen Druckabfall, bedingt durch eine Veränderung der Geometrie des trabekulären Maschenwerks nach Kontraktion des Ziliarmuskels. Atropin und Pilocarpin als Prototypen für Überträgersubstanzen des autonomen Nervensystems führen beim Gesunden mit offenem Kammerwinkel zu einer Drucksenkung. Mit der Einführung des Ocusert®, eines Trägersystems zur kontinuierlichen Langzeitabgabe von Pilocarpin, machte man die erstaunliche Feststellung, dass sich der Druck nach anfänglichem Abfall ein paar Wochen später wieder auf der ursprünglichen Höhe einpendelt. Das Medikament hat seine Wirkung verloren. Man versuchte sich dies so zu erklären: Das Trabekelwerk, am Skleralsporn fixiert, funktioniert als Sehne für den M. ciliaris. Je nach Kontraktionszustand verändert das Maschenwerk seinen Öffnungsquerschnitt. Mit der rhythmischen Kontraktion des Muskels ergibt sich eine rhythmische Öffnung und Schließung des Maschenwerks, was einen Massage- oder Auswascheffekt zur Folge hat. Durch die Dauerabgabe der Substanz entfällt dieser Effekt. Das Maschenwerk verstopft.

**Hirnnerven.** Bei grober Laesion des N. Trigeminus steigt der Druck, wahrscheinlich durch die Störung der Blutkammerwasserschranke.

Die Reizung des N. facialis senkt den Augeninnendruck via die parasympathischen Fasern.

#### Gefäße

Die Ligatur der A. Carotis interna auf einer Seite führt zu einem ipsilateralen Druckabfall. Diese Technik wurde früher häufig benutzt, um den Druck zu steuern, ohne das Auge verletzen zu müssen. Die damit erzielten Versuchsergebnisse hängen ab von der Qualität der Versuchsanlage. Es sollte klar zu erkennen sein, ob mit diesem Manöver die Perfusion reduziert, oder der Sympathicus verletzt werden sollte.

#### Hormone

Vasopressin beim Gesunden in physiologischer Konzentration stimuliert den Natriumtransport im Ziliarepithel und damit die Kammerwasserproduktion. Da seine Konzentration im Plasma von der Hydratation des Körpers abhängt, ist die Idee nicht abwegig, das Hormon könne via Osmolarität des Plasmas den Augeninnendruck (mit)regulieren.

Corticosteroide, lokal oder systemisch gegeben, bewirken in einem Teil der Bevölkerung eine Drucksteigerung [43]. Man spricht von 30–40 % der Normalen als „steroid responders". Nur bei 5 % kommt es zu einem Druckanstieg auf 30 mm Hg und mehr. Ob dies auf die Zunahme der extrazellulären Matrix, auf eine Schwellung der Zellen oder auf die Expression des TIGR-Gens zurückzuführen ist, ist noch heute nicht restlos geklärt. Beweis ist der Rückgang auf Normalwerte nach dem Absetzen der Steroide.

Die Prostanoide werden im Abschnitt Pharmaka besprochen.

Stickstoffmonoxid: Stamer [44] kann zeigen, dass bei transgenen Mäusen, welche eine Überexpression der NO-Synthase aufweisen, der druckabhängige Abfluss sinkt. Der Vergleich zu der Kontrollgruppe von Mäusen des Wildtypus fällt deutlich aus. Blockieren die Autoren die Synthase mit L-NAME, so ergibt sich ein Verhalten wie beim Wildtypus. Die Endothelzellen der Vorderkammer können druckabhängig NO abgeben und somit den Augeninnendruck regulieren.

#### Pharmaka

Herzglycoside (Digoxin, Digitoxin) [40] blockieren den Natrium-Transport, indem sie die ATPase reduzieren. Ihre eindeutige drucksenkende Wirkung kann klinisch nicht genutzt werden, da ihre therapeutische Breite zu klein ist.

Prostaglandine erhöhen ursprünglich den Druck durch die Induktion von Proteinen in der Vorderkammer. Wenn sie aber so modifiziert werden, dass die entzündungsstimulierende Wirkung wegfällt, zeigen sie drucksenkende Wirkung. Sie haben sich mittlerweile zur Drucksenkung in der Glaukomtherapie etabliert. Man vermutet ihre Wirkung in einer Induktion zur vermehrten Biosynthese von Metalloproteinasen. Dies vermindert die extrazelluläre Matrix. Die Relaxation des Ziliarmuskels wird ebenfalls diskutiert, wie auch eine mögliche Änderung der Zellgröße oder andere zytoskeletale Veränderungen.

#### Physikalische Einflüsse

**Temperatur.** Die Temperatur an der Corneavorderfläche beträgt rund 35 °C, diejenige an der Irisvorderfläche 37 °C. Dieser Gradient ist maßgeblich dafür verantwortlich, dass das Kammerwasser den oben beschriebenen Weg fließt [14]. Bei geschlossenem Lid, z. B. im Schlaf, verringert sich der Gradient [26]. Welchen Einfluss dies auf die Zirkulation hat, ist nicht bekannt.

Hypothermie des Auges führt reaktiv zur Gefäßdilatation. Theoretisch erhöht sich die Durchblutung des Ziliarkörpers, praktisch wohl kaum, da der Ruhestrom schon sehr hoch ist. Welchen Einfluss dies auf die Sekretion hat, ist nicht bekannt.

**Druck.** Eine einfache Beziehung besteht nicht, da mehrere Prozesse in den Regelkreis eingreifen. Siehe auch die Diskussion um die Pseudofazilität. Ist die Druckerhöhung mechanisch hervorgerufen, z. B. durch Impression, so bewirkt sie über die Pseudofazilität und über neuronale Regelkreise eine Reduktion der Sekretion, welche allerdings die Druckerhöhung nicht kompensiert. Ist sie chemischer Natur, wie z. B. die Veränderung der Osmolarität mittels hochmolekularen Substanzen in der Vorderkammer, so erfolgt vom Auge her fast keine Reaktion. Eine 1,0 %ige Lösung mit Natriumhyaluronat für die Vorderabschnittschirurgie weist eine Viskosität von 300 000 mPa · s auf. Dies führt zur fast vollständigen Blockade des Trabekelwerks. Die damit hervorgerufene Druckspitze kann zu einer für das Auge deletären Situation führen, da die Substanz nur durch Verdünnung aus der Vorderkammer ausgeschwemmt werden kann, was sehr viel Zeit kostet. Im klinischen Alltag – Ghost cells, Blut, Viskoelastikum – bleibt hier nur die unverzügliche operative Entfernung des hochmolekularen Stoffs, um das Auge zu retten.

Der dritte Weg zur Druckerhöhung geschieht über den Rückstau des episkleralen Venendrucks. Man erreicht dies durch die Stauung der Halsvenen oder die Änderung der Körperlage. Ein zu Yogazwecken längere Zeit durchgehaltener Kopfstand ist ein sicheres Mittel, um in kurzer Zeit Glaukom zu erzeugen. Dies ist derselbe pathophysiologische Mechanismus, wie bei einem großen Haemangiom episkleral zum Beispiel im Rahmen eines Sturge-Weber-Krabbe-Syndroms oder bei der Rechtsherzinsuffizienz.

Formeln siehe unter Ophthalmodynamometrie.

### 2.3.4 Klinische Untersuchungsmöglichkeiten der Kammerwasserzirkulation

#### 2.3.4.1 Bestimmung der Abflussleichtigkeit mittels Druckerhöhung

Tonographie (siehe unter Kapitel „aktive Steuerung des Druckes")

#### 2.3.4.2 Bestimmung der Abflussleichtigkeit mit i. V. Injektion eines Farbstoffs

**Schwellenwertbestimmung der Intensität**

Die allerersten Versuche mit Fluoreszein-Na sind von Amsler und Huber in den Jahren nach 1945 durchgeführt worden [49]. Sie spritzen den Farbstoff rasch intravenös (2 ccm 10 %) und beobachten dann sein Auftreten in der Vorderkammer. Zu verschiedenen Zeitpunkten bestimmen sie die Intensität des Fluoreszeins, indem sie die Stärke der die Fluoreszenz anregenden Lichtquelle reduzieren, bis der Farbstoff nicht mehr sichtbar ist. Die Stromstärke der Lampe kann als Maß für die Fluoreszenz in der Vorderkammer verwendet werden. Ihr Interesse gilt fast ausschließlich der Durchlässigkeit der Blut-Kammerwasserschranke. Dabei stellen sie u. a. als erste fest, dass die Gabe von Cortison bei einer anterioren Iritis die Fluoreszenz stark verringert, ein direkter

Beweis dafür, dass Fluoreszein im Blut an Proteine gebunden ist. Sie beschrieben auch als erste, wie der Farbstoff „wolkig“ in die Vorderkammer eintritt.

### Subjektive Fluorometrie

Goldmann, Friedenwald und Grant interessieren sich für Glaukom und wollen absolute Werte ermitteln. Sie führen standardisierte, mathematisch unterlegte Untersuchungen durch. Ihre Versuche, im Gegensatz zu denen von Amsler und Huber, können nur bei intakter Barriere durchgeführt werden, da die Konzentration des Fluoreszeins im Kammerwasser derjenigen im Plasma gegenübergestellt werden soll.

Die Methode von Goldmann, die eine präzise Messung ermöglicht, setzt sich aus drei Komponenten zusammen. Als erstes stellt er eine Messung der Fluoreszenz in der Vorderkammer mit einem VK-Fluorometer vor. Es handelt sich um eine Anordnung an der Spaltlampe, bei welcher im Okular nicht nur das Bild der Vorderkammer, sondern auch ein durch die Lichtquelle standardisiertes, mit mehreren Filtern modulierbares Bild einer fluoreszeierenden Vergleichsfläche eingespiegelt wird. Gleichzeitig erfolgt die Spaltphotographie der Vorderkammer zur Bestimmung ihres Volumens. Die Berechnung des Volumens erfolgt mittels grafischer Integration. Da die Messungen ohne Scheimpflugsches Prinzip gemacht werden, ergeben sich Verzerrungen des Bildes, was rechnerisch korrigiert werden muss. Als Drittes wird die Messung der Fluoreszenz im Blut in genormten Zeitabständen durchgeführt [27, 50].

Praktisch läuft der Versuch so ab: 4 ml Fluoreszein 10 % werden in 1 Minute cubital i. v. gespritzt. Mehrere Blutentnahmen und Messungen in der Vorderkammer erfolgen in regelmäßigen Abständen nach der 9. Minute, da vorher die Verteilung des Fluoreszeins noch unregelmäßig ist. Von der 20. bis zur 35. Minute erfolgt alle 5 Minuten eine Messung. Vor und nach der Messung werden der Augeninnendruck und der episklerale Venendruck bestimmt. Die Vorteile dieses Vorgehens sind: (a) es ist keine Probenentnahme vom Auge nötig, (b) die Messung ist rein optisch, (c) die Analyse geschieht mathematisch. Man stelle sich jedoch den hohen personellen und zeitlichen Aufwand für einen einzigen Test vor. Bei einem Druck von etwa 15 mm Hg lässt sich beim Normalen ein Fluss von 2–2,6 µl/min berechnen, beim Glaukom kommt man auf ca. 1,76 µl/min. Dieser Wert entspricht 1 bis 1,5 % des Vorderkammervolumens. Spätere Messungen und Schätzungen können diese Ergebnisse bestätigen, insbesondere die Untersuchungen von Maurice [25] und Langham [51].

Damit ergibt sich der gleiche Wert für das Vorderkammervolumen, wie er 70 Jahre später mit einer Pentacam® ermittelt wird [48].

### Objektive Fluorometrie

Das Fluorophotometer von Maurice läutet die Ära der klinisch brauchbaren Fluoreszenzmessung ein. Zuerst wird die Farbstoffverschwindung des Fluoreszeins aus der Vorderkammer bestimmt. Anschließend wird die Kammerwasserproduktion mit Acetazolamid oder einem Betablocker reduziert und dann der Versuch wiederholt. Der dadurch erzielte Druckabfall $IOP_{nach} - IOP_{vor}$ wird tonometrisch bestimmt und der Änderung des Flusses $Flow_{nach} - Flow_{vor}$ gegenübergestellt.

Die Fazilität wird dann definiert als:

$$C = \frac{Flow_{nach} - Flow_{vor}}{IOP_{nach} - IOP_{vor}}.$$

Diese Methode hat den großen Vorteil gegenüber der Tonographie, direkt den Fluss zu messen, nicht indirekt über die Bestimmung des Drucks. Damit fallen alle mit der Druckmessung anfallenden Fehlerquellen weg. Nicht erstaunlich, dass somit auch andere Resultate gewonnen werden! So gibt es zum Beispiel eine altersabhängige Abnahme der Fazilität mit der Tonographie, nicht aber mit der Fluorometrie, was sich durch die altersbedingte Zunahme der Rigidität erklären lässt.

#### 2.3.4.3 Isotopenverdünnungsmethoden

Versuche mit radioaktiven Markern werden vor allem im Tierversuch angestellt. Sie haben den Vorteil des großen Signal-zu-Rauschabstandes. Mit $Na^{24+}$ kann Bill 1964 [31] eindeutig die Existenz des uveo-skleralen Abflusswegs des Kammerwassers nachweisen.

#### 2.3.4.4 Transcorneale Applikation des Farbstoffs

**Iontophorese**

Im Laufe der Zeit werden an der Hornhaut verschiedene Farbstoffe eingesetzt. Direkt sichtbare Farben, wie Bengal Rosa und Lissamingrün, werden mit weißem Licht angestrahlt, fluoreszeierende Stoffe, wie Fluoreszein und Rhodamin B (Brillant Rosa) müssen mit dem entsprechenden Anregungslicht bestrahlt werden. Letztere besitzen den Vorteil des hohen Signal-zu-Rausch-Abstands, weil der Farbstoff fast 100 % des absorbierten Lichts in Fluoreszenz umwandelt. So sind kleinste Mengen des Farbstoffs noch sichtbar. Fluoreszein hat weiter den Vorteil, als $Na^{+}$-Salz extrazellulär mehr oder weniger ungiftig zu sein, da der Farbstoff nicht durch die Zellwand in die Zelle penetrieren kann. Intrazellulär ist Fluoreszein phototoxisch. Wenn Fluorescein transcorneal in die Vorderkammer gelangen soll, so kann dies nicht transepithelial, sondern nur durch die mit Desmosomen versehenen Zwischenräume des Epithels geschehen. Zur Verbesserung der Passage ist nebst der sehr häufigen Tropfenapplikation die aktive Unterstützung des Transports denkbar, z. B. die – klinisch nicht praktikable – Verletzung des Epithels. Versuche mit einer fluoreszeingetränkten Kontaktlinse bringen keine Verbesserung des Ergebnisses. Hughes und Maurice führen in den 60er Jahren [52] die Iontophorese ein, was den Versuchsablauf erheblich erleichtert. Bis auf die Kommastelle genau können sie die von Goldmann errechnete

Kammerwasserströmung von 2,5 µl/min bestätigen. Auch die Iontophorese und die Messung mit einem elektronischen Fluorometer erfordern zur korrekten Durchführung eine Versuchsdauer von mehreren Stunden. Wissenschaftliche Fragestellungen im Labor lassen sich so prüfen, klinische Fragen im Alltag jedoch nicht.

**Einfache Farbstoffverdünnung mit enzymatischer Umwandlung des Farbstoffs**

Aus dem oben Gesagten ist verständlich, dass ein Farbstoff mit ähnlichen Eigenschaften wie Fluoreszein gesucht wird, welcher, als Tropfen auf das Auge geträufelt, direkt in die Vorderkammer penetriert. Dies kann nur gelingen, wenn dieser Farbstoff die Epithelzelle direkt und schnell durchläuft und gleichzeitig nicht zytotoxisch ist. Veresterte Substanzen erfüllen diese Anforderungen. Ein Ester ist die kovalente Bindung eines Alkohols mit einer Säure. Solche Verbindungen werden durch Esterasen und Hydrolasen in ihre Bestandteile zerlegt. Sie können als Prodrug bezeichnet werden, da erst mit der Hydrolyse der eigentliche Wirkstoff frei wird. Ist der Wirkstoff gleichzeitig stark polar, wird er auch schnell durch die Substantia propria und das Endothel in die Vorderkammer befördert. Beispiele für die erfolgreiche Anwendung dieses Prinzips sind Oxybuprocain (Butoxybenzoesäure und Procain), Homatropin (Mandelsäure und Tropin) Predforte (Essigsäure und Prednisolon). Fluoreszein kommt wegen seiner Phototoxizität für diese Anwendung nicht in Frage. Wachsmuth [53] kann in einer Tierversuchsstudie und anschließend am Menschen zeigen, dass 2-Nitrophenyl-Acetat (2-NPA) alle Vorbedingungen für die gewünschte corneale Passage erfüllt (Abb. 2.8). Ein Vorteil dieses schnell passierenden Farbstoffs bildet die fehlende Adsorbance im cornealen Stroma, er bleibt nicht darin „hängen" (Abb. 2.9). Die Eigenschaften dieser Substanz sind in Tab. 2.2 aufgeführt. 2-NPA hat die elegante Eigenschaft, als Ester farblos, im hydrolysierten Zustand aber intensiv gelb zu sein. In der Vorderkammer kann es photometrisch nachgewiesen und quantifiziert werden [53].

Der Test benötigt 5 bis max. 20 Minuten, was ihn für die Anwendung in der täglichen Praxis tauglich macht. Die Einführung dieses fast idealen Farbstoffs würde zusätzliche Entwicklungen der Galenik erfordern. 2-NPA liegt als weißes Pulver aus kleinsten, scharfkantigen Kristallen, vor. Wird es in Lösung gebracht, beginnt sogleich die Hydrolyse, der Stoff wird rasch unbrauchbar. Wird es in Salbenform verpackt, so behindert die Salbe die Aufnahme des Farbstoffs ins Epithel. Er kann also nur in reiner Form appliziert werden und birgt so das Risiko der cornealer Verletzung. Er müsste so fein verrieben werden können, dass keine schneidenden Kanten mehr vorliegen.

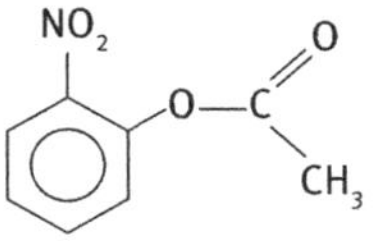


**Abb. 2.8:** Strukturformel des 2-Nitrophenyl-Acetats, Quelle: Autor.

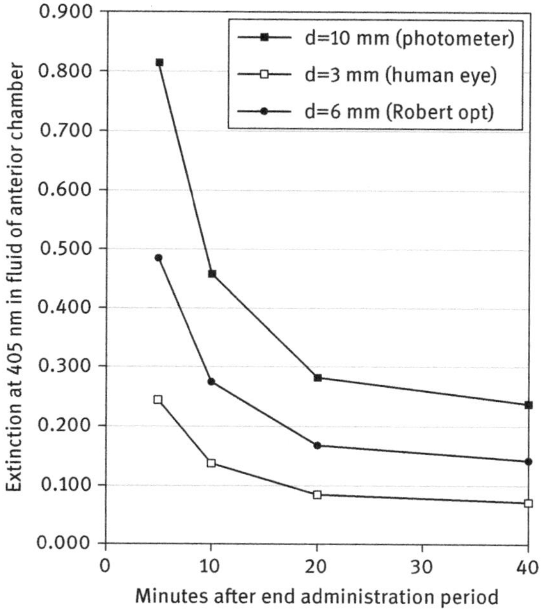


**Abb. 2.9:** Extinktion von 2-NPA bei drei verschiedenen Wellenlängen. Vorderkammer Kaninchen. Quelle: Ciba-Geigy 1994, Autor.

Der Vergleich der Farbstoffverschwindung an Hand von 9 Probanden vor und nach Gabe von Latanoprost (Abb. 2.10, siehe Farbtafel) belegt den beschleunigten Abfluss des Farbstoffs nach Latanoprost [54]. Möglicher Einsatz eines solchen Tests wäre die Unterscheidung von „responder“ und „non-responder“ Patienten bei gewissen Medikamenten vor dem Therapiebeginn.

Neuere Untersuchungen: Jüngste Arbeiten zur Kammerwasserkinetik bestätigen frühere Ergebnisse. Nau [37] und seine Mitarbeiter finden beim Menschen im wachen Zustand eine Flussrate von 2,48 µl/min und nachts einen reduzierten Fluss von 1,27 µl/min. Sie bestätigen Erkenntnisse aus der Zoologie, welche bei tagaktiven Tieren (Kaninchen) und bei nachtaktiven Tieren (Ratten) eine höhere Flussrate in

**Tab. 2.2:** Eigenschaften des 2-Nitrophenyl-Acetats. Quelle: Merck-Index, Merck Nr. 6541 und 6542.

| | | |
|---|---|---|
| **Molekulargewicht** | 181,14 | |
| **Summenformel** | $C_8H_7NO_4$ | |
| **Extinktion** | 405 nm | |
| **Wachstumshemmung** | 0,972 | T24-Zellen, *in vitro* 50 %/5 Tage |
| **Schmelzpunkt** | 44 °C | |
| **Siedepunkt** | 214 °C | |
| **Zubereitung für Auge** | als PHEMA-KL | |
| **Farbe** | leicht gelb | |
| **pH in Phosphatbuffer** | 7,2 | |

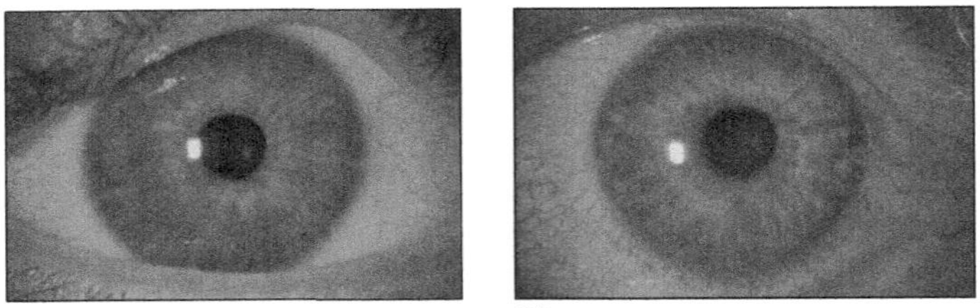

(a) (b)

**Abb. 2.10:** 2-NPA am Menschen. Links im Bild vor Farbstoffapplikation, rechts 10 Minuten später. Man beachte den Reizzustand des Auges rechts, hervorgerufen durch die scharf schneidenden Kristalle des Farbstoffs (siehe Text). Quelle: Autor.

der Phase der jeweiligen natürlichen Aktivität beschreiben. Bei gleichgebliebenem Druck interpretieren die Autoren dieses Ergebnis als Herabsetzung der Fazilität mit dem Zweck, den Augeninnendruck nachtsüber zu stabilisieren. Eine teleologische Interpretation, welche die Interpretation von Bárány zu unterstützen scheint [29]. Neuerdings werden am Tier auch Versuche mit Polystyren-Nanopartikel mit 10 nm Durchmesser durchgeführt [55]. Diese verteilen sich uniform im Wasser und besitzen dieselben Folgeeigenschaften wie das Wasser. Ihr Fluss wird mittels „particle image velocimetry" (PIV) dokumentiert. Mit solchen Markern lässt sich der gesamte Fließprozess des Kammerwassers und seine Geschwindigkeitsverteilung nachvollziehen. Erste Ergebnisse am Kaninchen müssen zurzeit noch als vorläufig bezeichnet werden.

#### 2.3.4.5 Trennung des uveo-skleralen Abflusses vom trabekulären Abfluss

Der uveo-sklerale Abfluss $F_{\mathrm{uv}}$ ist die Drainage des Kammerwassers auf noch nicht definitiv geklärtem Wege in den suprachoroidalen Raum. Eine gewisse Druckabhängigkeit scheint auch hier zu bestehen.

Die Trennung der zwei Abflusswege erfolgt mathematisch:

$$F_{\mathrm{uv}} = F - C \cdot (\mathrm{IOP} - P_{\mathrm{ev}}) \,.$$

$F$ = Abfluss (fluorometrisch),
$C$ = Fazilität (siehe oben),
IOP = Augeninnendruck (Tonometrie),
$P_{\mathrm{ev}}$ = episkleraler Venendruck (venomanometrisch).

Es ergibt sich eine große Streuung bei dieser Bestimmungsart, sowohl methodisch, als auch dadurch bedingt, dass die Wege des uveo-skleralen Abflusses unscharf definiert sind. Eine gewisse, nicht bekannte Menge an Kammerwasser kann auch direkt in den Glaskörper abfließen, was in diesem Ansatz nicht berücksichtigt ist.

## 2.4 Arterio-venöse Zirkulation

Für den Aufbau des Gradienten im Gefäßbett des Ziliarkörpers und damit die Ernährung des vorderen Segmentes sorgen die Ae. ciliares anteriores, Äste der die geraden Augenmuskeln ernährenden Arterien und somit indirekte Äste der A. Ophthalmica. Der Ziliarkörper weist eine auffallend hohe Durchblutung auf. Man spricht von 150–250 g/min / 100 g Gewebegewicht. Im Vergleich dazu beträgt der Wert für den Skelettmuskel 5 g/min / 100 g Gewebe und für das Gehirn 37 g/min / 100 g Gewebe. Der Ausfall der A. Ophthalmica, z. B. bei Bulbusischaemie, führt zum Druckabfall und längerfristig zur Phthisis bulbi. Dieselbe Gefahr besteht auch, wenn im Rahmen einer Schiel-, oder einer Amotio-Operation ab externo, mehr als zwei gerade Augenmuskeln abgetrennt werden.

Die Ae. ciliares posteriores breves et longae, sowie die A. centralis retinae sind für die Versorgung von Aderhaut und Netzhaut zuständig. Der Hauptanteil des Blutvolumens im Auge liegt in der Aderhaut. Änderungen der Durchblutung sind klinisch nur erfassbar als Änderungen des Aderhautvolumens. Die Aderhaut, zusammen mit dem episkleralen Venenplexus, ist Ursprung der pulsatorischen Phänomene an der Augenwand (Cornea).

Maß für die Perfusion des Auges ist der Perfusionsdruck. Er wird angegeben als:

$$P_{\mathrm{perf}} = P_{\mathrm{art}} - P_{\mathrm{ven}} \,.$$

Da der Augeninnendruck nahe dem episkleralen Venendruck liegt, kann man den venösen Wert durch den Augeninnendruck ersetzen. Zur Orientierung mag diese Gleichung stimmen. Da mehrere Kreisläufe mit je ihrem eigenen Regulationsmechanismus – Aorta und Aeste, A. Carotis communis, interna, externa, A. Ophthalmica, Ziliarkreisläufe und Papillenkreisläufe – in den okulären Kreislauf eingreifen, ist die Angabe eines genauen Wertes unrealistisch. Lange Zeit wurde der Erfahrungswert von obiger Formel abgeleitet:

– für den Mitteldruck am Oberarm:

$$P_{\mathrm{mbrach}} = 0{,}42\,(P_{\mathrm{max}} - P_{\mathrm{min}}) + P_{\mathrm{min}} \,,$$

– und für die A. ophthalmica:

$$P_{\mathrm{mophth}} = 0{,}73\,(P_{\mathrm{mbrach}} - \mathrm{IOP}) + \mathrm{IOP} \,.$$

Der Faktor 0,73 kommt von der Annahme, dass vom Herz bis zur großen Arterie der Druck um ein Viertel abgefallen sei [56] Neuere Erkenntnisse aus der allgemeinen Gefäßphysiologie führen dazu, diese Schätzungen mit Vorsicht zu betrachten, da inzwischen bekannt ist, dass in den großen peripheren Arterien der Druck höher sein kann, als in der Aorta [57]. Als Orientierungshilfe können, bei einem Augeninnendruck von 12 mm Hg, die in Tab. 2.3 zusammengefasssten Werte gelten.

**Tab. 2.3:** Mitteldrucke der für das Auge wichtigen Gefäße. Quelle: Autor.

| | |
|---|---|
| A. Brachialis | 97 mm Hg |
| A. Ophthalmica | 60–70 mm Hg |
| A. Centralis Retinae | 40 mm Hg |
| Venae Episclerales | 9–10 mm Hg |

Der maximale Augeninnendruck von 60 bis 70 mm Hg erreicht seinen Wert entsprechend dem systolischen Druck der Ziliararterien. Bei diesem Druck hält der Blutfluss an, die Kammerwasserproduktion sistiert.

Der venöse Abfluss aus dem Augeninnern erfolgt für den Ziliarmuskel über die Venae ciliares anteriores, für Ziliarkörper, Iris und Aderhaut und somit das größte venöse Volumen des Auges über die vier Venae vortikosae. Ein kleiner Anteil fließt über die Vena centralis retinae ab.

## 2.5 Gradienten

Mit Gradient bezeichnet man eine Druckdifferenz $\Delta P$ zweier Stellen an verschiedenen Orten des Kreislaufes. Der Gradient bildet die treibende Kraft für das Fließen der Flüssigkeit. Er wird als Vektor angegeben, die Länge des Vektors beschreibt die Größe der Kraft. Beeinflusst wird diese durch den Widerstand im System. Man findet diese Größen in der Gleichung von Hagen-Poiseuille dargestellt [58].

Es gilt:

$$\text{Strömung} = \frac{\mathrm{d}V}{\mathrm{d}t} = \frac{\pi \cdot r^4 \cdot \Delta p}{8 \cdot \eta \cdot l} .$$

$V$ = Volumen,
$r$ = Innenradius der Röhre,
$l$ = Länge der Röhre,
$\eta$ = Viskosität der Flüssigkeit,
$\Delta p$ = Gradient.

Diese Gleichung gilt für die laminäre Strömung einer Newton'schen Flüssigkeit, also für eine Strömung ohne Turbulenz und mit einer Flüssigkeit mit konstanter Viskosität. Beide Bedingungen sind im biologischen Kreislauf nicht gegeben. Zwar ist Plasma eine Newton'sche Flüssigkeit, Vollblut jedoch nicht. Vollblut ist eine inhomogene Suspension mit wechselnder Viskosität. Eine laminäre Strömung liegt nur bei sehr kleinen Gefäßdurchmessern vor, wie dies im menschlichen Kreislauf nicht durchwegs der Fall ist. Der Blick auf die Formel zeigt, dass der absolut stärkste Einfluss beim Gefäßdurchmesser liegt. In Anlehnung an das Gesetz von Ohm ($I = U/R$) kann der Widerstand ausgedrückt werden als: $R = 1/r^4$. Kleinste Änderungen des Durchmessers haben eine enorme Auswirkung auf den Fluss. Da in der klinischen Situation die einzelnen Größen dieser Gleichung nicht bekannt sind, kann die Gleichung nur annäherungsweise gebraucht werden.

## 2.6 Bulbuswand

### 2.6.1 Mechanische Verformbarkeit der Gewebe

Als Maß für den Widerstand gegen die Verformung und in Anlehnung an das Gesetz von Hooke bezeichnet man den Quotienten aus Spannung/Dehnung als Young'sches Modul $E$ mit der Dimension $N/mm^2$ (auch MPa).

Orssengo und Pye [59] haben an Hand mehrerer Variablen einen Korrekturalgorithmus für die Applanationstonometrie entwickelt, mit welchem vom gemessenen Wert auf den „tatsächlichen" Wert geschlossen werden kann. Sie berücksichtigten
(a) den cornealen Durchmesser,
(b) das Applanationsgewicht,
(c) den Krümmungsradius der vorderen Cornea,
(d) die zentrale Hornhautdicke,
(e) die Poissonzahl (= das Verhältnis der Dickenänderung zur Längenänderung bei Dehnung des Gewebes) der Cornea und
(f) das $E$-Modul.

Sie erhalten folgende Formel

$$\mathrm{IOP}_{\mathrm{true}} = \frac{\mathrm{IOP}_{\mathrm{Goldmann}}}{K}.$$

$\mathrm{IOP}_{\mathrm{true}}$ = der wahre Druck,
$\mathrm{IOP}_{\mathrm{Goldmann}}$ = mit dem Goldmann-Applanationstonometer gemessener Druck,
$K$ = Korrekturfaktor.

Als $E$ ermitteln sie 0,0215. Mit ihrem Korrekturfaktor $K$ wollen die Autoren ermöglichen, dass bei jedem Auge unter Berücksichtigung seiner elastischen Eigenschaften der Goldmann IOP richtig gemessen wird. Der Algorithmus hat sich klinisch nicht durchgesetzt.

Die Diskussion des ophthalmologischen Begriffs „Rigidität" wird im Kapitel Impressionstonometrie geführt.

### 2.6.2 Cornea und Sklera

Normalerweise beträgt $E$ für die menschliche Sklera 0,0215 MPa. Das Modul lässt sich genauer in Bezug auf die einzelnen Gewebe des Organs studieren. Im Allgemeinen werden Streifen menschlicher oder tierischer Gewebe untersucht, welche normierten Stresstests ausgesetzt werden. Pierscionek [60] findet bei Schweineaugen im Druckbereich von 15–50 mm Hg für die Cornea ein *E*-Modul von 0,07 bis 0,29 MPa und 0,2 bis 0,5 MPa für die Sklera. Mittels Injektion von jeweils 100 Mikroliter Flüssigkeit in das Auge prüft er fünf Druckniveaus und macht bei jedem Druck digitale Photos der Cornea. Er findet keine Änderung des cornealen Radius, sehr wohl aber eine Änderung des skleralen Radius. Dass sich die Sklera vor der Cornea verformt, ist darauf zurückzuführen, dass die Sklera dünner ist als die Cornea. Die Sklera ist das am empfindlichsten auf Druck reagierende Gewebe des Auges! Es ist denkbar, dass in Zukunft das Studium der skleralen Ausdehnung mehr Information erbringt als die Druckmessung. Satoko et al. [61] präparieren Streifen von Schweinesklera und dokumentieren die Reaktion auf Zugstress mit dem OCT. Damit zeigen sie, dass die Doppelbrechung je nach Zugrichtung und Ausgangswert unterschiedlich ändert. Die Sklera ist empfindlicher auf meridionalen Stress als auf radiären Stress, was möglicherweise mit dem Anteil an Kollagen Typ 1 im Streifen zu tun hat. Die Gruppe um Schlötzer-Schrehardt [62] untersucht Präparate der Lamina cribrosa und der peripapillären Sklera mit dem Rastertunnel-Mikroskop und vergleicht Gewebe mit Pseudoexfoliation mit Normalen. Die Gewebeproben der Glaukom-Kranken sind mechanisch schwächer als die der Normalen.

Hamilton [63] untersucht 100 junge Normalpersonen und misst die cornealen Eigenschaften und den Augeninnendruck applanatorisch. Mit Hilfe des Orssengo-Pye-Algorithmus' berechnet er das Young-Modul. Er erhält ein *E* von 0,17 bis 0,4 MPa für den gemessenen Druckbereich. Daraus schließt er, dass eine Abhängigkeit von *E* vom Druck besteht, die etwa 1 MPa pro 23 mm Hg beträgt. Es kann also eine Fehlermessung von bis zu 5,35 mm Hg entstehen. Diese rechnerische Annahme lässt aufhorchen, weil sie den Druck in Relation zu mechanischen Eigenschaften der Cornea setzt. Dies ist umso wichtiger, als mit dem Aufkommen der refraktiven Chirurgie die Druckmessung vorwiegend mit geometrischen Eigenschaften der Cornea in Verbindung gebracht wurde, allen voran der Hornhautdicke. Lius Ergebnisse weisen [64] in dieselbe Richtung. Als Folge dieser Erkenntnisse müsste eine Studie mit der Frage nach dem Zusammenhang zwischen Hornhautdicke vor und nach LASIK und dem entsprechenden *E*-Modul durchgeführt werden. Es ist zu hoffen, dass mit weiteren solchen Resultaten der Zusammenhang zwischen der Art der Behandlung der Cornea und dem gemessenen Druck besser verstanden werden kann.

### 2.6.3 Trabekelwerk

Last [65] und Russell [66] führen Studien an einem Modell durch, welches geometrisch dem menschlichen Trabekelwerk angeglichen ist. Damit wollen sie zeigen, welche hydrodynamischen Konsequenzen eine Änderung der Steifigkeit der Poren hat. Sie ändert auch das *E*-Modul. Interessant ist ihre Diskussion bezüglich der Grenzen, die ihr Modell aufweisen muss. So ist der Quotient Porenvolumen/totales Volumen des Trabekelwerks verschieden, nämlich etwa 0,03 % im Modell, aber 30 % beim juxtacanaliculären Bindegewebe. Für das Modell ergibt dies deutlich tiefere Werte für den Abflusswiderstand als *in vivo*. Die Erklärung für die verschiedenen Resultate findet sich in der überaus reichhaltigen Architektur des Maschenwerks und der Tatsache, dass sich darin Proteoglykane und matricelluläre Proteine befinden, welche das Verhalten des gesamten Maschenwerks modulieren können. Es ist ein Verdienst der Autoren, darauf hingewiesen zu haben, dass die Steifigkeit des Maschenwerks eine variable Größe ist. Damit muss die oben schon formulierte Frage, ob nicht in Zukunft die Messung der Steifigkeit von ausgewählten Geweben uns mehr Information über das Glaukom liefert, als nur der Druck allein, erneut in den Raum gestellt werden.

### 2.6.4 Refraktion

Die refraktiven Parameter des Auges, welche durch Druckänderungen beeinflusst werden, sind die Achsenlänge, die Krümmung von Hornhaut und Aderhaut, sowie die Glätte der Oberflächen.

### 2.6.5 Temperatur

Hypothermie, siehe oben.

## 2.7 Hirndruck und Augeninnendruck

Der Hirndruck wird erzeugt und aufrechterhalten durch das Zusammenwirken von Blutzirkulation und Liquorzirkulation im Schädel [67]. Der Liquor cerebro-spinalis (CSF) ist eine im Gehirn und Rückenmark zirkulierende Flüssigkeit, die von den Plexus choroidei gebildet wird. Sie fließt in einem System von kommunizierenden Hohlräumen, die man in ihrer Gesamtheit als Liquorraum bezeichnet. Täglich werden rund 500–700 ml Liquor gebildet. Die Flüssigkeit wird im Bereich der Granulationes arachnoideales und der Radices spinales resorbiert. Damit wird die zirkulierende Menge auf ca. 150 ml begrenzt. Die Flüssigkeit dient dem Stoffwechsel der Nervenzellen und ist vermutlich Ursprung der Perilymphe. Sie funktioniert als Wasserkissen für das Gehirn.

Der Druckaufbau und seine Stabilisierung im Schädel und im Auge weisen eine gewisse Verwandtschaft auf. Beide Drucke enstehen durch die Wechselwirkung von Blutvolumen, Organvolumen und Volumen einer Pufferflüssigkeit (Liquor cerebrospinalis und Kammerwasser) in einer fast starren Kapsel. Bei beiden Systemen erfolgt eine kurzfristige Regulation über den venösen Schenkel via die Sinus durae matris und die Venae jugulares. Über den venösen Schenkel sind beide Organe direkt miteinander verbunden. Der zentralvenöse Druck, der intraabdominale Druck und der positive endexpiratorische Druck können sich über die Jugularvenen auf beide Systeme auswirken [68]. Dies erklärt vielleicht die pathophysiologische Verwandtschaft von Offenwinkelglaukom und Normaldruckhydrocephalus. Der Liquor- und der Kammerwasserkreislauf stehen indirekt über die Vena centralis retinae miteinander in Kontakt, als Druckkammern sind Liquor und Kammerwasser jedoch getrennt. Einen wichtigen Unterschied bildet die nervöse Innervation der Produktions- und Abflusswege des Kammerwassers. Die zwei Kreisläufe zeigen eine Besonderheit gegenüber peripheren Organsystemen dadurch, dass ihr Umgebungsdruck für die Perfusion nicht nahe am atmosphaerischen Druck liegt.

Für den Hirndruck (ICP) gilt:

$$\mathrm{ICP} = \mathrm{ICP}_{\mathrm{vasc}} + \mathrm{ICP}_{\mathrm{CSF}} \,.$$

Die vaskuläre Komponente stammt vermutlich von der Pulsation der gesamten Hirnmasse her und ist die Summe aus arteriellem Blutdruck, Autoregulation und venösem Abfluss. Der Druck des Liquors cerebrospinalis ($\mathrm{ICP}_{\mathrm{CSF}}$) repräsentiert den Hirndruck analog dem Augeninnendruck:

$$\mathrm{ICP}_{\mathrm{CSF}} = R \cdot \mathrm{Prod} + P_{\mathrm{ven}}$$

$R$ = Widerstand,
Prod = Produktion,
$P_{\mathrm{ven}}$ = venöser Druck.

Die Messung des ICP kann für die Abschätzung der cerebralen Perfusion herangezogen werden. Auch hier gilt eine in der Ophthalmologie vertraute Formel:

Cerebraler Perfusionsdruck:

$$\mathrm{CPP} = \mathrm{ABP}_{\mathrm{mean}} - \mathrm{ICP}_{\mathrm{mean}}$$

CPP = cerebraler Perfusionsdruck,
$\mathrm{ABP}_{\mathrm{mean}}$ = mittlerer arterieller Blutdruck,
$\mathrm{ICP}_{\mathrm{mean}}$ = mittlerer Hirndruck.

Ein einheitlicher Hirndruck, dessen Wert für das gesamte Liquorsystem gelten würde, besteht nicht [69]. Vielmehr muss man, aus anatomischen Gegebenheiten, davon ausgehen, dass mindestens 4 Kompartimente mit unterschiedlicher Kinetik vorliegen. Drei Kompartimente werden durch die druckresistenten Septen (Falx, Tentorium) gebildet, das vierte durch die Spinalkanalhöhle. So wird das Vorliegen von Gradienten verständlich. Physiologischerweise bestehen Schwankungen. Die korrekte Messung erfolgt invasiv, indem eine Sonde in einen Ventrikel eingelegt und der Druck abgeleitet wird. Hiermit kann auch der Transducer korrekt auf den atmosphaerischen Druck geeicht werden.

Zwei Indikationen für die Messung stehen im Vordergrund:

1. die Messung am liegenden Patienten auf der neurophysiologischen Intensivstation bei verschiedenen Krankheiten und nach Unfällen. Im Normalfall beträgt der Druck 7–15 mm Hg. Werte über 25 mm Hg werden als erhöht bezeichnet.
2. die ambulante Messung bei Hydrocephalus und bei idiopathischem intrakraniellem Hochdruck, in aufrechter Position, sitzend oder stehend.

Hier ergeben sich beträchtliche Unterschiede zwischen dem Druck in den Ventrikeln und dem Druck im unteren Spinalkanal. In der Fachwelt herrscht Einigkeit darüber, dass eine kontinuierliche Messung über längere Zeit (30 Minuten) erfolgen muss, um das Kurvenbild interpretieren zu können. Die Fourier-Transformation der Kurve ergibt drei Komponenten, die der Herzfrequenz, die der Atmung und eine langsame Komponente. Die Kurve wird ähnlich wie in der allgemeinen Kreislaufphysiologie – und hoffentlich bald auch in der Ophthalmologie – auf die Pulswellenform und auf verschiedene Indices untersucht. Ein uns vertrauter Index ist die Druck/Volumen-Relation.

Die nicht-invasive Messung des Hirndrucks ist immer wieder Gegenstand von Forschungsbemühungen gewesen. Heutzutage sind mehrere Verfahren in Evaluation, so die transcranielle Doppler-Untersuchung [70–72], die Verschiebung der Membrana tympani im Mittelohr [69], die „time of flight"-Technik (TOF) [71] mit Ultraschall oder Laser und die Messung der Verbreiterung der Opticusscheide im MRI [72]. Letztgenannte Technik soll gut mit der lumbalen Vergleichsmessung korrelieren. Es wird empfohlen, die Methode dann zur Anwendung zu bringen, wenn ein Hirn-MRI bei Verdacht auf Hirndruck geplant ist. Auch die Bestimmung des Durchmessers der Sehnervenscheide mit Ultraschall wird immer häufiger angewandt. Bei Gehirntraumapatienten wird vor und nach Gabe von 20 % Mannitol intravenös sowohl der Durchmesser des Opticus mit einer 7,5 Mhz Echographie-Sonde, wie der Hirndruck invasiv geprüft. Mit dem Absinken des Hirndrucks lässt sich eine deutliche Verringerung des Durchmessers der Opticusscheide nachweisen [73].

Kukán [74] spricht erstmals 1936 von der nicht-invasiven Hirndruckmessung über das Auge. Seitdem ist die Diskussion um dieses Thema nicht mehr verstummt. Er führt die Überlegung ins Feld:

> Ferner erlaubt es der enge anatomische und funktionelle Zusammenhang, der zwischen dem Gefäßsystem der Retina und des Gehirns besteht, aus dem Druck der retinalen Gefäße auf den der Gehirngefäße, ja auch auf den Hirndruck selbst zu schließen.

Seine Idee, über den Druck der retinalen Zentralvene auf den Druck des $ICP_{CSF}$ zu schließen, erkärt sich aus der anatomischen Beziehung der Zentralvene zur Opticusscheide. Beim Austritt aus dem Bulbus verläuft die Zentralvene etwa 10 mm lang im N. opticus, welcher dort von Liquor umspült ist. Kollabiert die Vene, ist der Umgebungsdruck höher als der Venendruck. Wenn die Vene nicht kollabieren soll, muss der

Liquordruck etwas tiefer als der Venendruck sein. Pulsiert die Vene, was ophthalmoskopisch feststellbar ist, so oszilliert ihr Druck, gemäß der Vermutung Kukáns, um den Gewebedruck im N. opticus und damit um den Liquordruck. Man muss also bloss noch den Venendruck im Moment der Pulsation messen, um den Liquordruck zu kennen. Streiff und Monnier, in ihrer Monographie über den retinalen Blutdruck im gesunden und kranken Organismus, [75] nehmen diese Diskussion wieder auf. Sie gehen von der heute nicht mehr unterstützten Annahme aus, dass die drei Kreisläufe, der Arterielle, der des Liquor und der des Kammerwassers, sich streng gleichsinnig verhalten. Dies führt sie zur Aussage:

> die scheinbar direkte Beziehung zwischen Netzhautarteriendruck und Liquordruck beruht also auf der gemeinsamen Abhängigkeit vom allgemeinen arteriellen Blutdruck.

Und:

> Das Verhältnis zwischen Netzhautvenendruck und Liquordruck beruht also auf ihrer gemeinsamen Abhängigkeit vom Blutdruck in den Venen des Kopfes.

Es handelt sich hier um eine nicht haltbare Interpretation der oben dargelegten anatomischen Verhältnisse. Um diese Aussagen richtig zu bewerten, muss auch in Erinnerung gerufen werden, dass den Autoren die Erkenntnisse von Ascher [3] und Goldmann [14] – das Kammerwasser fließt über das Trabekelwerk nach außen, und nicht, wie bis anhin vermutet, über den N. opticus ins Gehirn – noch nicht bekannt sind.

Der Gradient, also der Druckübergang vom Auge zum Sehnerv findet vorwiegend und relativ abrupt innerhalb der ersten 400 µm der Lamina cribrosa im Auge statt.

Die Beziehung lautet: $\Delta p = f$ (Augeninnendruck, $ICP_{CSF}$, Schichtdicke der Lamina cribrosa). Morgan [76] kann anhand aufwendiger Versuche an Hunden diesen Druckverlauf zeigen und er demonstriert sauber den Unterschied zwischen dem Gewebedruck im Nerven und dem Flüssigkeitsdruck in den umgebenden Hüllen (Abb. 2.11). Er führt langsam eine feine, an ein Druckmesssystem angeschlossene Pipette vom Glaskörper durch die Lamina cribrosa bis in die retrobulbäre Sehnervenscheide und misst dabei in kurzen Abständen den Druck.

Nun ist der Puls der Zentralvene im Auge Folge der Pulsation der Aderhaut, nicht des Liquor. Und dieser Aderhautpuls hängt vom Volumen und vom Widerstand des Aderhautkreislaufes, sowie von der Achsenlänge und der Rigidität des Auges ab. Dies erklärt, warum es Morgan nicht gelingt, den Beweis des Zusammenhangs zwischen den zwei Flüssigkeitsräumen zu führen, obwohl er zeigen kann, dass der in der Opticusscheide gemessene Druck zum Ventrikeldruck, wo die Referenzsonde liegt, korreliert [77, 78]. Verschiedene Autoren versuchen, diesem Umstand Rechnung zu tragen, indem sie mit Okulopression den Augeninnendruck soweit senken, dass er in den Größenbereich des Liquordrucks kommt. Jetzt soll die Pulsation Ausdruck der Schwankungen des Liquordrucks sein. In Tat und Wahrheit wird die Pulsation auch jetzt durch den Aderhautpuls hervorgerufen. Nicht zuletzt die Tatsache, dass der Liquordruck in der Opticusscheide nahe bei, oder sogar unter Null ist, bewog Niesel [79], sich zur Messung des Hirndrucks via den Augeninnendruck pessimistisch zu äußern. Abschließend müssen wir sagen, dass die Idee der Messung des ICP über den Venendruck bestechend klingt, ihre Realisierung aber noch in der Zukunft liegt. Möglicherweise ist der Kukánsche Schluss ein Fehlschluss [80]. Dieser Verdacht lässt sich widerlegen, wenn es gelingt, zu zeigen, dass die Vena centralis retinae postlaminär pulsiert, und zwar infolge der Liquorpulsation, nicht der Aderhautpulsation. Bis dahin ist es wohl realistischer, unter bestimmten Bedingungen aus dem Ergebnis der vergleichenden Blutdruckmessung am Auge und am Oberarm auf das cerebrale Minutenvolumen zu schließen, wenn auch nur als (sehr!) grobe Schätzung.

Man kann formulieren:

$$\mathrm{CBF} = 0{,}08(P_{\mathrm{RR}} - P_{\mathrm{Oph}}) + 45\,\mathrm{cm}^3/\mathrm{min}/100\,\mathrm{g}\ [79].$$

Da bei allen diesen Überlegungen der Einfluss der parallel geschalteten A. Carotis externa mit der Möglichkeit des Umgehungskreislaufes nicht berücksichtigt wurde, ist große Zurückhaltung bei der Interpretation gefordert. Es ist im Übrigen daran zu erinnern, dass die Neurophysiologen und Neurochirurgen eine Langzeitmessung von 30 Minuten und mehr benötigen, um für ihre Fragen eine brauchbare Antwort zu erhalten.

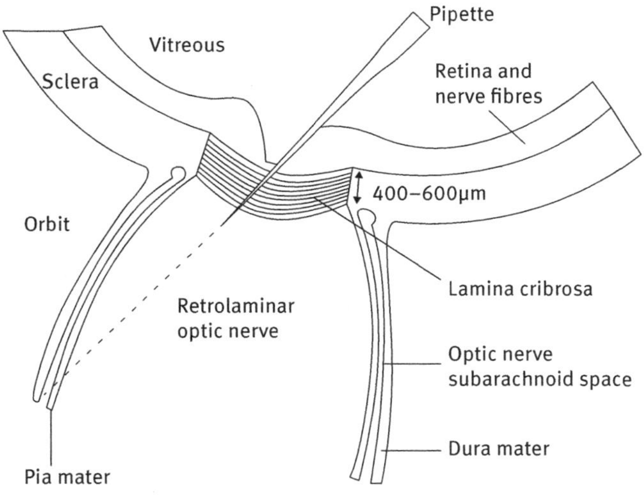


**Abb. 2.11:** Untersuchungsanordnung von Morgan. Quelle: Morgan [75].

## 2.8 Fazit

Der Augeninnendruck wird erzeugt und aufrechterhalten durch die Wechselwirkung von Organvolumen, Blutvolumen und Kammerwasservolumen im Auge. Bemerkenswert ist, dass die Untersuchungen zum Kammerwasserkreislauf uns genaue Werte für seine Physiologie gebracht haben, zur Unterscheidung von Normal und Glaukom im klinischen Alltag haben sie jedoch nicht beigetragen. Der Augeninnendruck ist über die arterielle Zirkulation des Auges und über die Jugularvene mit dem allgemeinen Kreislauf verbunden. Störungen im arteriellen Schenkel führen zur Drucksenkung, solche im venösen Schenkel zur Druckerhöhung. Der im Schädel erzeugte Hirndruck kommt durch vergleichbare pathophysiologische Mechanismen wie der Augeninnendruck zustande. Kammerwasser und Liquor cerebro-spinalis (CSF) sind über den allgemeinen Kreislauf miteinander verbunden, als Druckkammern jedoch strikte getrennt. Ein eventuell vorhandener Zusammenhang zwischen Hirndruck und Augeninnendruck wird zurzeit kontrovers diskutiert. Neuere Erkenntnisse [81] bezüglich der Kinetik des CSF machen die Zusammenhänge möglicherweise noch komplizierter.

## Literatur

### Grundlagen

[1] Shields M. B., Textbook of Glaucoma. 3rd edition. Williams & Wilkins, 1992.
[2] Maggiore L. Struttura, compartamento e significato del canale di Schlemm nell'occhio umano, in condizioni normali e patologiche. Ann Ottalm. 1917, (40), 317–462.
[3] Ascher K., Aqueous veins. Preliminary note. Am J Ophthal. 1942, (25), 31–38.
[4] Nomura T., Smelzer G. K. The identification of adrenergic and cholinergic nerve endings in the trabecular meshwork. Invest Ophthalmol Vis Sci, 1974, 13(7), 525–532.
[5] Ruskell G. L. Trigeminal innervation of the scleral spur in cynomolgus monkeys. J Anat. 1994, 184, 511–518.
[6] Laties A. M., Stone R. A., Brecha N. C. Substance P-like immunoreactive nerve fibers in the trabecular meshwork. Invest Ophthalmol Vis Sci. 1981, 21(3), 484–486.
[7] Stone R. A. Neuropeptide Y and the innervation of the human eye. Exp Eye Res. 1986, 42(4), 349–355.
[8] Wegefarth P., Weed L. H. Studies on cerebrospinal fluid No. VII the analogous processes of the cerebral and ocular fluids. J Med Research. 1914, 31(1) 167–176.
[9] Nagel W. Handbuch der Physiologie des Menschen. Band III. Verlag Vieweg und Sohn, Braunschweig, 1905. S. 456–471.
[10] Berens C., Posner A. The Circulation of the intra-ocular fluid. Trans Am Ophthalmol Soc. 1932, 20, 227–244.
[11] Elliot R. H. Glaucoma, A lecture given before the Kingston Branch of the B. M. A. May 8th, 1934. In: Post-graduate medical journal. 1934, Sept, 323–333.
[12] Rohen J. W. Über das ligamentum pectinatum bei Primaten. Zeitschrift für Zellforschung. 1962, (58), 403–421.
[13] Duke-Elder W. S., Duke-Elder P. M. The clinical significance of the ocular musculature. Br J Ophthalmol. 1932, 16(6), 321–335.

[14] Goldmann H. Weitere Mitteilung über den Abfluss des Kammerwassers beim Menschen Ophthalmologica. 1946, (112), 344–349.
[15] Fitt A. D., Gonzalez G. Fluid mechanics of the human eye: aqueous humor flow in the anterior chamber. 2006, DOI 10.1007/S.
[16] Crowder T. R., Erwin V. J. Numerical simulations of fluid pressure in the human eye. www.clemson.edu/ces/mat.
[17] Heys J. J., Barocas V. H., Taravella M. J. Modeling passive mechanical interaction between aqueous humor and iris. J Biomech Eng. 2001, 123(6), 540–547.
[18] Johnson M., Ethier R. et al. The flow of aqueous humor through micro-porous filters. Invest Ophthalmol Vis Sci. 1986, (27), 92–97.
[19] Caprioli J. The ciliary epithelia and Aqueous humor. In: Adler's Physiology of the Eye, Clinical application. Hart W. M. (ed.). Mosby Year Book, St. Louis, 1992, 228–247.
[20] Smith J. L. The Pursuit of Noninvasive Glucose: "Hunting the Deceitful Turkey." Copyright 2006 by John L. Smith (data on file).
[21] Engelhardt K. Praktikabilitätsstudie zur optisch nicht-invasiven Blutzuckermessung. Oktober 1998. CSEM Centre Suisse d'Electronique et de Microtechnique, 8000 Zürich (data on file).
[22] Bill A., Bárány E. H., Gross facility, facility of conventional routes, and pseudofacility of aqueous humor outflow in the cynomolgus monkey. The reduction in aqueous humor formation rate caused by moderate increments in intraocular pressure. Arch Ophthalmol. 1966, 75(5), 665–673.
[23] Johnstone M., Jamil A., Martin E. Aqueous veins and Open Angle Glaucoma. Ch. 7, 65–78. In: Samples J. R., Schaknow P. M. The Glaucoma Book. Springer, New York, 2010.
[24] Leplat G. Archimède Busacca. Bull Soc Belge Ophtalmol. 1971, (158) 395–396.
[25] Maurice D. M. The use of fluorescein in ophthalmological research. Invest Ophthalmol. 1967, 6(5), 464–477.
[26] Maurice D. M. The von Sallmann lecture 1996. An ophthalmological explanation of the REM. Exp Eye Res. 1998, 66(2), 139–145.
[27] Goldmann H. Out-flow pressure, minute volume and resistance of the anterior chamber flow in man. Doc Ophthalmol. 1951, (5–6), 278–356.
[28] Bárány E. H., The influence of intraocular pressure on the rate of drainage of aqueous humor stabilization of intraocular pressure or aqueous flow. Br J Ophthalmol. 1946, (12), 160–176.
[29] Bárány E. H. Topical epinephrine effects on true outflow resistance and pseudofacility in vervet monkeys studied by a new anterior chamber perfusion technique. Invest Ophthalmology. 1968, 7(1), 88–104.
[30] Brubaker R. F., Kupfer C. Determination of Pseudofacility in the eye of the Rhesus monkey. Arch Ophthalmol. 1966, (75), 693–697.
[31] Bill A. The albumin exchange in the rabbit eye. Acta physiol scand. 1964, (60), 18–29.
[32] Kupfer C. Pseudofacility in the human eye. Tr Am Ophth Soc. 1971, (69), 383–396.
[33] Brubaker R. F. Computer-assisted instruction of current concepts in aqueous humor dynamics. Am J Ophthalmol. 1976, 82(1), 59–63.
[34] Moses R. Pseudofacility. Where did it go? Arch Ophthalmol. 1985, 103(11), 1653–1655.
[35] Friedenwald J. S., Pierce H. F. Circulation of the aqueous I rate of flow. Arch Ophthal. 1932, (7), 538–557.
[36] Drouyer E., Dkhissi-Benyahya O., Chiquet C. et al. Glaucoma alters the circadian timing system. PLos ONE. 2008, 3(12) e3931.
[37] Nau C. B., Malihi M., McLaren J. W., Hodge D. O., Sit A. J. Circadian variation of aqueous humor dynamics in older healthy adults. Invest Ophthalmol Vis Sci. 2013, 54(12), 7623–7629.

[38] Selbach M. J., Gottanka J., Wittmann M., Lütjen-Drekoll E. Efferent and afferent Innervation of primate trabecular Meshwork and scleral spur. Invest Ophthalmol Vis Sci. 2000, (41), 2184–2191.
[39] Samuels B. C., Hammes N. M. et al. Dorsomedial/perifornical hypothalamic stimulation increases intraocular pressure, intracranial pressure and the translaminar pressure gradient. Invest Ophthalmol Vis Sci. 2012, 53(11), 7328–7335.
[40] Davson H. The physiology of the eye. 3rd edition. Churchill Livingstone, London, 1972.
[41] Lebensohn J. André Magitot. Am J Ophthalmology. 1959, 47(6), 895–896.
[42] Chiquet C., Denis P. Bases neuro-anatomiques et physiologiques des variations de la pression intra-oculaire. J Fr Ophtalmol. 2004, 27(2), 2S11–12S18.
[43] Cohen A. Steroid induced glaucoma – Basic and clinical concept. Sh. Rumelt (ed.) 2011. www.intechopen.com.
[44] Stamer W. D., Lei Y., Boussomier Calleja A., Overby D. R. Ethier C. R. eNOS, a pressure dependent regulator of intraocular pressure. Invest Ophthalmol Vis Sci. 2011, 52(13), 9438–9444.
[45] Niesel P., Konstas P. Versuche zur Registrierung von Veränderungen der Aderhautdurchblutung bei Kaninchen. Ber Deutsche Ophthalmol Ges. 1959, (62), 150–160.
[46] Niesel P. Zur Frage der nervösen Beeinflussung der Aderhautdurchblutung. Ber Deutsche Ophthalmol Ges. 1962, (64), 86–105.
[47] Bernasconi P., Messmer E., Bernasconi A., Thölen A. Assessment of the sympatho-vagal interaction in central serous chorioretinopathy measured by power spectral analysis of heart beat variability. Graefe's Arch Clin Exp Ophthalmol. 1998, 236(8), 571–576.
[48] Hashemi M., Falavajoni K. G., Gordit A. Anterior segment study with the Pentacam Scheimpflug Camera in refractive surgery candidates. Middle East Afr J Ophthalmol. 2013, 20(3), 212–216.
[49] Amsler M., Huber A. Technisches und Prinzipielles zu unserem Fluorescein-Test. Ophthalmologica. 1951, 121, 130–137.
[50] Goldmann H. A new slit lamp fluorometer. Ophthalmologica. 1952, Apr–May, 123(4–5), 277–280.
[51] Langham M. E. A new procedure for the analysis of intra-ocular dynamics in human subjects. Exp Eye Res. 1963, 2, 314–324.
[52] Hughes L., Maurice D. M. A fresh look at iontophoresis. Arch Ophthalmol. 1984, 102(12), 1825–1829.
[53] Wachsmuth E. D. Transcorneal diffusion of dyes: 2-nitrophenyl-acetate in vivo. K 125.507, Novartis AG, Basel, 1994 (data on file).
[54] Albach C., Wachsmuth E. D., Velte C., Dekker P., Robert Y. Über die drucksenkende Wirkung von Latanoprost 0,005 %. Klein Monatsbl Augenheilk. 1998, 212, 268–269.
[55] Hongyu Y., Hongfang S., Xi M., Lin L., Xineng F., Mindi Z., Zhicheng L. Experimental research on intraocular aqueous flow by PIV method. BioMedical Engeneering Online. 2013, 12, 108–116.
[56] Weigelin E., Lobstein A. Ophthalmoldynamometrie. Karger, Basel, 1962.
[57] Steppan J., Barodka V., Berkowitz D. E., Nyhan D. Vascular stiffness and increased pulse pressure in the aging cardiovascular system. Cardiology research and practice. 2011, doi: 10.4061/2011/263585.
[58] Williamson T. H., Harris A. Ocular blood flow measurement. Br J Ophthaolmol. 1994, 78, 939–945.
[59] Orssengo G. J., Pye D. C. Determination of the true intraocular Pressure and Modulus of Elasticity of the human Cornea in vivo. Bulletin of mathematical Biology. 1999, 61, 551–572.
[60] Pierscionek B. K., Asejczyk-Widlicka M., Schachar R. A. The effect of changing intraocular presssure on the corneal and scleral curvatures in the fresh porcine eye. Br J Ophthalmol. 2007, 91, 801–803.

[61] Satoko N., Masahiro Y. et al. Anisotropic alteration of scleral birefringence to uniaxial mechanical strain plosone. 2013, 3(8) 1–6.
[62] Braunsmann C., Hammer C. M., Rheinlaender J., Kruse F. E., Schäffer T. E., Schlötzer-Schrehardt U. Evaluation of lamina cribrosa and peripapillary sclera stiffness in pseudoexfoliation and normal eyes by atomic force microscopy. Invest Ophthalmol Vis Sci. 2012, 53, 2960–2967.
[63] Hamilton K. E., Pye D. C. Young's modulus in normal corneas and the effect on applanation tonometry. Optom Vis Sci. 2008, 85(6), 445–450.
[64] Liu J., Roberts C. J. Influence of corneal biomechanical properties on intraocular pressure measurement: quantitative analysis. J Cataract Refract Surg. 2005, 31(1), 146–155.
[65] Last J. A., Pan T., Ding Y. et al. Elastic modulus determination of normal and glaucomatous human trabecular meshwork. Invest Ophthalmol Vis Sci. 2011, 52, 2147–2152.
[66] Russell P., Johnson M. Elastic Modulus Determination of Normal and glaucomatous human trabecular meshwork. Invest Ophthalmol Vis Sci. 2012, 53, 117, doi: 10.1167/1045.11-9314.

## Hirndruck

[67] Czosnyka M., Pickard J. D. Monitoring and interpretation of intracranial pressure. J Neurol Neurosurg Psychiatry. 2004, 75, 813–821.
[68] Hill L., Gwinnutt C. Cerebral blood flow and intracranial Pressure. In: Cerebral Physiology II. www.frca.co.uk/Documents/011007Cerebral%20Physiology%2011.pdf.
[69] Gaab M. R., Heissler H. E. ICP monitoring. Crit Rev Biomed Eng. 1984, 11(3), 189–250.
[70] Naqvi J., Kok Hooi, Gosh J. et al. Transcranial Doppler Ultrasound. A review of the physical principles and major application in critical care. Int J Vasc Med. 2013, 629378.
[71] Silverman C. A., Linstrom C. J. How to measure cerebrospinal fluid pressure invasively and noninvasively. J Glaucoma. 2013, Jun–Jul, 22(5), S26–S28.
[72] Geeraerts T. Noninvasive surrogates of intracranial pressure: another piece added with magnetic resonance imaging of the cerebrospinal fluid thickness surrounding the optic nerve. Crit Care. 2013, Sep 20, 17(5), 187.
[73] Launey Y., Nesseler N., Le Maguet P., Malïédant Y., Seguin P. Effect of Osmotherapy on optic nerve sheath diameter in patients with increased intracranial pressure. J Neurotrauma. 2014, 15, 31(10), 984–988.
[74] Kukán F. Ergebnisse der Blutdruckmessungen mit einem neuen Ophthalmodynamometer. Z für Augenheilk. 1936, 90, 166–191.
[75] Streiff E. B., Monnier M. Der retinale Blutdruck im gesunden und kranken Organismus. Springer-Verlag, Wien, 1946.
[76] Morgan W. H., Yu D. Y., Cooper R. L., Alder V. A., Cringle S. J., Constable I. J. The influence of cerebrospinal fluid pressure on the lamina cribrosa tissue pressure gradient. Invest Ophthalmol Vis Sci. 1995, 36, 1163–1172.
[77] Morgan W. H., Lind C. R. P., Kain S. et al. Retinal vein Pulsation is in phase with intracranial pressure and not intraocular pressure. Invest Ophthalmol Vis Sci. 2012, 53(8), 4676–4681.
[78] Morgan W., Lind C., Kain S. Author response: Retinal vein Pulsation is in phase with intracranial pressure and not intraocular pressure. Invest Ophthalmol Vis Sci. 2012, 53, 6680.
[79] Niesel P. Ophthalmodynamometrie. In: Straub W. Ophthalmologische Untersuchungsmethoden. Band I. Ferdinand Enke Verlag, Stuttgart, 1972.
[80] Hayreh S. S. Can intracranial pressure be measured non-invasively? The Lancet. 1998, Feb 14, 351, 524–525.
[81] Brinker Th., Stopa E., Morrison J., Klinge P. A new look at cerebrospinal fluid circulation. http://www.fluidsbarrierscns.com/content/11/1/10.

# 3 Klinik des Augeninnendrucks

## 3.1 Normaler Augeninnendruck

Der Augeninnendruck wird in mm Hg angegeben. 1 mm Hg (nicht SI-konform) entspricht ca. 133,3 Pa (SI-konform). Der 1978 von der Conférence générale des poids et mesures (CGPM) beschlossene Wechsel der Einheit des Druckes von mm Hg auf Pascal ist für den medizinischen Bereich bis heute nicht vollzogen. Drucke in Körperflüssigkeiten dürfen weiterhin in mm Hg angegeben werden. Die Spanne des Augeninnendrucks bewegt sich zwischen 0 und ca. 60 mm Hg. Dieser Höchstwert wird bei einer Blockade des Abflusses erreicht, wenn der Ziliarkörper komprimiert wird und die Kammerwasserproduktion stillsteht.

### 3.1.1 Statische Messung

Zahlenwerte für den Augeninnendruck sind direkt abhängig von der verwendeten Technologie. Nach Einführung der ersten Tonometer angegebene Werte sind heute ohne Hintergrundinformation nicht mehr verständlich. So reden Dor [1] und Pflüger [2] um 1880 von 30 bis 40 mm Hg, und Nagel [3] bezieht sich 1905 auf Maklakoff und zitiert 30 mm Hg als normal. Erst Bailliart, der systematisch das Tonometer von Schiøtz benutzt, gibt 1917 18 mm Hg als normal an [4].

Einen „normalen“ Augeninnendruck gibt es nicht. Korrekt ist: In einer Bevölkerung von Gesunden mit Normalverteilung liegt der am häufigsten gefundene Wert zwischen 15 und 16 mm Hg.

In den 50er Jahren durchgeführte großangelegte Studien, z. B. von Leydhecker 1958 an 19 993 Augen, ergeben einen mittleren Druck von $p_m = 15{,}97$ mm Hg mit einer Standardabweichung $\sigma = 2{,}57$ [5]. Der Mittelwert und zwei Standardabweichungen ergeben eine Spanne von 10.8 bis 22,11 mm Hg. Diese Spanne umfasst 95,45 % der Population. Diese Werte werden mit einem Impressionstonometer gemessen. Goldmann und Schmidt finden 1957 [6] mit ihrem Applanationstonometer den Mittelwert von 15,5 mm Hg, $\sigma = 2{,}52$. Den Bereich der normalen Spanne legen sie auf 15,4 bis 22,0 mm Hg fest. Armaly [7] wiederholt 1965 die Untersuchung an 2394 Augen und findet mit Applanationstonometrie einen Mittelwert $p_m = 15{,}61$ mm Hg. Zwei Standardabweichungen eingeschlossen ergibt sich eine Spanne von 10–22 mm Hg. Die Verteilung der Werte entspricht einer Poissonverteilung. Berücksichtigt sind Messungen an Personen ab dem 18. Lebensjahr. Alle drei Male erfolgen die Messungen ohne Berücksichtigung der Pulsamplitude. Goldmann ist sich dieses Mangels bewusst, er schlägt vor: „*il faut mesurer trois fois et prendre la moyenne*“. Kleinkinder haben einen deutlich tieferen Druck.

### 3.1.2 Kontinuierliche Messung

Erst die Messung über die Zeit offenbart den wahren Charakter des Druckes (siehe Abb. 3.1). Es handelt sich um eine Oszillation, mit mehreren Überlagerungen, welche ihre Ursache in periodischen physiologischen Schwankungen, hauptsächlich des Kreislaufes und der Atmung, hat. Die pulsatorischen und respiratorischen Schwankungen können als Kurzzeitfluktuation, die Übrigen als Langzeitfluktuation bezeichnet werden.

Pulsation betrifft immer das ganze Auge. Sie beinhaltet drei Teilgrößen, das Volumen, den Druck und die Geschwindigkeit. Die strikte Trennung der drei Größen ist nicht einfach. Mit geeigneter Messmethodik lassen sich die beiden Ersteren an der Hornhaut messen. Am Fundus kann Pulsation als Volumen und als Geschwindigkeit quantifiziert werden. Der Venenpuls (siehe auch Pulsanalyse) am Fundus ist ein Volumenpuls und in einem bis zwei Drittel der Fälle direkt sichtbar.

Subjektiv wird Pulsation, außer in bestimmten Ausnahmen, wie bei sehr tiefem Blutdruck, nicht wahrgenommen.

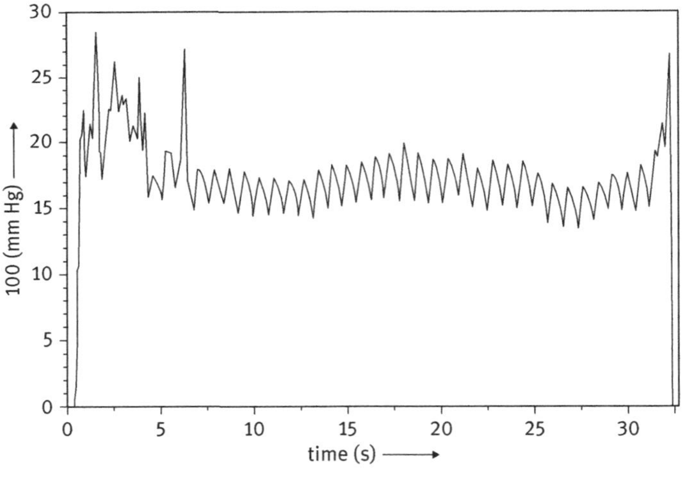


**Abb. 3.1:** Verlauf des IOP bei einem jungen (aufgeregten?) Gesunden über eine Dauer von 20 s. Gut erkennbar sind die pulsatorischen, weniger gut die respiratorischen Schwankungen. $v$ = 72–84/min. Die Amplituden sind aus technischen Gründen überhöht (siehe Text) und deshalb nicht für absolut zu nehmen. Quelle: Autor.

## 3.2 Allgemeine Faktoren zur Beeinflussung des Drucks

### 3.2.1 Alter und Geschlecht

Bei Frauen soll der Druck leicht höher sein, als bei Männern [8]. Bei der bekannten Spanne von 10–22 mm Hg für Normalität ist dieser Umstand im Einzelfall bedeutungslos. Im Alter erfolgt eine leichte, klinisch nicht verwertbare Zunahme der Differenz [8]. Die Angaben zu Normalwerten bei Kindern sind widersprüchlich, was nicht verwundert, da die Messung bei Kindern fast immer eine artifizielle Situation darstellt. Entweder muss man in Allgemeinnarkose untersuchen, dann ist der Einfluss der Anästhesie zwingend im Spiel, oder man versucht im Wachzustand zu messen, was in Bezug auf Kooperation und Anspannung ebenfalls aussergewöhnlich ist (siehe auch Kapitel 3.2.3). Am deutlichsten zeigt sich das Dilemma bei der Frage, ob mit zunehmendem Alter des Kindes auch eine Zunahme des Druckes zu beobachten sei [9]. Eisenberg und Kollegen [10] können zeigen, dass diese Frage je nach benutztem Instrument verschieden beantwortet werden muss. Mit der Goldmann-Tonometrie ergibt sich ein altersabhängiger Anstieg nach der Formel: $P = 0{,}71 \cdot \text{Alter} + 10$. Mit dem Pneumotonometer nach Langham zeigt sich keine Altersabhängigkeit. Beim Abgleich der Applanation mit der manometrischen Messung zeigt sich jedoch eine Ungenauigkeit der Applanation, die umgekehrt zum Alter zunimmt. Eine solche Abhängigkeit ergibt sich bei der Pneumotonometrie nicht. Verallgemeinernd kann man sagen, dass bei kleinen Kindern der Augeninnendruck tief sein sollte.

### 3.2.2 Kreislauf

#### 3.2.2.1 Arterieller Schenkel

Die Ligatur der A. Carotis senkt auf der gleichen Seite den Augeninnendruck um bis zu 30 %. Dieser Umstand wurde früher ausgenutzt, um beim Versuchstier den Augeninnendruck ohne Eingriff am Auge zu manipulieren. Auf die Kammerwasserzirkulation hat das Manöver keinen entscheidenenden Einfluss [11]. Eine schleichende Verschlechterung der Perfusion (Carotisstenose) ruft Kompensationsmechanismen hervor, so dass sich erst im Spätstadium, z. B. bei Bulbusischaemie (venous stasis retinopathy) eine Drucksenkung einstellt, also wenn der Metabolismus des Ziliarkörpers Schaden genommen hat.

#### 3.2.2.2 Augeninnendruck und systemischer Blutdruck

In der Klinik bildet die Messung des Oberarmblutdrucks die Referenz zur Kenntnis des allgemeinen Blutdrucks. In Bezug auf den Augeninnendruck geschieht die Verknüpfung zum Blutdruck über das Gefäßsystem des Ziliarkörpers. Dieser produziert das Kammerwasser. Es ist logisch, dass zur korrekten Perfusion des Ziliarkörpers ein gewisser systemischer Blutdruck aufrecht erhalten sein muss. Trotz unzähliger Studien besteht im Alltag aber keine eindeutige Korrelation zwischen Augeninnendruck und Blutdruck. Diese Tatsache ist zu unterscheiden von der Tatsache, dass sehr wohl ein Zusammenhang besteht zwischen Blutdruck und dem Zustand des Gefäßsystems im Auge. Gegenüber dem Patienten muss dieser Umstand mitunter erklärt werden.

Wird umgekehrt das Auge mithilfe der Steuerung seines Druckes als Manschette um das Blutgefäß benutzt, lässt sich eine direkte Beziehung zwischen Augeninnendruck und Blutdruck der A. Ophthalmica herleiten. Dieses Gebiet wird im Kapitel Ophthalmodynamometrie näher besprochen. Einige indirekte Hinweise auf eine Störung des Blutdrucks im Gehirnkreislauf haben sich aus diesen Erkenntnissen herleiten lassen. Hierunter gehört eine auffallend hohe Seitendifferenz des Augeninnendrucks und der Pulswelle des Auges. Weiter zählt dazu das „Ablöschen" (wipe-out) des Bildes vor dem Auge, wenn dieses mit dem Finger von unten her sachte gedrückt wird. In einem solchen Falle muss von einer Minderperfusion im Orbitakreislauf ausgegangen werden. Nicht zuletzt sei auch die Auskultation der Orbita über dem geschlossenen Lid empfohlen. Hört man ein pulssynchrones Strömungsgeräusch, so liegt mit Sicherheit eine Störung vor.

#### 3.2.2.3 Venöser Schenkel

Der episklerale Venendruck $P_{ev}$ ist die entscheidende Größe. Er ist linear korreliert zum Jugularvenendruck. Er fließt direkt in die Formel für den Augeninnendruck ein. Körperliche Anstrengung mit Erniedrigung des intrathorakalen Druckes senkt den Augeninnendruck via Senkung des $P_{ev}$. Umgekehrt ist das Glaukomrisiko bei gewissen Leiden mit eingeschränkter pulmonaler Compliance, wie Schlaf-Apnoe-Syndrom oder Rechtsherzinsuffizienz, zum Teil auf diesen Mechanismus zurückzuführen. Der Venendruck spielt zudem bei gewissen Berufen eine Rolle, zum Beispiel bei Blasmusikern [12]. Auch bei korrekter Blastechnik kann es zu einer deutlichen Steigerung des Jugularvenendrucks und damit $P_{ev}$ kommen, was zu einem messbaren Anstieg des Augeninnendrucks führt. Patienten dieser Berufsgruppe verdienen die sorgfältige Untersuchung auf Glaukom. Der Abfluss aus der Aderhaut geht über die Venae vorticosae. Er spielt bei der Diskussion von Pulsphaenomenen eine Rolle (siehe Kapitel 5).

### 3.2.3 Narkose

Die für das Auge eigentlich riskante Phase der Narkose ist die Einleitung. Zu diesem Zeitpunkt muss der Anaesthesist volle Bewegungsfreiheit über dem Gesicht des Patienten haben, um die sichere Durchführung der Narkose gewährleisten zu können, so dass nicht gleichzeitig Messungen am Auge vorgenommen werden können. Aus diesem Grund sind die Kenntnisse bezüglich des Augeninnendrucks bei der Narkoseeinleitung limitiert.

#### 3.2.3.1 Intravenöse Anaesthetica

Propofol hat keine vagolytischen Eigenschaften, führt aber zu einer Hypotension. Da es vornehmlich zur Einleitung einer Narkose gegeben wird, ist sein Einsatz kurz und damit sein Einfluss auf den Augeninnendruck gering. Ketamin, welches sowohl intramuskulär, als auch intravenös gegeben wird, bewirkt eine „Bulbusunruhe". Es scheint nicht sicher zu einer Erhöhung des Augeninnendrucks zu führen, auch wenn berichtet wird, dass es den Liquordruck erhöht. Bei der einfachen Untersuchung in Narkose, zum Beispiel beim congenitalen Glaukom, entspricht der unter Ketamin gemessene Druck am ehesten dem Druck im Wachzustand [13].

#### 3.2.3.2 Inhalationsanaesthetica

Von den Fluranen wird häufig Sevofluran angewandt, da es keinen unangenehmen Geschmack hat und deshalb auch zur Einleitung einer Narkose verwendet werden kann. Sevoflurane senkt den Augeninnendruck, was es für Operationen am Auge geeignet macht. Zur Verlaufsbeobachtung von angeborenem Glaukom ist es weniger geeignet. Noch schlechter in dieser Beziehung ist das früher oft verwendete Halothan [14]. Es führt zu einer ausgeprägten Drucksenkung, was die korrekte Beurteilung unmöglich macht. Halothan hat die interessante Eigenschaft, die Autoregulation der Gehirngefäße zu blockieren. Vergleiche mit Messungen am Papillenkreislauf bei Narkose unter Halothan und unter $N_2O/O_2$ zeigen, dass sich die Papillengefäße unter den verschiedenen Narkosearten gleich verhalten wie die Gehirngefäße [15].

#### 3.2.3.3 Muskelrelaxantien

Für die Ophthalmologie bedeutsam sind die Muskelrelaxantien vom peripher depolarisierenden Typ. Suxamethonium-Chlorid wird bei der Intubation eingesetzt. Es führt im Moment des Wirkungseintrittes zu Faszikulationen und erhöht damit den Augeninnendruck. Bei offenen Bulbusverletzungen ist Vorsicht geboten. Cholinesterasehemmer und Betablocker, auch okulär applizierte, verlängern seine Wirkungsdauer. Von den nicht depolarisierend wirkenden Relaxantien ist Mivacron erwähnenswert, da Patienten mit Myasthenia gravis und anderen neuromuskulären Störungen eine erhöhte Sensitivität aufweisen können.

### 3.2.4 Körperlage und Venendruck

Der häufigste Lagewechsel findet vom Sitzen zum Liegen und umgekehrt statt. Im Liegen ist der Druck höher, als im Sitzen oder Stehen, erklärt durch den Anstieg des episkleralen Druckes. Beim Lagewechsel werden Druckänderungen von 2,5 bis 3 mm Hg gemessen [16]. Beträgt der Augeninnendruck sitzend 15 mm Hg, so kann er beim Kopfstand bis zu 28 mm Hg erreichen. Ein längeres Verweilen in dieser Körperposition, z. B. bei Yoga, kann die Entstehung von Glaukom begünstigen. Wir haben gesehen, dass die Verknüpfung von Jugularvenendruck und Augeninnendruck unter pathologischen Umständen, wie bei Rechtsherzinsuffizienz gefährlich werden kann. Im Alltag kann die gleiche Wirkung, wenn auch schwächer, beim Tragen einer Kleidung mit engem Halskragen oder eng gebundener Krawatte auftreten. Aus diesem Grund empfiehlt Goldmann, vor der Tonometrie beim Patienten den Halskragen zu lockern. Nur dann würde man den „richtigen" Druck messen. Ist man jedoch, z. B. aus beruflichen Gründen, gezwungen, den ganzen Tag die Krawatte zu tragen, entspricht es eher der Realität, in diesem Zustande zu messen als nach Lockerung des Kragens. In neuerer Zeit bekommt dieser Umstand vermehrte Wichtigkeit durch die Entwicklung minimal-invasiver Methoden der Bauchchirurgie. Alon et al. [17, 18] untersuchen den Augeninnendruck bei minimal-invasiven Eingriffen an gynäkologischen Patientinnen. Bei diesen Eingriffen wird das Abdomen mit Gas gefüllt. Im Verlaufe der Operation wird der Körper gegenüber der Horizontalen verkippt, was zur Folge hat, dass der zentralvenöse Druck schwankt. In Kopftieflage (Trendelenburg) steigt er an, ist der Kopf höher als das Herz, sinkt er. Genau dasselbe können die Autoren für den Augeninnendruck belegen. Der zentralvenöse Druck, via Jugularvenendruck und episkleralen Druck, beeinflusst den Augeninnendruck linear. In neuerer Zeit erscheinen auch Berichte über Visusverlust nach proktologischen Operationen. Die korrekte Vorbereitung für proktologische und rektologische Eingriffe erfordert eine Lagerung, die für das Auge zur Belastung wird, was zum post-operativen Visusverlust führen kann. Die Überprüfung mittels Tonometrie erbringt eindeutig den Nachweis einer Drucksteigerung bei solchen Eingriffen [19].

### 3.2.5 Körperliche Aktivität

Körperliche Aktivität im Sinne von Sport führt, bei leichter bis mäßiger Anstrengung, zu einer Senkung des intrathorakalen Druckes und damit des Jugularvenendrucks. Bei starker Anstrengung kommt eine Erhöhung des sympathischen Tonus dazu, was den Effekt auf den Druck im Einzelfall schwer vorhersagbar macht.

### 3.2.6 Gewebeturgor

Ausdauersport, Hunger und Durst bewirken eine Exsikkose, also den Verlust von Körperwasser. Das Orbitavolumen und das intraokulare Volumen verringern sich, der Augeninnendruck sinkt. In der dritten Welt ist die Palpation der Augen ein erprobtes Mittel, das Ausmaß eines Marasmus festzustellen.

### 3.2.7 Tageszeit

Die circadiane Rhythmik des Augeninnendrucks wird vom Nucleus suprachiasmaticus über den Blutspiegel des Cortisols auf den Glucocorticoid-Rezeptor gesteuert [20]. Klinisch von Interesse sind ein möglicher Spitzenwert im gemessenen Zeitabschnitt, sowie die Fluktuation. Erfahrungsgemäß ist der Druck um 6 Uhr morgens, im Liegen, am höchsten. Eine zweite, kleinere Spitze ist um 11 Uhr vormittags feststellbar. Nachmittags ist der Druck eher tief, auch abends. Am tiefsten ist er gegen 2 Uhr in der Nacht. In der Ära der stationären Medizin suchte man bei den Patienten die sogenannte Druckspitze im Verlaufe der Tagesdruckkurve zu erfassen. Man sollte den Druck 4–5mal pro Tag messen, nachts im Bett mit einem Schiøtz- oder einem anderen handgehaltenen Tonometer, tagsüber an der Spaltlampe mit einem Applanationstonometer. Häufigere Messungen bringen erfahrungsgemäß keinen Zusatznutzen. Wenn der Unterschied von 6 Uhr früh im Bett (liegend) zu 8 Uhr an der Spaltlampe mehr als 4 mm beträgt, ist der Befund als verdächtig anzusehen. Zum Abgleich der zwei Instrumente führt man korrekterweise an jedem Patienten bei Messbeginn die Differentialtonometrie durch (siehe S. 110–111). Beim Liegen steigen der episklerale Venendruck und damit auch der Augeninnendruck. Im Schlaf kommt ein Absinken des mittleren Blutdrucks hinzu, was rechnerisch eine Reduktion des Perfusionsdrucks ergibt. Dieser reduzierte Perfusionsdruck bei möglicherweise erhöhtem Augeninnendruck sollte aber nicht zu voreiligen Schlüssen verleiten. Der Schlaf im Liegen ist nicht nur ein physiologischer Zustand, sondern gleichzeitig eine Phase mit deutlich reduziertem Stoffwechselbedarf. Die derzeitige Methode mit dem Wecken des Probanden alle paar Stunden gibt wegen des Stresses beim Aufwachen widersprüchliche Resultate. Erst die automatische Messung des Augeninnendrucks während der Nacht wird hier wohl Klärung bringen. In neuerer Zeit gewonnene Erkenntnisse aus dem Schlaflabor haben jedoch zu einem besseren Verständnis des Schlaf-Apnoe-Syndroms geführt. Als Ersatz für die Messung frühmorgens kann eine Messung in der Praxis, nachdem der Patient 30 Minuten flach gelegen hat, erfolgen. Sie hat den Vorteil, dass die Unwägbarkeiten durch den Schlaf und den Stress beim Aufwachen wegfallen.

### 3.2.8 Zeit allgemein

Schwankungen des Augeninnendrucks über die Zeit sind etwas völlig Normales. Die grundsätzliche Schwierigkeit besteht in der Unterscheidung natürlicher von gefährlichen Schwankungen. Wir wissen nicht, ob und in welcher Art sich über die Jahre hinweg Druckspitzen zu einer Gefahr für den N. opticus aufaddieren. Wenn über 24 h während 3 h lang 30 mm Hg, 7 h lang 26 mm Hg und 14 h lang 22 mm Hg herrschen, so gibt das im Mittel den Wert von 24,2 mm Hg. Wenn über 24h während 10 h lang 27 mm Hg, 10 h lang 24 mm Hg, 3 h lang 18 mm Hg und 1 h lang 16 mm Hg herrschen, so gibt das ebenfalls 24,2 mm Hg. Welcher Verlauf ist nun der Schädlichere? (Goldmann, persönliche Mitteilung) Mit diesem theoretischen Beispiel offenbart sich die Unzulänglichkeit der punktuellen Messung.

### 3.2.9 Schwangerschaft

Bei Schwangerschaft misst man eine dickere Hornhaut als normal, trotzdem einen niedrigeren Druck. Möglicherweise spielt der Progesteron-Spiegel im Blut eine Rolle, welcher den Gewebeturgor beeinflusst und damit zur Drucksenkung führt. Es besteht in Fachkreisen Uneinigkeit, ob man ein Glaukom während der Schwangerschaft behandeln soll oder nicht. Wichtig ist wohl, das erste Trimester möglichst ohne Medikamente zu überbrücken. Wenn man schon Medikamente geben muss, so sollten es Beta-Blocker sein, auf keinen Fall Carboanhydrasehemmer, welche durch die Azidose eine Hyperkapnie bewirken. In gefährlichen Situationen, also bei einem spät-congenitalen Glaukom, welches zu entgleisen droht, kann die Argonlasertrabekuloplastik oder eine vergleichbare Lasertherapie eine Alternative sein. Sie muss ja nur für den begrenzten Zeitraum der Schwangerschaft wirken.

## 3.3 Lokale Faktoren

### 3.3.1 Muskeltonus

#### 3.3.1.1 Extraokular

Die Zuglinie der vier geraden Augenmuskeln vom Ursprung in der Orbitaspitze bis zum Ansatz führt zu einer Kompression des Bulbus auf der Höhe des Aequators. Widerstand gegen die Augenbewegungen steigert den Druck. Gutes Beispiel dafür ist die endokrine Orbitopathie. Da der M. rectus inferior zuerst und am stärksten betroffen ist, ist bei Messung bei Horizontalblick ein „erhöhter" Druck möglich. Man sollte bei entsprechendem Verdacht in verschiedenen Blickrichtungen messen. Als Gegenbeispiel gilt die Myasthenia gravis. Bei ihr sind die durch Blickrichtungswechsel ausgelösten Druckschwankungen sehr klein. Duke-Elder [21] führt in den 30er

Jahren des 20. Jhd. ausgedehnte Untersuchungen zu dieser Frage durch. Bei den extraokularen Muskeln findet er bei anästhesierten Hunden beim Blinzeln einen Druckansteig von bis zu 5 mm Hg. Stimuliert er den N. Facialis im Foramen stylomastoideum, was zu einem kräftigen Kneifreflex führt, so findet er einen Druckanstieg von 20 mm Hg und mehr. Umgekehrt, bei der Paralyse der vier geraden Muskeln kommt es zu einem Druckabfall von gut 10 mm Hg. Die heutigen Kenntnisse decken sich mit seinen Befunden [22]. Coleman stellt beim Menschen eine eindeutige Druckzunahme bei der Konvergenz fest. Er macht sich, gestützt auf diese Ergebnisse, bei bulbuseröffnenden Eingriffen stark für die Blockade des N. Facialis und das Setzen eines Retrobulbärblocks. Ist dies nicht möglich, so sollte man zumindest den M. rectus superior gezielt schwächen. Mit heutigen Methoden kann der Druck während der Konvergenz schlecht geprüft werden. Manometrische Messungen in Einzelfällen zeigen einen leichten Druckanstieg.

#### 3.3.1.2 Intraokular

Zu Beginn der tonometrischen Ära um 1860 wird die Frage nach der Wirkung von Konvergenz und Akkomodation auf den Augeninnendruck ausgiebig diskutiert. Man glaubt heute zu wissen, dass die Spannung der intraokulären Muskeln per se die Messung nicht stark beeinflusst.

### 3.3.2 Liddruck

Der Liddruck beeinflusst die Form und damit die Brechkraft der Cornea. Bei tiefen Drucken, wie im Rahmen einer postoperativen Phase, führt er damit zum Visusabfall. Messungen der Lidkraft sind, soweit bekannt, nur im Hinblick auf die Lidform bei plastischen Eingriffen durchgeführt worden [23]. Ob ein kausaler Zusammenhang zwischen dem physiologischen Astigmatismus rectus und dem Druck des Oberlides auf die obere Hornhaut besteht, ist nicht eindeutig geklärt, erscheint jedoch plausibel. Wenn jedoch der Liddruck unter bestimmten Umständen die Cornea so verformen kann, dass durch deren „Knickung“ ein prismatischer Effekt mit monokularen vertikalen Doppelbildern entsteht, ist dies der Beweis für einen Einfluss des Lides auf den Augeninnendruck [24].

Bei der Messung des Augeninnendrucks ist darauf zu achten, dass das Lid nicht eine Zusatzkraft auf das Instrument ausübt. Dies führt zu falschen Messergebnissen. Für das Applanationstonometer wurde seiner Zeit eigens die Hülse des Makulaglases ohne Zentralglas angeboten, mit welcher das Augenlid ohne Kraft für die Messung offen gehalten werden konnte.

### 3.3.3 Physiologie der Hornhaut

#### 3.3.3.1 Rigidität und *E*-Modul

Siehe unter Bulbuswand.

#### 3.3.3.2 Hornhautdicke

Die Hornhautdicke wirkt sich indirekt auf den Druck aus. Lange Zeit wird ihr Einfluss wenig beachtet, nach ihrer „Wiederentdeckung“ in Zusammenhang mit der Neubeurteilung der OHT [25] schwillt die Literatur ins schier Unermessliche an [26]. Ihre Messung ist nur beschränkt aussagekräftig, da Dicke nicht stellvertretend für mechanische Eigenschaften der Cornea genommen werden kann. Die Normalverteilung der Hornhautdicke ist 530 ± 29 µ, optisch gemessen. Akustisch gemessen wird sie mit 544 ± 34 µ angegeben. Goldmann nimmt bei der Entwicklung seines Applanationstonometers einen Mittelwert von 520 µ an. Er misst die Dicke optisch mit einer Koinzidenzmessung an der Spaltlampe. Die heutigen optischen Methoden sind allen anderen Methoden an Präzision überlegen.

**Tageszeit**

Tageszeitliche Schwankungen der Dicke sind physiologisch. Morgens ist der Wert am höchsten, im Verlaufe des Tages nimmt er ab. Insgesamt kann die Abnahme bis zu 5,8 % der ursprünglichen Dicke betragen. Dass diese Schwankung von der Feuchtigkeit der Außenluft abhängt, ist alte klinische Erfahrung. Sie relativiert die Aussagekraft der Messung.

**Alter**

Bei kleinen Kindern nimmt die Dicke bis etwa zum achten Lebensjahr zu, dann hat sie ihr definitives Maß erreicht [27].

**Geschlechtsverteilung**

Frauen haben eine leicht geringere Dicke. Bei der großen Streubreite hat dieser Umstand keine Bedeutung.

**Ethnie**

Menschen mit schwarzer Hautfarbe haben im Durchschnitt eine um 23 µ geringere Dicke als Kaukasier. Bei Asiaten und Latinos gibt es keinen solchen Unterschied zu den Kaukasiern.

### 3.3.4 Pathologie der Hornhaut

Ein Oedem der Hornhaut hat die Verdickung des Stroma und des Epithels zur Folge. Beide führen zu einer Verfälschung der Druckmessung. Letztere bewirkt eine Lockerung der epithelialen Barriere für hydrophile Moleküle. Dies kann gut sichtbar gemacht werden mit Fluoreszein-$Na^+$, welches unter diesen Umständen in die Vorderkammer eindringen kann.

Narben spielen insofern eine Rolle, als dass sie die mechanischen Eigenschaften der Cornea verändern. Typischerweise führen sie zu einer Versteifung des Gewebes, was sich in einem fälschlicherweise höheren Druck auswirkt. Das Umgekehrte geschieht beim Keratokonus, bei dem – neben der zentral verminderten Hornhautdicke – eine weiche Cornea vorliegt. Hier misst man mit Krafttonometern einen falsch tiefen Druck. Nach Riboflavinvernetzung wird die Steifigkeit der Hornhaut verstärkt. Romppainen [28] berichtet über Untersuchungen in vitro mit deepithelialisierten Hornhäuten vor und nach Riboflavinvernetzung. Er vergleicht die Druckmessung mit einem Manometer und gibt eine leichte Überschätzung der Druckmessung mit Konturtonometrie an. Offenbar schmiegt sich die Cornea nach Riboflavinvernetzung nicht mehr glatt in die Kurvatur des Messkopfes. Krafttonometer messen zu hoch, weil sich die Rigidität verändert hat. Insgesamt soll der Fehler lediglich 2–3 mm Hg betragen, es besteht also klinisch keine große Gefahr der Fehleinschätzung. Gkika [29] misst *in vivo* vor und nach Riboflavinvernetzung mit verschiedenen Instrumenten. Die Differenz ist marginal, offenbar schneidet die Konturtonometrie im Vergleich zu Krafttonometern aber am besten ab.

### 3.3.5 Kontaktlinse

Druckmessung über weiche Kontaktlinsen ist grundsätzlich möglich. Die Werte verzerren sich, je nach Steifigkeit der Linse. Trotzdem sollte, unabhängig von der angewandten Messmethode, die Kontaktlinse vorgängig entfernt werden. Wird bei einer Hornhautverletzung eine Verbandlinse aufgelegt, so ist im Einzelfall abzuwägen, welches Gewicht einer Druckmessung zukommen soll. Waller [30] berichtet, dass mit dem Pneumotonomgraph die Messung in normalen Augen zuverlässige Werte ergibt.

### 3.3.6 Refraktive Chirurgie

Bei LASIK bleibt die Bowman'sche Membran im Flap erhalten, sie wird aber peripher durchtrennt. Dies wirkt sich auf die mechanische Stabilität aus. Es ist mittlerweile gut dokumentiert, dass LASIK [31] eine Senkung des Augeninnendrucks vortäuscht. Bislang sind vor allem Behandlungen zur Korrektur der Myopie untersucht worden. Welches genau die Auswirkungen bei Behandlung der Hyperopie sind, ist weniger gut bekannt. Alle bisher publizierten Korrekturformeln und Algorithmen mit Einbezug der Hornhautdicke haben sich als wenig hilfreich erwiesen. Sie gehen nur von der Änderung der Hornhautdicke aus, wo doch die Änderung der mechanischen Eigenschaften das wesentliche Element bildet. Die Konturtonometrie misst als einzige Methode den Druck richtig, unabhängig von allen mechanischen Eigenschaften der Cornea [32].

### 3.3.7 Refraktion und Astigmatismus

Sie spielen eine Rolle, wenn die Messmethodik von der Rigidität abhängt, also bei der Impressionstonometrie. Bei hoher Myopie mit dünneren Hüllen und größerem Bulbusvolumen misst ein Impressionstonometer falsch tief. In Berücksichtigung der Breite des Messfehlers und der tageszeitlichen Schwankung des Druckes muss im Einzelfall entschieden werden, welche klinische Bedeutung diesem Fehler zukommen soll.

### 3.3.8 Vorderkammertiefe

Solange Flüssigkeit zwischen Hornhaut und Linse liegt, gibt es kein Problem für die Druckmessung. Im Zustand einer echten Athalamie funktioniert die Druckmessung prinzipiell nicht mehr, da mit der hinter der Cornea liegenden Linse ein Festkörper und keine Flüssigkeit mehr vorliegt. In dieser Situation muss die Palpation weiter helfen, weil sie den ganzen Augapfel erfühlt. Außerordentlich gefährlich ist die Kombination aufgehobene Vorderkammer und ansteigender Druck. Sie ist als malignes Glaukom definiert.

### 3.3.9 Linse

Die natürliche Linse erfährt mit zunehmendem Alter eine sagittale Dickenzunahme, als Folge davon nimmt die Vorderkammertiefe ab. Damit verbunden ist die Vergrößerung der Auflagefläche der Iris auf der Linsenvorderfläche, wie auf S. 15 erwähnt und deren zunehmende Bombierung durch den Druckanstieg in der Hinterkammer. Wegen der spezifischen Fließeigenschaften des Kammerwassers (siehe Kapitel 2.3.2) führt die Verengerung der Vorderkammer zu einem allmählichen Druckanstieg.

Wird die Linse operativ entfernt, so resultiert die Änderung des postoperativen Druckes in Abhängigkeit von der Operationsmethode. Bei der komplikationslosen intrakapsulären Operation zeigt sich trotz maximal tiefer Vorderkammer ein allmählicher Druckanstieg, außer natürlich im Falle eines präoperativen Winkelblockglaukoms. Die Ursache kann postoperativ ein sich auflösen der vorderen Glaskörpergrenzmembran sein mit anschließendem Prolaps des Glaskörpers in die Vorderkammer. Oder es kann ein subklinischer Entzündungsprozess nach der Operation zur Occlusion des Trabekelwerks führen. Bei der extrakapsulären Kataraktextraktion zeigten sich zuerst etwas widersprüchliche Resultate. Studien mit größeren Fallzahlen zeigen dann doch die drucksenkende Wirkung der Operation [33, 34], unabhängig von der Tiefe der Vorderkammer. Mit der modernen Kleinschnittchirurgie ist die postoperative Drucksenkung eindeutig [35]. Bei 71 % der Operierten ist der Druckabfall größer als 10 % und hält über 2 bis 3 Jahre postoperativ an. Man spricht heute generell von einem Druckabfall von 4 mm Hg, so dass die Operation zum Rüstzeug des Glaukomchirurgen gezählt werden kann. Nur bei 11 % der Fälle resultiert ein Druckanstieg [34, 36]. Theoretische Überlegungen zur Geometrie des Kammerwinkels untermauern diese Erfahrung [37, 38]. Die effektive Ursache für die Drucksenkung könnte aber anderswo liegen. Zurzeit wird ein möglicher Entzündungsprozess mit Ausschüttung von Prostaglandinen diskutiert. Auch die mechanische Wirkung auf den Ziliarkörper durch den veränderten Zug der Zonulafasern nach der Operation ist im Gespräch. Hierher gehört zudem die Hypothese, nach welcher die veränderte Zugrichtung der Zonula eine kleinste Zyklodialyse erzeugt. Am wahrscheinlichsten ist die Drucksenkung durch den verbesserten uveo-skleralen Abfluss zu erklären, insbesondere dann, wenn der trabekuläre Abfluss, fluorophotometrisch gemessen, sich nicht verändert hat.

Auch die beste Technik und das schonendste Vorgehen können bei vorangegangener Glaukomoperation, mit oder ohne Filterkissen, einen Druckanstieg nach Kataraktoperation, nach etwa einem Jahr nicht verhindern. Zum einen führt jede Paracentese kurzfristig zur Veränderung des Kammerwassers, zum anderen ist bekannt, dass Glaukomoperationen die beschleunigte Kataraktbildung zur Folge haben. Die Eröffnung der Vorderkammer hat offenbar langfristige Konsequenzen. Wird die Katarakt später entfernt, so kommt der veränderte Stoffwechsel, oder die subklinische Entzündung nach dem Wegfall der Linse als Ursache des Druckanstieges wieder in Betracht.

Viskoelastische Substanzen und Druckanstieg siehe S. 27.

### 3.3.10 Wiederholte Tonometrie

Bei kurzfristiger Mehrfachmessung zeigt sich häufig eine Abnahme des Wertes. Mehrere Gründe sind dafür verantwortlich. Zunächst resultiert wegen der Flüssigkeitsverdrängung in der Vorderkammer durch das Messkörperchen ein leichter tonographischer Effekt. Dann wirkt sich das Lokalanästheticum drucksenkend aus, weil es die Cornea aufweicht und ihre Durchlässigkeit erhöht. Beim längeren Liegen des Instrumentes auf dem Auge stellt sich noch das corneale „Fließen“ ein, ein Effekt, welcher im Kapitel Applanationstonometrie näher besprochen werden wird. Wegen Nachlassen der nervlichen Anspannung ergibt sich ebenfalls eine Senkung, vor allem bei Patienten, die die Messung noch nicht gewöhnt sind.

### 3.3.11 Seitenvergleich und Symmetrie

Vom ersten zum zweiten Auge ergibt sich der gleiche Effekt der nervlichen Entspannung, wie bei der wiederholten Messung auf einem Auge. Dazu stellt sich ein auf der zweiten Seite vermehrtes Aufweichen der Cornea durch das Lokalanaestheticum ein, da seine Wirkung auf dem zweiten Auge länger dauert.

Follmann [39] findet (2664 Patienten, 1068 Männer und 1596 Frauen) bei 2641 ersten Augen $p = 16{,}03 \pm 22{,}7$ mm Hg. Bei 2647 zweiten Augen misst er $p = 15{,}96 \pm 2{,}67$ mm Hg. Beträgt die Seitendifferenz > 3 mm Hg, oder ist der Druck auf dem zweiten Auge höher als auf dem Ersten, ist die genauere Abklärung fast dringend anzuraten!

### 3.3.12 Wahl des Instruments

Je nach Instrument und damit angewandter Messmethodik findet man leichte systematische Unterschiede. Klassisches Beispiel ist der Vergleich zwischen dem Schiøtz-Tonometer und dem Goldmann-Tonometer. Wenn ein Instrument systematisch eine lineare Differenz zum anderen Instrument aufweist, so kann auch Eichung mit im Spiel sein. Dieser Unterschied sagt nichts über den Wert des Instruments aus. Auch der manometrische Wert gibt nicht den „wahren" Druck an.

### 3.3.13 Therapeutische Maßnahmen am Auge

#### 3.3.13.1 Operativ

Kryopexie der peripheren Retina führt nicht nur zur Vergrößerung der Resorptionsfläche von Aderhaut und Netzhaut, sondern auch zu einem teilweisen Ausschalten des Ziliarkörpers. Der Druck sinkt wegen des erhöhten uveo-skleralen Abfluss, wie auch wegen der verringerten Kammerwasserproduktion. Die pars-plana-Vitrektomie hat durch die Entfernung des Glaskörpers eine stark vergrößerte Kontaktzone für die uveale Resorption des Kammerwassers zur Folge. Sollte die Technik der Operation noch einfacher werden, könnte dieser Eingriff als drucksenkender Eingriff in Konkurrenz zu klassischen Glaukomoperationen treten. Intraokular gegebene Gase und Flüssigkeiten führen aus demselben Mechanismus, mit umgekehrtem Vorzeichen, zur Druckerhöhung. Buckelnde Netzhaut-Operationen, wie Cerclage, Plombage etc., rufen kurzfristig eine Druckerhöhung hervor. Diese stellt im Allgemeinen und bei sonst gesundem Auge keine Gefahr dar.

Die gefährlichste Operation in Zusammenhang mit dem Augeninnendruck ist die perforierende Keratoplastik. Hier ist Glaukom die häufigste Ursache für den postoperativen Sehverlust und die zweithäufigste Ursache für ein Transplantatversagen. Postoperative Druckprobleme kommen in 8–30 % aller Fälle vor! Die Ursachen dafür sind in Tab. 3.1 zusammengestellt [40]. Dazu kommt, dass der Augeninnendruck durch die irreguläre Geometrie der Hornhautoberfläche schwierig messbar wird. Darüber hinaus erhalten die Patienten postoperativ hohe Dosen lokaler Steroide, was die Gefahr der Drucksteigerung wieder erhöht. Ausgerechnet in dieser Situation ist man gezwungen, sich auf die Palpation, die im allerbesten Fall eine Unterscheidung von 10 mm Hg zulässt, abzustützen. Bei Vorhandensein der entsprechenden Einrichtung und wenn die seitliche Messung temporal über der Bindehaut nicht möglich ist, muss, je nach Fall, dem Patienten die intracamerale Manometrie zugemutet werden. Dasselbe gilt für den Status nach Osteo-odonto-keratoprosthesis nach Strampelli. Vielleicht bringen in Zukunft die ballistischen Tonometer eine Verbesserung.

**Tab. 3.1:** Ursachen für eine postoperatives Glaukom nach Keratoplastik (in Anlehnung an [40]), TW = Trabekelwerk, KW = Kammerwinkel.

| **Offenwinkelglaukom** | **Winkelblockglaukom** |
|---|---|
| *Früh postoperativ* | *Früh postoperativ* |
| Vorbestehendes Glaukom | Vorbestehende vordere Synechien |
| Chymotrypsin in der Vorderkammer | Wundleck mit Winkelblock |
| Viskoelastikum in der Vorderkammer | Nahttechnik mit Winkelblock |
| Hyphaema | Pupillarblock |
| Abflussreduktion wegen Kollaps im TW | Malignes Glaukom |
| Entzündung | |
| *Intermediär postoperativ* | |
| Glaskörper in der Vorderkammer | |
| Hyphaema | |
| Entzündung | |
| Steroide | |
| Ghost cell Glaukom | |
| Transplantatabstoßung | |
| *Spät postoperativ* | *Spät postoperativ* |
| Offenwinkelglaukom | Pupillarblock |
| Ghost-cell-Glaukom | Malignes Glaukom |
| Epitheleinwachsung | Progressive Synechierung des KW |
| Steroide | |
| Abstoßung/Entzündung | |

### 3.3.13.2 Medikamentös

Dieses Thema betrifft die medikamentöse Glaukomtherapie. Es wird im Rahmen dieses Textes nicht weiter abgehandelt.

## 3.4 Pathologie des Augeninnendrucks

### 3.4.1 Okulär

#### 3.4.1.1 Hypertension

In Anlehnung an die angelsächsische Sprechweise spricht man am Auge nicht von Hypertonie, sondern von Hypertension. Okuläre Hypertension (OHT) betrifft Patienten mit Druck oberhalb der zwei Standardabweichungen für Normale, also mehr als 22–24 mm Hg, sowie unauffälliger Morphologie und Funktion. Diese Patienten haben eine mittlere corneale Hornhautdicke von 573, 0 ± 39, 0 μ. 42 % dieser Patienten weisen sogar einen Wert über 585 μ auf. Wird der applanatorisch gemessene Augeninnendruck um die Hornhautdicke „korrigiert", haben von sonst 56 % nur noch 44 % effektiv eine okuläre Hypertension. Die Hornhautdicke ist dann ein relativ guter Indikator für zukünftiges Glaukom, wenn bei einem Patienten mit okulärer Hypertension ein normaler Wert gefunden wird [25].

Bei Kindern unter 2 Jahren hat ein hoher Druck immer schädliche Auswirkung, auch außerhalb der Sehnerven. Er bewirkt eine Überdehnung der Hüllen mit entsprechenden Trübungen und Rissen in der Cornea und eine unphysiologische Vergrößerung des Auges.

**Druck und Glaukom**

Die Beziehung zwischen Augeninnendruck und Glaukom bleibt trotz großer Fortschritte im Verständnis der Krankheit widersprüchlich und letztlich unverstanden. Ein Grund dafür ist das Problem der punktuellen Messung. Damit können wir den normalen Verlauf des Druckes über die Zeit nicht kennenlernen.

Historisch gesehen ist die Erkenntnis, dass der Druck die Ursache für die Zerstörung des Sehnerven und damit die Erblindung des Auges ist, der entscheidende Schritt, Glaukom als eigenständige Krankheit zu erkennen. Die klassische Glaukomtheorie basiert darauf. Wird ein erhöhter Druck gemessen, verstummt jegliche Diskussion um andere Ursachen für Glaukom. Heute ist diese Sicht aber nur noch gültig für die Fälle, bei denen erhöhter Druck wirklich nachgewiesen werden kann. Eine große Gruppe von Personen in der täglichen Praxis stellen jedoch Patienten mit normalem Druck und unauffälligem vorderem Segment dar. Sie werden unter der Bezeichnung Normaldruck – oder Niederdruckglaukom zusammengefasst. Diese Patienten sind der Beweis, dass der statische Augeninnendruck allein zur Definition von Glaukom nicht genügt. Man muss deshalb gezielt nach Druckspitzen suchen. Häufige und wiederholte stationäre Druckmessungen sind angezeigt. Man sollte immer die allgemeinen Kreislaufparameter, inklusive die 24 h Blutdruckmessung, mituntersuchen. Auch die neuro-ophthalmologische Abklärung wird empfohlen. Heute noch ist Normaldruckglaukom eine Ausschlussdiagnose.

Man liest mitunter, dass die Krankheit „Glaukom ohne Hochdruck“ auf von Graefe zurückgehe, welcher bei seiner Einteilung der Glaukome in der dritten Gruppe die „Amaurose mit Sehnervenexkavation“ beschreibt. Graefe kennt vorwiegend Glaukome mit Entzündungszeichen. Zu seiner Zeit wird der Druck nur palpiert. Er kennt den Langzeitverlauf des chronischen Glaukoms noch nicht. Auch stellt er selber bei dieser Krankheitsgruppe fest, dass sich der Puls am Fundus leichter auslösen lässt, als bei Gesunden, was auf einen erhöhten Druck schließen lässt. Unser heutiges Niederdruckglaukom zeigt den Verlauf des klassischen Glaukoms, ohne hohen Druck. Das entscheidende Merkmal dieser Krankheit ist ihre Progression. Sie bildet das einzige Kriterium, womit Glaukom differentialdiagnostisch der vielfältigen Gruppe von Krankheiten mit nicht-glaukomatöser Sehnervenexkavation gegenüber abgegrenzt werden kann.

Seitdem der Verlauf des Glaukoms perimetrisch und morphologisch genau dokumentiert werden kann, haben sich neue Hypothesen zur Glaukomgenese für diese Gruppe entwickelt. Einige dieser Hypothesen werden in der Literatur ausgiebig diskutiert. Man kann sie, vereinfachend, in drei Gruppen unterteilen:

1. Der Druck ist direkte Ursache für das Glaukom. Man muss die Druckspitzen suchen. Analog zum EKG in der Kardiologie soll nötigenfalls die Langzeitmessung, das ist eine mehrtägige Tagesdruckkurve, durchgeführt werden. Einige Autoren vermuten, dass der aktuelle Druck, auch wenn er normal erscheint, in Relation zur Empfindlichkeit des Sehnervs zu hoch ist (siehe S. 174). Andere Autoren möchten aus dem Druck zusätzliche Informationen gewinnen. Neuere Forschungen aus der Genetik haben zur Entdeckung von Proteinen geführt, welche im Kammerwinkel exprimiert werden und welche den Kammerwasserabfluss modifizieren. Sie unterstützen diese Hypothese.
2. Der Druck spielt keine Rolle.
   Glaukom ist eine Neuropathie des Opticus, bei welcher die retinalen Ganglienzellen durch den Mechanismus der Apoptose absterben. Die Kaskade der Schädigung läuft so ab, dass freie Sauerstoffradikale im Gewebe einen Anstieg des Glutamates und später der Caspasen bewirken, welche dann die Apoptose in Gang bringen.
   Oder Glaukom ist, nach Ansicht weiterer Forscher, eine Kreislauferkrankung des N. opticus, ablesbar an den flammenförmigen Blutungen am Papillenrand. Es braucht zur Schädigung des Sehnervs keine Druckerhöhung.
3. Der Druck ist Risikofaktor nebst anderen Risikofaktoren.
   Glaukom ist multifaktoriell bedingt. Sowohl eine Kreislaufstörung, wie eine Schwäche der Gewebe und eine Neuropathie können eine Rolle spielen. Heute ist allgemein akzeptiert, dass bei der Diagnosestellung mehrere zusätzliche Faktoren mitberücksichtigt werden sollten, insbesondere: Alter, Ausgangsdruck, Myopie – als indirekter Indikator für die Robustheit der Gewebe – und ein aktueller funktioneller Schaden.

Keine der vorgebrachten Hypothesen erklärt den eigenartigen Umstand, dass beim Glaukom mit normalem Druck der Sehnerv ohne erkennbare Zeichen zu Grunde geht. Die Frage ist berechtigt, ob vielleicht das Glaukom mit Druck und das Glaukom ohne Druck, trotz identischen Verlaufs, zwei getrennte Entitäten darstellen.

### Glaukom und Hornhautdicke

Glaukompatienten weisen typischerweise eine normale Hornhautdicke auf (siehe Abb. 3.2). Die Messung der Hornhautdicke ist nur als Screening für Glaukom sinnvoll [41, 42].

Einen gewissen diagnostischen Stellenwert hat die Beachtung der Seitendifferenz des Druckes. Während diese bei einseitigem PEX und PDS logisch erscheint, kann auch bei ganz frühem Glaukoma simplex eine Solche von diagnostischer Bedeutung sein [43].

Glaukompatienten mit niederem Druck haben eine dünnere Hornhautdicke, 85 % unter 540 μ [41, 42]. Der Befund steht in Übereinstimmung mit den Prinzipien der Applanationstonometrie (siehe Abb. 3.2).

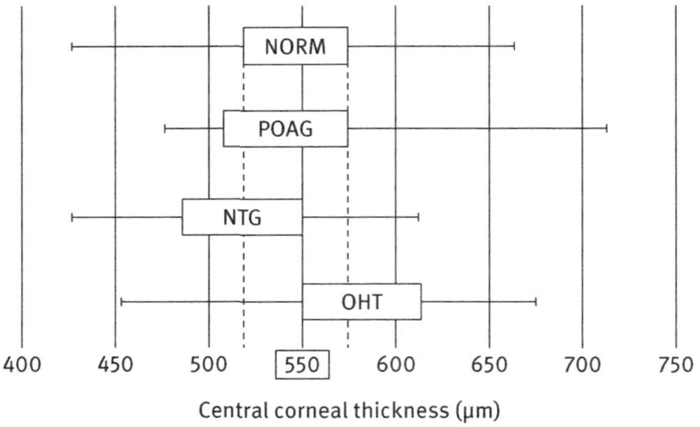


**Abb. 3.2:** Aufschlüsselung der zentralen Hornhautdicke nach Krankheitsbild. Quelle: Graham Lee [42]. NORM = normal, POAG = primary open angle glaucoma, NTG = normal tension glaucoma, OHT = ocular hypertension, Boxen repräsentieren das 95 %ige Konfidenzintervall, die Linien zeigen den gesamten Wertebereich.

### Critical pressure

Mit diesem Ausdruck bezeichnet man die Vorstellung, dass es einen, bei jeder Person individuellen, Druck im Sinne einer Schwelle gibt, oberhalb dessen der Sehnervenkopf geschädigt wird und unterhalb dessen die schädigende Wirkung ausbleibt. Man muss bei der zu untersuchenden Person diese Schwelle abtastend suchen und eingabeln. Meist geschieht dies, indem man den Augeninnendruck dosiert erhöht und gleichzeitig einen zweiten okulären Parameter misst. Gafner und Goldmann [44] haben mit der Skiaskotometrie eine Methode entwickelt, mit welcher sie diesen Druck finden können. Sie suchen im Bjerrum-Bereich des Gesichtsfeldes das Auftreten von „verfrühten" Skotomen bei Druckerhöhung. Krakau und Langham [45] wählen ein ähnliches Vorgehen. Sie messen ausgewählte Punkte im Gesichtsfeld und korrelieren sie mit dem okulären Blutfluss unter kontrollierter Druckerhöhung. Andere Autoren zeigen, dass die Autoregulation der Papillengefäße unter diesem Druck aufhört [46, 47]. Bei allen diesen Bemühungen ist wichtig, dass die kontrollierte Druckerhöhung gering ist, etwa 10–20 mm Hg über dem normalen Bereich, um auch wirklich die klinische Situation des chronischen Glaukoms zu simulieren.

Es ist nicht sicher, ob es tatsächlich einen critical pressure gibt. Falls ja, müsste man als Konsequenz eine klinische Messmethodik zu dessen Erfassung erfinden, um damit die Frühdiagnose des Glaukoms zu verbessern.

**Zieldruck oder Target pressure**

Die Festlegung eines Zieldrucks soll dem Augenarzt die Möglichkeit geben, die Behandlung seiner Glaukompatienten zu steuern und dabei die Gewissheit zu haben, den Druck in einen für den Patienten sicheren Bereich senken zu können. Die European Glaucoma Society (EGS) [48] erarbeitete hierfür 1995 auf Erfahrungswerten basierende Richtlinien. Der Arzt muss 5 Faktoren des Patienten gegeneinander abwägen: Druck vor der Therapie; Glaukomschaden bei Beginn der Beobachtung; Progressionsrate während der Nachbeobachtung; Alter und Lebenserwartung; Vorhandensein anderer Risikofaktoren (z. B. Exfoliation).

Realistischerweise sollte der Zieldruck zu einer etwa 30 %igen Drucksenkung führen, was in etwa der Potenz antiglaukomatöser Medikamente entspricht. In den USA gibt die American Academy of Ophthalmology [49] ähnliche Richtlinien heraus. Bemerkenswerte Punkte sind: Es genügt nicht, den Druck nur in den Normbereich zu senken. Man nehme an, dass der jetzt gemessene Druck schon schädlich ist. Den Ausgangsdruck sollte man mehr als einmal bestimmen, um eine gut fundierte Basis zu haben. Die Drucksenkung um 20–25 % ist ein guter Ansatz zu Beginn der Behandlung. Je höher der Schaden, desto tiefer der Zieldruck. Nicht nur der mittlere Druck ist interessant, sondern auch die Fluktuation. Bei jedem Patienten solle man einen Zieldruck bestimmen.

Basierend auf den Ergebnissen der „Ocular Hypertension Treatment Study" und der „European Prevention Study" wurde ein Risikokalkulator, eine Art Rechenschieber, mit entsprechender App für das Mobiltelephon entwickelt. Die Einschränkungen zu dessen korrektem Gebrauch sind derart einschneidend, dass eine weitere Verbreitung wohl nicht wahrscheinlich ist.

#### 3.4.1.2 Hypotonie

Hypotonie an sich stellt noch kein klinisches Problem dar, wenn sie diagnostisch und therapeutisch abgeklärt ist. Abgesehen von posttraumatischen und postoperativen Zuständen kann die Hypotonie auch im Rahmen einer Allgemeinerkrankung auftreten. Dann kann sie ein diagnostisches Zeichen sein (siehe Tab. 3.2 und 3.3).

**Tab. 3.2:** Systemische Gründe für Hypotonie, Quelle: Autor, in Anlehnung an Roy [50]. „deutlich" bedeutet, dass der Druckwert als diagnostisches Zeichen verwertet werden kann.

| Ursache | Ausmaß | Bemerkung |
|---|---|---|
| Coma | deutlich | C. Diabeticum, uraemicum, kardial, septisch |
| Dehydratation | deutlich | Malnutrition, Cholera, Diarrhoe, Sport |
| Abdominelle Störung | unterschiedlich | z. B. Darmperforation und septischer Schock |
| Anaemie | mäßig | |
| Riesenzell-arteriitis | mäßig | siehe auch unter „kont. Druckmessung" |
| Carotispathologie | deutlich | |
| „pulseless disease" | deutlich | Aortenbogensyndrom (Takayashu) |
| Postencephalitisch | unterschiedlich | |
| Barbituratvergiftung | deutlich | |
| Narkosestadium | deutlich | bei sehr tiefem Narkosestadium |
| Leukotomie | unterschiedlich | |
| Hemiplegie | mäßig | Ipsilaterale Seite |
| Myotone Dystrophie | deutlich | Typisch! DM1, Katarakt [51] |
| M. Parkinson | mäßig | |
| Herpes Zoster | mäßig | |
| Lepra | mäßig | |
| Medikamente | unterschiedlich | sehr viele Medikamente im Spiel! |

#### Das Hypotoniesyndrom

Liegt der Druck längere Zeit unterhalb 6–8 mm Hg, kann ein Hypotoniesyndrom entstehen. Das Hypotoniesyndrom ist ein organbedrohlicher Zustand und definiert durch: Schmerzen, Visusabfall, conjunctivale und ziliare Hyperaemie, Chemosis, Descemet'sche Falten, flache Vorderkammer, vordere Synechien, Uveitis anterior, Katarakt, Subluxatio lentis und ev. Phakodonesis. Im hinteren Segment gehören dazu: Zyklodialyse, Aderhautabhebung, Amotio exsudativa, Netzhautfalten, Maculaoedem und Papillenoedem e vacuo. Das Papillenoedem ist Ausdruck einer Inversion des Gradienten Augeninnendruck/Gewebedruck im N. opticus. Für das Auge zur Gefahr wird dieser Zustand, unabhängig vom Druckwert, wenn sich am Augenhintergrund ein cystoides Maculaoedem oder ein Papillenoedem ausbildet. Dann muss der Druck angehoben werden. Zuerst muss eine komplette Zykloplegie mit entsprechender Mydriase erreicht werden. Damit vermeidet man hintere Synechien und reduziert eine eventuell übersehene Zyklodialyse. Diese Maßnahme hilft auch gegen die Entstehung einer Flussumkehr des Kammerwassers (misdirection). Darüber hinaus können $\alpha$-

**Tab. 3.3:** Okuläre Gründe für Hypotonie. „deutlich" bedeutet, dass der Druckwert als diagnostisches Zeichen verwertet werden kann. Quelle: Autor.

| Ursache | Ausmaß | Bemerkungen |
|---|---|---|
| Fistel | deutlich | Post-operatives Zeichen nach Seidel? |
| Phthisis | unterschiedlich | |
| Aderhautabhebung | unterschiedlich | |
| Netzhautabhebung | unterschiedlich | Serös! |
| Ziliarkörperabhebung | unterschiedlich | UBM durchführen |
| Zyklodialyse | unterschiedlich | Kammerwinkel absuchen! |
| Iridozyklitis | unterschiedlich | in der akuten Phase typisch |
| Zentralvenenthrombose | unterschiedlich | nach dem Ereignis |
| Myopie | mäßig | nur scheinbar bei Schiøtz! |
| Congenitale Missbildungen | mäßig | Mikrophthalmus, Aniridie, Kolobom |
| Laesion des Sympathicus | mäßig | Ipsilateral! (Horner) |
| Kontusio bulbi | unterschiedlich | „Ziliarschock" |
| Nekrose vorderes Segment | unterschiedlich | |
| Nach Bestrahlung | unterschiedlich | |

stimulierende Augentropfen gegeben werden mit manchmal recht ausgeprägter Steigerung des Augeninnendrucks. Wird die Aderhautabhebung so groß, dass sich die Aderhautbullae berühren und/oder den Einblick auf das hintere Segment versperren, stellt sich die Frage nach chirurgischen Maßnahmen. Entweder kann man die Quelle der Hypotonie ausfindig machen und verschließen, oder man injiziert hochvisköse Substanzen in den Glaskörperraum.

Nimmt im Rahmen eines Hypotoniesyndroms der axiale Durchmesser des Auges ab, ist dies Zeichen dafür, dass das Auge in die Phthise übergeht.

### 3.4.2 Allgemeine Pathologie

Einige ausgewählte Krankheitsbilder gehen einher mit einer auffälligen Abweichung des Druckes von der Norm, ohne dass das Auge dabei direkt betroffen ist. Tab. 3.4 listet einige solcher Krankheitsbilder auf. Es sind interessanterweise darunter auch Krankheitsbilder, die aus anderen Gründen dem Augenarzt vorgestellt werden. Deshalb soll dem Druck doppelte Aufmerksamkeit geschenkt werden.

**Tab. 3.4:** Ausgewählte Krankheitsbilder mit auffälliger Drucklage. Quelle: Autor.

| Krankheit | Bemerkung |
|---|---|
| Hypophysenadenome | mit Akromegalie Druck höher als ohne Akromegalie (CCT) [41] |
| Diabetes mellitus | Hornhautdicke und Rigidität erhöht, Vernetzung des Kollagen! |
| Osteogenesis imperfecta | Hornhautdicke verringert! Druck eher tief. |
| Muskeldystrophien | Diabetes mellitus Typ I, Curshmann-Steinert, ausgeprägte Hypotonie, Katarakt [51] |
| Myasthenia gravis | Hypotonie durch tiefen Muskeltonus |
| Externe Ophthalmoplegie | bei Strabismus divergens tiefer Druck durch reduzierten Muskeltonus |
| Porphyrien | bei Photodermatose mit Zerstörung der Lidanatomie und Verhärtung des Lides ist die Druckmessung unmöglich, evt. die Manometrie nötig. |
| Narben am Oberlid | jedwelcher Genese, auch nach Verbrennungen oder bei Trachom machen die Druckmessung schwierig! Sklerodermie à coup de sabre. |
| Sturge-Weber-Krabbe | Haemangiome episkleral machen via $P_{ev}$ eine Druckerhöhung. Die Trabekulektomie kann trotzdem in Betracht gezogen werden. |

## 3.5 Fazit

Tiefer Druck kann ein okuläres oder ein allgemein-medizinisches Zeichen sein. Ein Trauma und arterielle Durchblutungsstörungen sind typische okuläre Ursachen. Fehlen anamnestisch diesbezügliche Angaben, muss eine allgemein-medizinische Störung als Ursache in Betracht gezogen werden. Bei der Suche nach der Ursache kann der Umstand hilfreich sein, dass bei solchen Krankheiten oft auch andere okuläre Zeichen vorhanden sind. Ausnahme hiervon bildet die Gruppe extraokularer Krankheiten, welche durch Volumenzunahme in der Orbita zur Druckerhöhung führen.

Hoher Druck ist immer ein ophthalmologisches Zeichen. Er bedeutet Glaukom, auch in einem kurzfristigen Zeitraum, wenn es nicht gelingt, ihn zu senken. Augeninnendruck und Glaukom sind aber nicht deckungsgleiche Begriffe und nicht austauschbar. Ist das vordere Segment anatomisch verändert, so dass der Kammerwasserabfluss gestört wird, ist der Augeninnendruck direkte Ursache für das Glaukom. Ist das vordere Segment anatomisch und histologisch gleich wie beim Normalen, kann sich ein Glaukom bei normalem Druck entwickeln. Der Augeninnendruck ist nicht der spezifische Glaukomparameter, wie die Glucose im Blut beim Diabetes mellitus oder das Haemoglobin bei der Anaemie. Zur besseren Glaukomdiagnostik benötigen wir ein Messverfahren, welches uns aus dem gemessenen Druck das für das Glaukom spezifische Element, etwa im Sinne eines typischen Profils, anzeigt.

## Literatur


[1] Dor H. Über Ophthalmotonometrie. Archiv für Ophthalmologie. 1868, 14(1), 13–46.

[2] Pflüger E. Beiträge zur Ophthalmotonometrie. Archiv für Augen- und Ohrenheilkunde. 1871, 2(2), 1–49.

[3] Nagel W. Handbuch der Physiologie des Menschen, Band III. Verlag Vieweg und Sohn, Braunschweig, 1905, 456–471.

[4] Bailliart P. La pression artérielle dans les branches de l'artère centrale de la rétine, nouvelle téchnique pour la déterminer. Annales d'oculistique. 1917, 154, 648–666.

[5] Leydhecker W., Akiyama K., Neumann H. G. 1958. Der intraokulare Druck gesunder menschlicher Augen. Klin Monbl Augenheilkd Augenarztl Fortbild. 1958, 133(5), 662–670.

[6] Goldmann H., Schmidt T. Weiterer Beitrag zur Applanationstonometrie. Ophthalmologica. 1961, 141, 441–456.

[7] Armaly M. F. On the distribution of applanation pressure. Arch Ophthal. 1965, 72, 557.

[8] Armaly M. F. Age and sex correction of applanation pressure. Arch Ophthal. 1967, 78, 480.

[9] Bradfield Y. S., Kaminski B. M., Repka M. X., Melia M., Pediatric Eye Disease Investigator Group, Davitt B. V., Johnson D. A., Kraker R. T., Manny R. E., Matta N. S., Schloff S., Weise K. K. Comparison of Tono-Pen and Goldmann applanation tonometers for measurement of intraocular pressure in healthy children. JAAPOS. 2012, Jun, 16(3), 242–248.

[10] Eisenberg D. L., Sherman B. G., McKeown C. A., Schuman J. S. Tonometry in Adults and Children. Ophthalmology. 1998, 105(7), 1173–1181.

[11] Bárány E. H. A mathematical formulation of intraocular pressure as dependant on secretion, ultrafiltration, bulk outflow, and osmotic reabsorption of fluid. Invest Ophthalmol. 1963, Dec 2nd, 584–590.

[12] Fleur O'Hare, Angus W. Turner, Jonathan G. Crowston. Trumpet tension David Ehrlich. BMJ Case Reports. 2009. doi: 10.1136/bcr.12.2008.1301.

[13] Blumberg D., Congdon N., Jampel H., Gilbert D., Elliott R., Rivers R., Munoz B., Quigley H. The effects of sevoflurane and ketamine on intraocular pressure in children during examination under anesthesia. Am J Ophthalmol. 2007, Mar, 143(3), 494–499.

[14] Ausinsch B., Munson E. S., Levy N. S. Intraocular pressures in children with glaucoma during halothane anesthesia. Ann Ophthalmol. 1977, Nov, 9(11), 1391–1394.

[15] Robert Y., Grauwiller T., Hendrickson P., Brunner H. R. Autoregulation of the papillary vessels and their behavior as affected by halothane. Klin Monbl Augenheilk. 1988, Feb, 192(2), 117–121.

[16] Krieglstein G. K., Brethfeld V., von Collani G. Vergleichende Tonometrie mit lageunabhängigen Handapplanationstonometern. Albrecht von Graefes Archiv für klinische und experimentelle Ophthalmologie. 1976, 199(2), 101–113.

[17] Alon E., Robert Y., Dekker P. W. J. Continuous monitoring of the intraocular pressure is helpful in testing hemodynamic response to anesthesia and to changes in body position. J Clin Monit and Comput. 1998, 14, 77.

[18] Robert Y. C. A., Dekker P. W., Bättig U., Kochli O. R., Alon E. Measurement of Intraocular Pressure during Laparoscopy and its relationsship to central venous pressure. J Am Assoc Gynecol Laparosc. 1998, 5 (2), 125–128.

[19] Pinking T. D., King A. I., Walter C. et al. Raised IOP and perioperative visual loss in laparoscopic colorectal surgery: a catastrophe waiting to happen? Tech coloproctol. 2012, 16(5), 331–335.

[20] Bollinger Th., Schibler U. Circadian rhythms – from genes to physiology and disease. Swiss Med Wkly. 2014, 144, w13984.

[21] Duke-Elder W. S., Duke-Elder P. M. The clinical significance of the ocular musculature. Br J Ophthalmol. 1932, 16(6), 321–35.

[22] Coleman D. J., Trokel St., Direct-recorded intraocular Pressure Variations in a human Subject. Arch Ophthalmol. 1969, (2), 637–640.

[23] Zhu L., Chen X. Mechanical analysis of eyelid morphology. Acta Biomater. 2013, 9(8), 7968–7976.

[24] Kommerell G. Monocular diplopia caused by pressure of the upper eyelid on the cornea. Diagnosis based on the "Venetian blind phenomenon" in streak retinoscopy. Klin Monbl Augenheilk. 1993, Dec, 203(6), 384–389.

[25] Brandt J. D., Beiser J. A., Kass M. A., Gordon M. O. Central corneal thickness in the Ocular Hypertension Treatment Study (OHTS). Ophthalmology. 2001, 108(10), 1779–1788.

[26] Doughty M. J., Zaman M. L. Human corneal thickness and its impact on intraocular pressure measures: a review and meta-analysiis approach. Surv Ophthalmol. 2000, 44, 367–408.

[27] Bradfield Y. S., Melia B. M., Repka M. X., Kaminski B. M., Davitt B. V., Johnson D. A., Kraker R. T., Manny R. E., Matta N. S., Weise K. K., Schloff S. Central corneal thickness in children. Arch Ophthalmol. 2011, 129(9), 1132–1138.

[28] Romppainen T., Bachmann L. M., Kaufmann C. et al. Effect of Riboflavin-UVA-induced collagen cross-linking on intraocular pressure measurement. Invest Ophthalmol Vis Sci. 2007, 48(12), 5494–5498.

[29] Gkika M. G., Labiris G., Kozobolis V. P. Tonometry in keratoconic eyes before and after riboflavin/UVA corneal collagen crosslinking using three different tonometers. Eur J Ophthalmol. 2012, 22(2), 142–152. doi: 10.5301/EJO.2011.8328.

[30] Waller W. K., Reimers H., Langham M. E. Intraocular pressure measurements on soft contact lenses. Albrecht von Graefes Arch Klin Exp Ophthalmol. 1976, 199(3), 223–229.

[31] Arimoto A., Shimizu K., Shoij N., Enomoto K., Kohara M. Underestimation of intraocular pressure in Eyes after Laser in situ Keratomileusis. Jpn J Ophthalmol. 2002, 46(6), 645–649.

[32] Kaumann C., Bachmann L. M., Thiel M. A. Intraocular pressure measurements using dynamic contour tonometry after Laser in situ Keratomileusis. Invest Ophthalmol Vis Sci. 2003, 44, 3790–3794.

[33] Berdahl J. P. Cataract surgery to lower intraocular pressure. Middle Est Afr J Ophthalmol. 2009, 16(3), 119–122.

[34] Mansberger S. L. et al. for the Ocular Hypertension Study group. Reduction in intraocular pressure after Cataract extraction: the Ocular hypertension treatment study. Ophthalmology. 2012, 119, 1826–1831.

[35] Steuhl K. P., Marahaens P., Frohn C., Frohn H. Über die Augeninnendruckentwicklung und die Kammerwinkeltiefe vor und nach extrakapsulärer Kataraktextraktion und Hinterkammerlinsenimplantation. 5. Kongress der DGII. 1991, 587–593.

[36] Dietlein D. S., Kohnen T., Rosentreter A., Lappas A. Kataraktchirurgie beim Glaukom – perioperative Aspekte. Ophthalmologe. 2013, 110, 316–320.

[37] Heys J. J., Barocas V. H., Taravella M. J. Modeling passive mechanical intraction between aqueous humor and Iris. J Biomech Eng. 2001, 123(6), 540–547.

[38] Crowder T. R., Erwin V. J. Numerical simulations of fluid pressure in the human eye, www.clemson.edu/ces/mat.

[39] Follmann P., Mucsi G., Gati J. Distribution of normal intraocular pressures. Trans ophthamol Soc UK. 1977, 97(4), 683–685.

[40] Dada T., Aggarwal A., Minudath K. B. et al. Post-penetrating keratoplasty glaucoma. Indian J Ophthalmol. 2008, 56(4), 269–277.

[41] Damji K. F., Muni H. R., Munger M. R. Influence of corneal variables on accuracy of intraocular pressure measurement. J of Glaucoma. 2003, 12, 69–80.

[42] Lee G. A., Khaw P. T., Ficker L. A., Shaw P. The corneal thickness and intraocular pressure story: where are we now? Clin and Exp Ophthalmology. 2002, 30, 334–337.

[43] Thölen A., Tremmel L., Maurer W., Robert Y., Hendrickson P. Lateral differences indicate future glaucoma. Graefe's Arch Clin Exp Ophthalmol. 1992, 230(1), 29–35.
[44] Gafner F., Goldmann H. Experimentelle Untersuchungen über den Zusammenhang von Augeninnendrucksteigerung und Gesichtsfeldschädigung. Ophthalmologica. 1955, 130(6), 357–377.
[45] Krakau C. E. T., Mullins D., Langham M. Intraocular presssure-dependent light sensitivity in glaucoma. Invest Ophthalmol Vis Sci. 1990, 31, 2551–2559.
[46] Robert Y., Maurer W. Pallor of the optic disc in glaucoma patients with artificial hypertension. Doc Ophthalmol. 1984, 57(3), 203–214.
[47] Stodtmeister R., Pillunat L., Wilmanns I. The pressure tolerance test – a new technic in the differential diagnosis of glaucoma. Fortschr Ophthalmol. 1990, 87(1), 48–51.
[48] EGS Guidelines, 3rd edition. www.eugs.org.
[49] AAO Primary open angle glaucoma suspect PPP – 2010. one.aao.org.
[50] Roy F. H. Ocular differential diagnosis, 3rd edition. Lea & Febiger, Philadelphia, 1984.
[51] Fischer D. Klinische Differentialdiagnose hereditärer Muskeldystrophien. Schweiz Med Forum. 2010, 10(23), 398–402.

# 4 Die Messung des Augeninnendrucks

## 4.1 Grundlagen

Nachdem von Graefe 1857 [1] zeigen kann, dass die Iridektomie den Augeninnendruck senkt und damit die bis dahin fast obligatorische Erblindung nach dem Glaukomanfall verhindert, entsteht sogleich der Wunsch, den Druck vor und nach der Operation messen zu können. Von Graefe selber lässt ein Gerät nach eigenen Vorstellungen konstruieren. Leider ist dieses Gerät, wie im Abschnitt Impressionstonometrie beschrieben werden wird, nicht erfolgreich [58]. 1884 berichten Carl Koller und Sigmund Freud [2] über die lokalanaesthetische Wirkung des Kokains am Auge. Bis zu diesem Zeitpunkt ist für eine Druckmessung die Durchführung einer Chloroformnarkose nötig, oder es wird Äther auf das Auge gesprüht, was zur Vereisung der Cornea führt [2]. Rückblickend ist die Entdeckung des Kokains für die Lokalanesthesie der kritische Wendepunkt in der Geschichte der Tonometrie, da erst jetzt Messungen über die Cornea möglich sind. Trotzdem setzt sich die Tonometrie, auch mit dem Tonometer nach Maklakoff [3], als Untersuchungsmethode noch nicht durch. Verschiedene Vorbedingungen zur brauchbaren Messung sind noch nicht erfüllt.

## 4.2 Vorinstrumentelle Ära

Bevor die ersten Tonometer ihren klinischen Nutzen bewiesen haben, wird der Druck mit den Fingern durch Betasten des Auges geschätzt. Bowman schlägt 1830 vor, den Druck in drei Stufen einzuteilen und diese mit „+", „++" und „+++" zu bezeichnen [4]. Er hat mehrere Kollegen jeweils denselben Bulbus palpieren lassen und festgestellt, dass diese Einteilung die feinste ist, bei der noch Übereinstimmung erzielt werden kann. Druck bedeutet „Eindrückbarkeit" des Bulbus. Wegen der Schmerzhaftigkeit der Untersuchung einigt man sich, bei der Prüfung den Prüfling nach unten blicken zu lassen. Damit vermeidet man den direkten Druck auf die Cornea. In neuerer Zeit wird zu Recht betont, dass man von der „Eindrückbarkeit" wegkommen sollte. Ein besseres Maß ist das „Ballottement" des Bulbus. Stützt man beide Hände mit den Zeigefingern auf der Stirn des Patienten ab, so lässt sich mit den zwei Mittelfingern der Bulbus beim Blick nach unten durch das Lid hindurch horizontal hin und her bewegen. Das Gefühl beim Auftreffen des Bulbus auf den „empfangenden" Mittelfinger gibt ein gutes Maß für seine Härte. Etwas einfacher, wenn auch weniger empfindlich ist es, mit dem Mittelfinger abzustützen und den Zeigefinger zum palpieren einzusetzen. Erst nach der Einführung des Schiøtz'schen Tonometers 1905 beginnt man allmählich instrumentell zu messen, zunächst nur in ausgewählten Fällen [5]!

## 4.3 Instrumentelle Ära

### 4.3.1 Manometrie

Manometrie bedingt das Einführen einer Kanüle in die vordere Augenkammer. Heutige Kanülen sind so scharf, dass die Einführung selber kein Problem darstellt. Dafür ist die Fixation der Kanüle schwierig, wenn keine Verletzung von cornealem Endothel und Linse entstehen soll. Dasselbe gilt für die Berührung der Iris, was zu einer Öffnung der Blut-Kammerwasserschranke führt. Die Manometrie hat in der klinischen Medizin Zukunft, wenn es gelingt, heutige Glaukomimplantate oder Intraokularlinsen mit den entsprechenden Sensoren zu bestücken und die Daten mittels passiver Telemetrie abzurufen. Die Idee mit der Intraokularlinse als Sensorträger ist schon einige Jahre alt [6].

Ein gutes Beispiel für den Wert der manometrischen Messung liefert die Arbeit von Coleman und Trokel [7]. Bei einem 26-jährigen Mann mit malignem Melanom der Aderhaut wird vor der Narkoseeinleitung zwecks Enukleation eine 23G-Nadel in die Vorderkammer eingeführt. Sie wird über einen Schlauch mit einem Dehnungsmessstreifen verbunden, dieser an einen Verstärker gekoppelt und der Druck so kontinuierlich aufgezeichnet. In Ruhelage bewegt sich der Druck um 15 mm Hg, bei normalem Lidschluss steigt er auf über 20 mm Hg. Bei forciertem Lidschluss (Kneifen) steigen die Druckwerte schnell auf über 70 mm Hg, einmal sogar auf 100 mm Hg! Bei einfachem Blinzeln ergeben sich Drucke um 25 mm Hg. Änderungen der Blickrichtung erzeugen Steigerungen von 5–10 mm Hg. Diesen Umstand kennen wir gut von der endokrinen Orbitopathie, bei welcher beim Blick nach unten sich mit der Entlastung des M. rectus inferior ebenfalls eine Drucksenkung ergibt. Auch die Akkomodation hat im Versuch von Coleman, trotz vorgängiger Mydriasis, einen, wenn auch kleinen, messbaren Einfluss. Ob diese Werte mit heutiger Messtechnik verifiziert würden, müsste geprüft werden. Es lässt sich immerhin belegen, dass auch unter normalen Umständen starke Schwankungen des Augeninnendrucks auftreten. Es wird, nebst der technischen Machbarkeit, die Herausforderung zukünftiger Langzeitmessungen sein, zwischen physiologischen (Blinzeln, Kneifen etc.) und krankhaften (auf Glaukom hinweisende) Schwankungen des Augeninnendrucks unterscheiden zu können. Hinzu kommt die Gefahr, sollte dies eines Tages technisch möglich sein, beim Sammeln von „Big Data" den Überblick zu verlieren.

#### 4.3.1.1 Manometrie als Vergleichsmessung

In der Besprechung der verschiedenen Messmethoden wird richtigerweise immer wieder hervorgehoben, dass manometrische Messungen als Standard oder Vergleichsmessung beigezogen werden müssen. Dem ist vom Theoretischen her nicht zu widersprechen. Es muss jedoch festgehalten werden, dass solche manometrische Messungen, insbesondere an enukleierten Bulbi, problematisch sind. Die damit gewonnenen

Resultate können nicht zum Nennwert genommen werden. Insbesondere sind folgende Umstände zu beachten:

- Die Parazentese, vorsichtig durchgeführt, kann den Verlust von Kammerwasser minimieren, aber nicht völlig ausschließen. Auch bei „perfekter" Parazentese kommt es zu einer Volumenänderung in der Vorderkammer und zur Bildung von sekundärem Kammerwasser.
- Manöver, die das Aderhautvolumen reduzieren, z. B. die Bulbusmassage, haben beim enukleierten Auge eine andere Wirkung als am lebenden Auge.
- Platzierung einer Sonde in den Glaskörperraum. Der Glaskörper ist keine reine Flüssigkeit. Bei jugendlichen Augen ist er durch das Glaskörpergerüst gekammert. Bei älteren Augen besteht die Chance einer abgelaufenen Glaskörperabhebung. In beiden Fällen besteht das Risiko der unbemerkten Verstopfung der Nadel [8].
- Platzierung einer Sonde in die Vorderkammer. Immer führt die Punktion der Vorderkammer in vivo zu einer Veränderung des Kammerwassers. Durch den Einstrom von Entzündungsproteinen verändert sich insbesondere der osmotische Druck. Im sogenannten sekundären Kammerwasser liegen eine erhöhte Fibrinkonzentration und damit eine Veränderung der Viskosität vor. Bei Platzierung in vitro ist die Fixation der Nadel problematisch, sie führt gerne zur Verformung der Cornea. Dadurch ist eine Undichtigkeit des Systems schwer vermeidbar.
- Platzierung einer dünnen Kanüle. Dünne Kanülen verändern die physikalischen Eigenschaften der Spülflüssigkeit und damit das Messresultat. Unterhalb eines gewissen Durchmessers übertragen sie den Druck nicht mehr. Dazu kann, in vivo, der Fibringehalt des Kammerwassers eine Verstopfung hervorrufen.
- Je nach postmortalem Zustand der Augen ist man gelegentlich gezwungen, eine Abrasio corneae durchzuführen. Dies führt zu nicht vorhersagbaren Änderungen der Hornhauteigenschaften.

Die Platzierung der Nadel in der Vorderkammer zeigt im geschlossenen System eine Vertiefung der Vorderkammer, was darauf hindeutet, dass der Druck auch vom Diaphragma abgefedert wird. Erst die Platzierung einer Nadel sowohl in der Vorderkammer als auch im Glaskörper-Raum neutralisiert diesen Effekt.

Entscheidend für die Qualität der Messung, sowohl im Versuchslabor, wie in der klinischen Situation, ist die Vertrautheit mit der Messmethodik. Man soll sie beherrschen und das gewonnene Resultat daraufhin prüfen, ob es unter der gegebenen Situation sinnvoll ist, oder nicht.

### 4.3.2 Kraftmessung mit Deformation

Wie in der Einleitung festgehalten, gehen wir von der Definition $P = F/A$ = Kraft pro Fläche aus. Die zur Deformation des Auges notwendige Kraft wird gemessen. Heute wird im Allgemeinen die Cornea von vorne eingedellt. Sie ist der einzige Ort, wo man direkt auf die Außenhülle des Auges gelangt.

#### 4.3.2.1 Applanationstonometrie

Die Grundlagen zur Applanationstonometrie gehen zurück auf Arbeiten von Maklakoff [9], Imbert [10] und Fick [11]. Goldmann bevorzugt in seinen theoretischen Überlegungen die Bezeichnung „nach Imbert-Fick“ oder sogar „nach Fick-Imbert“. Es sollte indessen nicht vergessen gehen, dass Maklakoff als Erster ein Applanationstonometer und damit eine brauchbare Lösung vorstellt, die über 100 Jahre lang verwendet werden wird. Imbert selber präsentiert kein Tonometer. Mit seiner Arbeit zeigt er lediglich logisch begründet, dass die Impressionstonometrie mit der Notwendigkeit, alle Radien in die Berechnung einzubeziehen, nie eine befriedigende Genauigkeit erreichen kann. Die zweite Schwierigkeit betrifft die Eigenspannung der Sklera, die mit der Impression obligatorisch zu einer Fehlerquelle wird. Fick schliesslich publiziert ein einleuchtendes Modell und auch ein Instrument dafür, bleibt aber den Beweis seiner Überlegungen schuldig. Er beschreibt ein Applanationstonometer ohne die korrekte Applanation anzugeben. Das Prinzip kann deshalb mit Fug und Recht geradesogut „nach Maklakoff-Imbert“ genannt werden. In der Diskussion um die geistige Urheberschaft dieses Prinzips muss auch Adolf Weber erwähnt werden. Bei seiner Besprechung der Resultate mit dem Dor'schen Tonometer kommt er auf das Problem der Unvereinbarkeit von $P_t$, dem tonometrischen Druck und $P_0$, den eigentlichen Druck zu sprechen. Er schreibt:

> Ein Haupterforderniss eines Tonometers scheint mir zu sein, dass der erste Moment, in welchem die Bulbushülle dem angebrachten Drucke weicht, sofort und genau angezeigt werde, da diess der Augenblick ja ist, wo die Druckkraft den Widerstand der gespannten Hülle überwindet, jeder tiefere Eindruck aber selbst wieder eine höhere Spannung erzeugt. [51]

Das ist noch nicht die Applanationstonometrie, aber ein sehr großer Schritt in dieser Richtung.

Das Prinzip der Applanation leuchtet ein: Werden zwei flüssigkeitsgefüllte Ballons – auch mit unterschiedlicher Krümmung – gegeneinander gedrückt, so ist der Druck in den zwei Ballons dann gleich, wenn sich ihre Berührungsflächen zu einer Ebene abplatten. Wenn nicht, ist der Druck in dem Ballon mit der konvexen Kontaktfläche größer als im Ballon mit konkaver Kontaktfläche. Dieser Gedanke geht auf das dritte Gesetz der Mechanik von Isaac Newton zurück. Das Prinzip ist nie wissenschaftlich bewiesen worden, so dass es nicht als Gesetz bezeichnet werden sollte.

1885 stellt Maklakoff das erste Applanationstonometer vor [9]. Imbert, „Professeur de physique médicale“ in Montpellier, bezieht sich wenige Monate später in derselben Zeitschrift [10] auf Maklakoff und stellt eine mathematisch ausformulierte Theorie der Kraftmessung am Auge vor, welche alle bei der Deformation beteiligten Radien in die Berechnungen miteinbezieht. Als Konsequenz davon zieht er den Schluss, dass die Impressionstonometrie nicht nur von der Elastizität der Sklera, sondern auch von allen Krümmungen, also auch den durch die Form des ins Auge eindringenden Stifts verursachten, abhängig ist. Aus diesem Ergebnis formuliert er den Ratschlag, man solle sich mit Vorteil mit Applanationstonometrie beschäftigen.

> En résumé, on doit abandonner les tonomètres produisant une dépression concave, comme n'étant pas susceptibles de recevoir une graduation générale, et ne faire usage que d'instruments produisant une dépression plane.

Fick nimmt das Thema 1888 auf [11]. In einem ersten Teil seiner Arbeit beschreibt er sein Verständnis der Applanation.

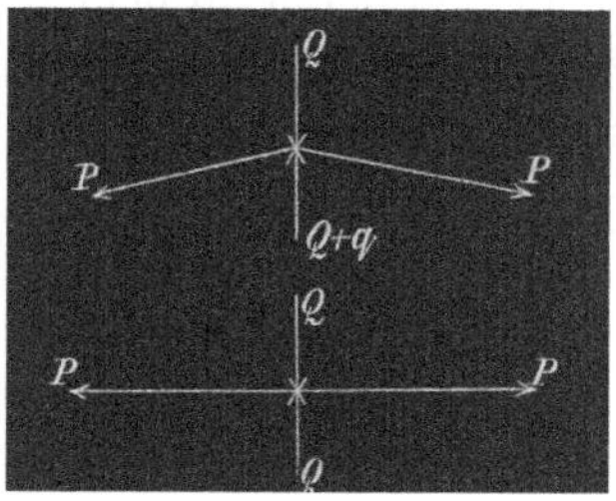


**Abb. 4.1:** Das Prinzip von Fick. Erläuterungen siehe Text. Quelle: Fick [11].

Er schildert in einem Gedankenexperiment (Abb. 4.1) das Beispiel eines dünnen, über einer gekrümmten Struktur – Kugel, Cornea – gespannten Fadens. Der Einfachheit halber ist der Faden in seiner Zeichnung nicht gekrümmt, sondern geknickt ($P \leftarrow X \rightarrow P$). Im Gleichgewichtszustand wirkt von oben und von unten die Kraft $Q$. Wird nun der Faden mit der Kraft $P$ gespannt (obere Hälfte der Abb. 4.1), so drückt er senkrecht nach unten auf die darunterliegende Struktur, in unserem Falle die Cornea. Dieser Kraftvektor von $P$ addiert sich zu $Q$. Damit der Faden geknickt bleibt, muss von innen (unten) die Kraft $Q$ um $q$ verstärkt werden. Wie kann man nun auf $Q$ schließen? Indem man die senkrechte Komponente von P und damit auch $q$ eliminiert. Dann ist $Q$ außen (oben) = $Q$ innen (untere Hälfte der Abb. 4.1). Dies ist dann der Fall, wenn der Faden auf der Oberfläche der Kugel gradlinig verläuft. Dann wirkt nämlich die Spannung $P$ nur noch in der Zugrichtung des Fadens, nicht mehr senkrecht dazu. Faden und Oberfläche müssen also plan sein, dann ist die Messbedingung erfüllt. Daraus leitet Fick die Folgerung ab, dass die Kraft, mit welcher ein planes Plättchen auf die Cornea gedrückt wird, dann dem Augeninnendruck gleich ist, wenn die abgeplattete Cornea und das Plättchen genau in eine Ebene fallen. Es gilt jetzt also

$$\Delta P = \frac{\Delta K}{F} .$$

In einem zweiten Teil seiner Abhandlung stellt er ein eigenes, auf diesen Überlegungen basierendes Tonometer vor (siehe weiter unten).

Heute können drei Varianten der Applanationstonometrie unterschieden werden, je nachdem welcher Faktor der obigen Gleichung konstant, und welcher variabel gehalten werden soll.

### Variante (a): die Kraft bleibt konstant, die Fläche ist variabel

**Das Tonometer von Maklakoff.** Dieses Tonometer ist der Prototyp für Variante (a), siehe Abb. 4.2 (siehe Farbtafel). Es besteht im Wesentlichen aus einem Stift mit vorgegebenem Gewicht mit an beiden Enden planer Oberfläche. Wie Abb. 4.2 zeigt, sind 5 Stifte vorhanden, je einer für 5 g, 7,5 g und 15 g. Für die Klasse mit 10 g sind zwei Körper vorhanden. Das Gewicht kann um 180° gedreht und damit an beiden Enden benutzt werden (Abb. 4.3, siehe Farbtafel). Die Applanationsfläche kann maximal 0,78 $cm^2$ betragen. Daraus lässt sich der kleinstmögliche messbare Druck errechnen (siehe Tab. 4.1).

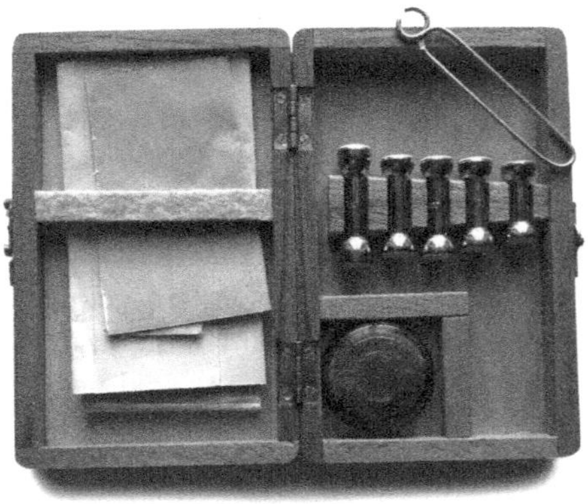

**Abb. 4.2:** Ein Maklakoff Tonometer der neueren Generation in seinem originalen Behälter. Die 5 Stifte liegen in der Halterung, schräg darüber die Gabel. Unten befindet sich eine Dose mit Stempelkissen zur Aufnahme der Farbe. Links Tabellen zur Umrechnung. Quelle: Urs Schmied Wattwil.

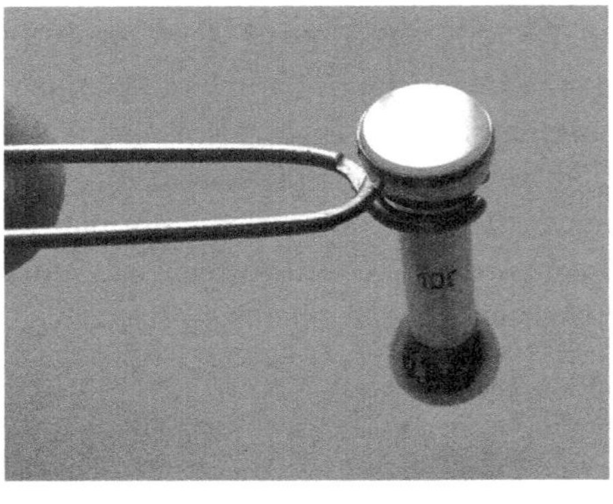

**Abb. 4.3:** Das 10 g-Gewicht in seiner Halterung. Man beachte die glatte Oberfläche des Gewichtes, sowie das kyrillische Schriftzeichen für „g". Quelle: Urs Schmied Wattwil.

**Tab. 4.1:** Die minimal zu messenden Drucke je nach Gewicht. Quelle: Autor.

| Gewicht in Gramm | Minimaler Druck in mm Hg | Maximale Applanationsfläche in $cm^2$ |
|---|---|---|
| 5 | 4,7 | 0,785 |
| 7,5 | 7,06 | 0,785 |
| 10 | 9,56 | 0,785 |
| 15 | 14 | 0,785 |

Das Gewicht wird mit einer sinnreich konstruierten Gabel gehalten, so dass es darin frei beweglich hängt (Abb. 4.3). Zuerst wird die unempfindlich gemachte Hornhaut mit Anilin oder einem anderen Farbstoff (ursprünglich war dies Bismarckbraun, ein Diazofarbstoff) benetzt. Der Stift wird nun auf die Hornhaut gelegt, so dass sich diese unter seinem Gewicht abplattet. Nach Entfernen des Stifts ist die Endplatte von der gefärbten Tränenflüssigkeit um die Applanationszone herum feucht. Die Größe des zentral trocken gebliebenen Flecks hängt ab von der Größe der applanierten Fläche. Die Größe der Applanationsfläche ist reziprok zum Druck. Der Stift wird auf ein Filterpapierchen gestellt, so dass die feuchte Zone das Papierchen färbt. Die zentrale Fleckgröße wird nun gemessen und mittels der beigelegten Messlatte (Abb. 4.4) je nach verwendetem Gewicht der Druck abgelesen.

**Das Tonometer nach Perkins.** Perkins berichtet 1953 [12] über ein neues Tonometer, welches sich auf das Maklakoff'sche Instrument bezieht. Es ist vornehmlich für den Gebrauch bei Labortieren gedacht.

Das Instrument besteht aus einem 5 g schweren Zylinder aus durchsichtigem Plexiglas mit einer planen Oberfläche am unteren Ende und einer +18 dptr Linse am oberen Ende. Am unteren Ende sind Kreise und eine Skala mit 0,5 mm Intervallen eingeritzt (links in der Abb. 4.5). Setzt man das Instrument auf das vorgängig mit Fluoreszein gefärbte Auge, so kann man beim Blick durch die Linse den Durchmesser der Applanation auf der Skala abmessen. Bei tiefen Drucken funktioniert dies ganz gut, wohingegen, laut eigenen Angaben, bei hohen Drucken grobe Ablesefehler möglich sind.

### Variante (b): die Fläche bleibt konstant, die Kraft ist variabel

**Das Tonometer nach Fick.** Es wird erstmals 1888 vorgestellt, siehe Abb. 4.6 [11].

Will man mit dem Instrument messen, so stellt sich die Frage, wann die richtige Applanation erreicht ist. Aus der Originalbeschreibung geht dies nicht hervor. Fick bemerkt lediglich, es brauche etwas Übung. Er spricht auch davon, solange zu drücken, bis sich um das Plättchen ein kleiner Wulst bilde, was nichts anderes bedeutet, als dass der Zustand der Impression herrscht. Da das Plättchen 7 mm Durchmesser aufweist, ist die Abplattung bei cornealem Aufsetzen von Limbus zu Limbus relativ einfach zu sehen. Mit diesem Durchmesser ist aber $P_t$, der tonometrische Druck deutlich höher als $P_0$, der unbeeinflusste Druck. Seiner Schrift zufolge hat er das Instrument ausschließlich an Schweineaugen ausprobiert. Dabei erwähnt er auch etwas herablassend Maklakoff und dessen Instrument, und meint, sein Tonometer sei so viel einfacher, dass es sich schnell durchsetzen werde. Die Geschichte hat uns eines Besseren gelehrt (Abb. 4.7)!

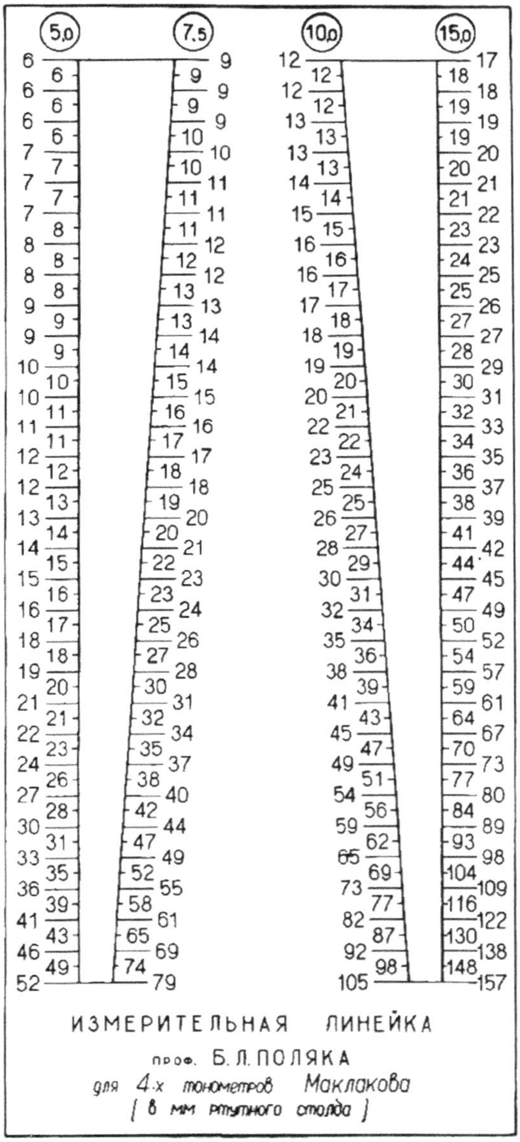


**Abb. 4.4:** Messtabelle für das Maklakoff-Tonometer. Die Scheibe ist durchsichtig und kann auf das gefärbte Papier gelegt und verschoben werden, bis die Fleckgröße in die zwei Begrenzungslinien passt. Der entsprechende Wert für das gewählte Gewicht wird daneben abgelesen. Quelle: Urs Schmied Wattwil.

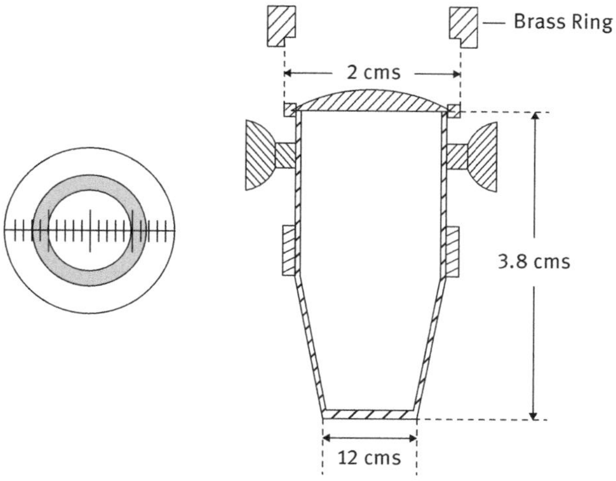


**Abb. 4.5:** Das Applanationstonometer von Perkins. Quelle: Perkins [12].

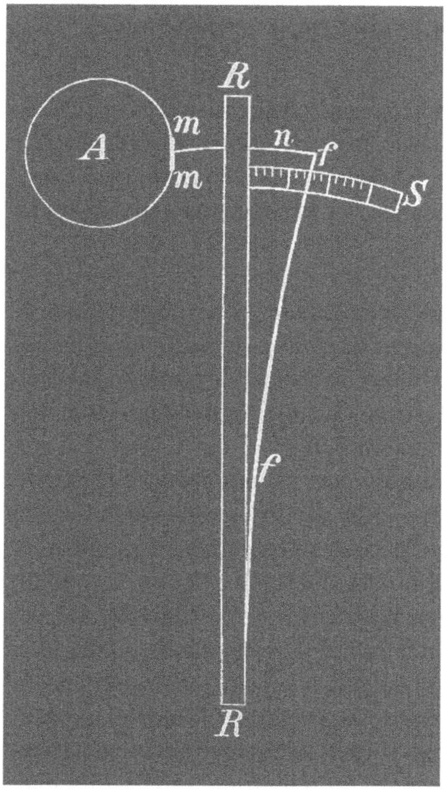


**Abb. 4.6:** Fick'sches Tonometer in der Originalpublikation. Legende: *A* = Auge, *R–R* = Rahmen des Instrumentes, *f* = Feder, unten am Rahmen befestigt, bei der Skala (*S*) abgewinkelt und am Ende mit *m* = Messingplatte mit 7 mm Durchmesser versehen. Wenn *m* das Auge applaniert, wird auf der Skala der Zeigerausschlag abgelesen und dann verglichen. Vergleich des Zeigerausschlages mit der Höhe einer Hg-Säule mit ebenfalls 7 mm Durchmesser. Quelle: [11]

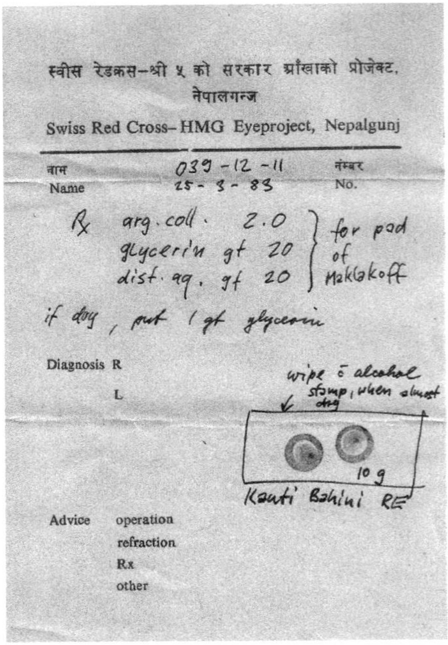
स्वीस रेडक्रस–श्री ५ को सरकार आँखाको प्रोजेक्ट,
नेपालगन्ज
Swiss Red Cross– HMG Eyeproject, Nepalgunj

नाम Name 039 - 12 - 11 25 - 3 - 83 नंम्बर No.

Rx arg. coll. 2.0
glycerin gt 20
dist. aq. gt 20
} for pad of Maklakoff

if dry, put 1 gt glycerin

Diagnosis R
L

wipe c̄ alcohol stamp, when almost dry

10 g

Kanti Bahini RE

Advice operation
refraction
Rx
other

**Abb. 4.7:** Rezept zur Herstellung der Farbe für das Tonometer aus dem Jahre 1983. Die Beimischung von Glycerin, schon von Maklakoff vorgeschlagen, macht die Flüssigkeit dickflüssig. Laut Dr. Schmied (pers. Mitteilung) ist das Instrument in Zentralasien noch 1991 im Gebrauch, also mehr als 100 Jahre nach seiner Vorstellung! Quelle: Urs Schmied Wattwil.

Lifschitz verbessert 1904 [13] das Fick'sche Tonometer entscheidend, indem er anstelle des Messingplättchens ein Prisma mit viereckiger Basis als Applanationsfläche verwendet [14]. Damit kann der Beobachter von der Seite her den abgeplatteten Hornhautbezirk prüfen. Wenn dieser mit den vier Seiten des Prismas niveaugleich ist, ist der Gleichgewichtszustand erreicht.

**Das Tonometer nach Coburn.** Coburn aus New York stellt 1908 [15] ein an ein Manometer gekoppeltes Tonometer vor. Aus den Unterlagen ist nicht ersichtlich, ob es jemals gebaut worden ist. Das Instrument enthält aber zwei entscheidende Neuerungen, welche den Weg zur genauen Messung weisen. Erstens kann die Applanation eindeutig bestimmt und zweitens der Wert genau abgelesen werden.

Wesentliches Bauteil (Abb. 4.8) ist ein Glasröhrchen (G) mit etwa 6 mm Durchmesser (⌀), eingebettet in eine gefensterte Metallhülle (B) In der Mitte verdünnt sich das Glasröhrchen auf 1 mm ⌀. Das augenseitige Ende des Glasröhrchens ist mit einer dünnen Gummimembran (R) abgeschlossen. Das obere Ende (H) ist an einen Gummischlauch angeschlossen, welcher zu einem Quecksilbermanometer führt (M). Dazwischengeschaltet ist ein Dreiweghahn (F) mit einer Pumpe (L) verbunden. Auf der Seite der Messinghülse ist verschieblich der Knopf (K) mit Zeiger angefügt, mit welchem das Niveau einer gefärbten Flüssigkeit im Glas markiert werden kann. Die Messung gestaltet sich folgendermaßen: In einem ersten Schritt wird das Röhrchen mit einer gefärbten wässerigen Flüssigkeit bis zum unteren Ende der Einschnürung gefüllt. Anschlie-

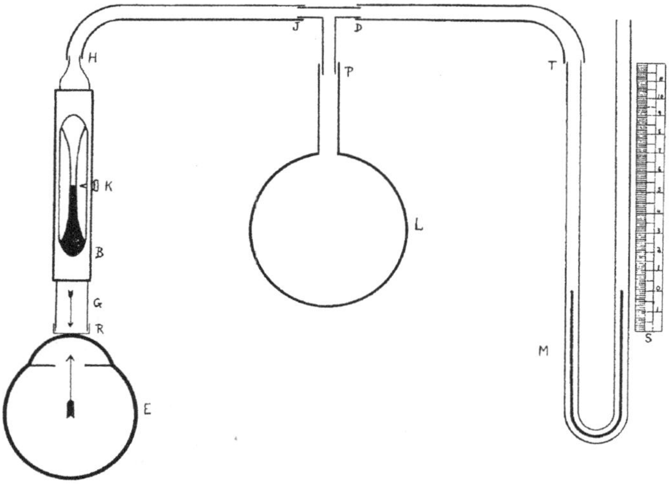


**Abb. 4.8:** Das Tonometer von Coburn. Erklärung siehe Text. Quelle: Coburn [15].

ßend wird das Instrument auf eine plane Oberfläche gesetzt. Jetzt wird das Niveau der Flüssigkeit im dünnen Teil des Röhrchens mit dem verschiebbaren Knopf K markiert. Damit ist der Zustand der Applanation definiert. Anschließend kann das Instrument auf das Auge gesetzt und angedrückt werden. Die Flüssigkeit wird im schmalen Teil des Röhrchens stark ansteigen. Die Gummimembran wird ja nach innen gebogen werden, weil keine Gegenkraft einwirkt. Nun pumpt man den Gummiball, bis das Niveau der Flüssigkeit zurück zu K kommt. Jetzt ist Applanation erreicht. Man kann nun das Manometer ablesen, welches den gleichen Druck zeigt, wie den Augeninnendruck. Obwohl der Durchmesser der Applanationsfläche 7 mm beträgt, ist der Autor der Meinung, dass der tonometrische Druck nicht stark verschieden vom Augeninnendruck sein wird. Er vermutet einen gewissen Einfluss des Wassergewichtes, gibt sich aber überzeugt, dass hiermit ein vernachlässigbarer Fehler resultiere. Das Gewicht des Instrumentes und die Anpresskraft desselben an das Auge werden nicht angesprochen.

**Das Applanationstonometer nach Maurice.** Maurice berichtet 1951 [16] über ein Tonometer mit ähnlicher Funktionsweise (Abb. 4.9). Er beschreibt sein Instrument als eine kleine zylindrische Kammer von etwa 1 cm Durchmesser. Seitlich ist ein Ausgang zu einem Manometer vorgesehen. Gegen den Beobachter hin ist die Kammer mit einer schrägen Glasplatte verschlossen. So kann man in das Innere der Kammer blicken, ohne durch Reflexe gestört zu werden. Innen, zur Seite des Patienten, ist ein Ring aus Acrylglas eingelassen mit einer zentralen, 4 mm ⌀, Lücke. Abgeschlossen wird die Kammer auf dieser Seite mit einer glänzenden Gummimembran (Pliofilm), konvex gegen außen gewölbt. Die Eigenschaften dieser Membran sind entscheidend. Sie muss einerseits steif genug, andererseits flexibel und elastisch sein, um sich mecha-

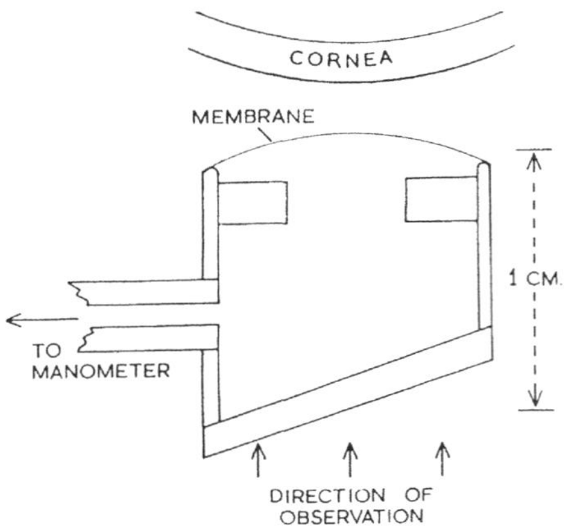


**Abb. 4.9:** Schemazeichnung des Tonometers von Maurice. Erklärungen siehe Text. Quelle: Maurice [16].

nisch wie die Cornea zu verhalten. Daneben muss sie reflektieren und darf, im planen Zustand, nicht fälteln. Offenbar erfüllt Pliofilm, ein Gummi, in erwärmtem Zustande diese Bedingungen.

Zur Druckmessung setzt der Arzt eine Stirnlampe auf. Diese besteht aus einer diffusen Lichtquelle, welche ein Streifenmuster projiziert. Der seitliche Ausgang der Kammer wird per Schlauch mit einem steuerbaren Manometer verbunden. Zur Messung wird das Instrument auf das anästhesierte Auge gesetzt. Wegen der Eigenschaften der Gummimembran empfiehlt der Autor zusätzlich etwas Gleitmittel zur Vermeidung von Verletzungen auf die Cornea zu geben. Der Untersucher blickt mit der aufgesetzten Stirnlampe durch die Kammer und sieht die projizierten Streifen seiner Lichtquelle einesteils auf dem fixen Ring, wie auch durch das zentrale Loch auf der Rückseite der Gummimembran. Applanation ist erreicht, wenn die Breite aller Streifen gleich ist (Abb. 4.10). Ist der Druck im System kleiner als der Augeninnendruck, so ist die Membran zum Beobachter konkav und die Streifen sind enger als die des Rings darum herum. Bei zu hohem Tonometerdruck ergibt sich das Umgekehrte.

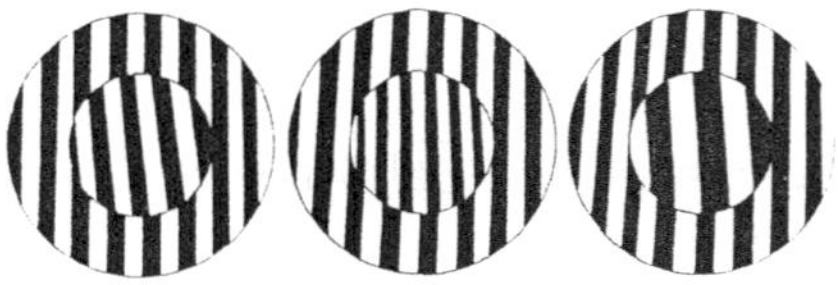

**Abb. 4.10:** Einstellung des korrekten Augeninnendrucks. Die Stellung der Streifen ist hier verdreht. Dies ist abhängig davon, in welcher Richtung der Zylinder beim Aufsetzen gedreht ist. Der Umstand spielt keine Rolle. (a) Korrekte Adjustierung, (b) Tonometerdruck zu niedrig, (c) Tonometerdruck zu hoch. Quelle: Maurice [16].

Zwar handelt es sich in diesem Falle um ein Tonometer mit variabler Kraft, doch ist die Größe der Applanationsfläche nicht bekannt. Das Instrument stellt einen Sonderfall dar. Über seine klinsche Anwendung gibt es keine Berichte.

**Das Tonometer nach Goldmann.** 1954 berichtet Goldmann [17] an der Generalversammlung der französischen Gesellschaft für Ophthalmologie über sein neues Tonometer, von welchem erste Überlegungen und Skizzen bis auf das Jahr 1939 zurückgehen.

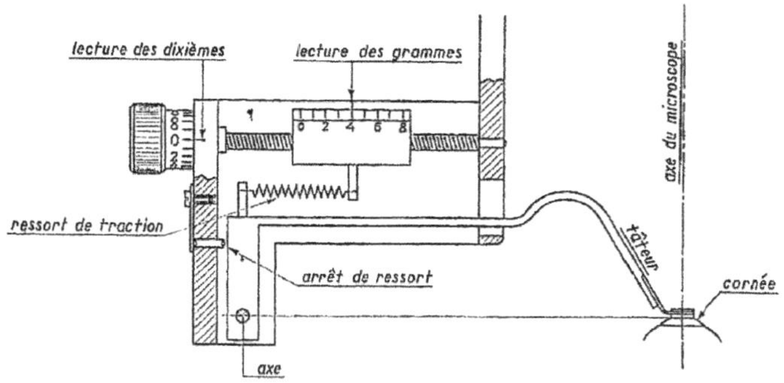


**Abb. 4.11:** Aufbau des Goldmann-Applanationstonometers. Quelle: Goldmann [17], Erläuterungen siehe Text.

Die 1954 vorgestellte Version besteht im Wesentlichen aus einer Federwaage. Ein später noch ausführlicher zu beschreibendes Applanationskörperchen ist über einen Hebelarm (tâteur) mit einer Feder verbunden (Abb. 4.11). Die Zugkraft der Feder, die auf den Hebelarm wirkt, wird mittels einer Drehschraube eingestellt und abgelesen. Die Feder ist so konstruiert, dass im Verlaufe der Zeit keine Ermüdung eintritt. Sie wird vor dem Einbau in das Gerät künstlich „gealtert“ und ist während der Messung nur wenig beansprucht. Sie hat eine maximale Zugkraft von 8 g, so dass Verletzungen praktisch ausgeschlossen sind. Mit der Schraube wird die Spannung der Feder so gewählt, dass die Kraft des Hebels der der Applanation entgegenwirkenden Kraft des Augeninnendrucks entspricht. Auf dieser Darstellung sind zwei Skalen angegeben. In einer allerersten Version muss das Okular der Spaltlampe durch ein Messokular ausgetauscht werden. Mit diesem wird der Fluoreszeinring auf 3,06 mm Durchmesser eingestellt und dann die Kraft abgelesen.

In der definitiven Version kommt das Prinzip der Balkenwaage zur Anwendung. Als Erfinder werden in der ersten Patentanmeldung in Grossbritannien genannt: Franz Papritz, Hans Goldmann und Theo Schmidt [18]. Die Abb. 4.12 und 4.13 (siehe jeweils Farbtafel) zeigen das Gerät ohne Gehäuse von der „Arzt“- und von der „Patienten“-Seite. Drei Elemente machen das Besondere dieses Gerätes aus: Erstens heben sich durch die richtige Wahl der Applanationsfläche die sich gegenseitig störenden Kräfte der Cornea auf. Zweitens wird als Messeinrichtung eine optische Variante benutzt, die die exakte Feststellung der Grenzlinie der Applanationsfläche erlaubt. Und drittens wird die Einstellung der Kraft so angelegt, dass eine lineare Kraftmessung über den gesamten, medizinisch relevanten, Bereich möglich ist. Das Gerät hat nur noch eine einzige Skala (Abb. 4.12). Diese ist in Gramm (entsprechend 1,96 mN) skaliert. Die Teilstriche entsprechen 0,2 g oder 2 mm Hg-Schritten. Die Skalierung wird vom Konstrukteur bewusst so gewählt, weil die Genauigkeit der Messung bei ±1 g liegt. Ungerade Werte sind immer extrapolierte Werte! (Franz Papritz, persönliche Mitteilung)

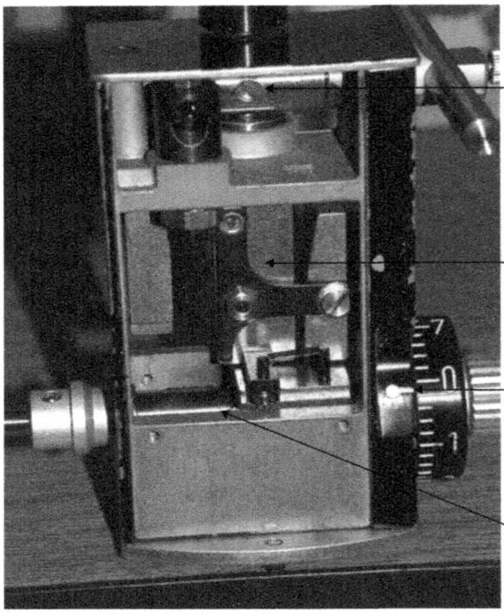


**Abb. 4.12:** Geöffnetes Goldmann-Applanationstonometer (Modell von 1958) mit der „Arzt"-Seite. Quelle: Autor.

Oben, in der Mitte ragt der mit dem Messkörperchen bestückte Hebelarm empor, die eine Hälfte des Waagebalkens. Die Achse der Balkenwaage ist unter der oberen Abdeckung mit der rot markierten Schraube (Versiegelung) zu sehen. Nach unten, hier nicht sichtbar, verlängert sich der Hebelarm im Sinne des Waagezeigers in den Einstellmechanismus hinein. Am Ende der Achse auf der Innenseite ist ein bronzefarbiges Gewicht zu sehen, die andere Hälfte des Waagebalkens (Abb. 4.13). Die Trommel mit Skala (Abb. 4.12) ist rechts unten sichtbar. Sie ist im Bild auf 0,1 g Gewicht oder ≅ 1 mm Hg eingestellt. Bei Stellung „0" der Trommel wirkt kein Drehmoment auf den Hebelarm, er kann frei schwanken (= indifferentes Gleichgewicht der Waage). Die Trommel ist mit einer Gewindespindel mit präzisem Gang bestückt (Abb. 4.12, rote Schräglinien knapp sichtbar). Wird die Trommel gedreht, verschiebt sich der auf der Spindel liegende bronzefarbige Block horizontal von der Trommel weg. Die Drehbewegung wird in eine Schiebebewegung umgewandelt. Dieser Block ist mit der zentralen

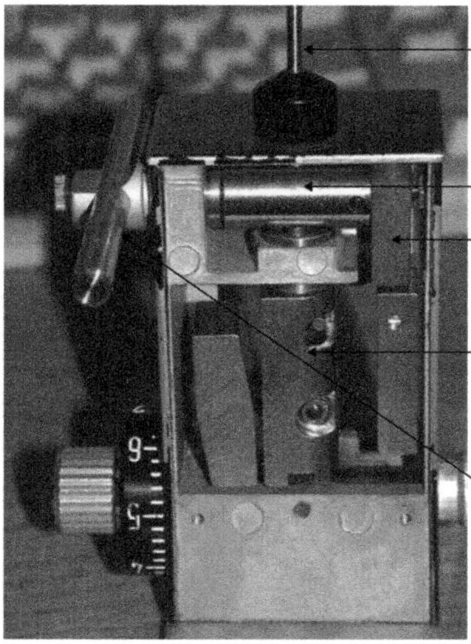


**Abb. 4.13:** Geöffnetes Goldmann-Applanationstonometer (Modell von 1958) mit der „Patienten"-Seite. Quelle: Autor.

Säule verbunden. An der zentralen Säule ist mit einem Winkelhebel ein exzentrisches Gewicht angebracht. Mit der horizontalen Verschiebung des Blocks wird die zentrale Säule um ihre vertikale Achse gedreht. Das Gravitationszentrum des Zusatzgewichtes verschiebt sich und übt auf die Waageachse ein Drehmoment aus. Der Hebelarm mit dem Messkörperchen wird an die Cornea gedrückt. Im Gegensatz zur ersten Variante mit der Feder wird das Körperchen bei der endgültigen Variante also mit einem Gewicht reibungsfrei belastet. Konstante Messbedingungen sind gewährleistet. Das Besondere ist die Kupplung (auf den Abb. nicht sichtbar) zwischen der zentralen Säule und der Achse. Die Konstruktion ist so ausgelegt, dass sich beim Drehen der Trommel während der Messung am Patienten keine Kraft von der Trommel auf den Hebel überträgt.

Auf der Außenseite der Achse (Abb. 4.13) ist ein Zusatzgewicht (Prüfstab) im Sinne eines zusätzlichen Waagebalkens zur Prüfung der Waage montiert. Es handelt sich nicht um eine Eichvorrichtung, da keine Einstellung vorgenommen werden kann. Das Tonometer lässt sich so auf korrekte Funktion überprüfen. Das Zusatzgewicht zur Prüfung der Waage kann auf 0 g, 2 g und 6 g Gewicht eingestellt werden. In der Abbildung ist es auf Null eingestellt. So schwankt der Tonometerarm bei senkrechter Haltung frei hin und her. Wird das Zusatzgewicht auf 2 g verschoben, so muss die Trommel entsprechend auf 2 g eingestellt werden, damit der Arm wieder frei schwanken kann.

Die Applanationsfläche wird mit einem Verdoppelungsprisma im Messkörperchen eingestellt (siehe Abb. 4.16) [18].

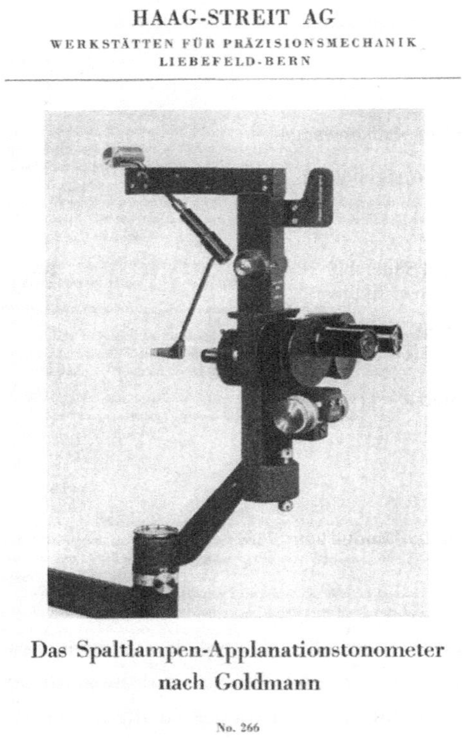


**Abb. 4.14:** Das erste, an die Spaltlampe 360 gekoppelte Goldmann-Tonometer. Modell von 1954. Unschlagbar ergonomisch die Anordnung von oben, welche die Arbeit an der Spaltlampe nicht stört. Beim Nichtgebrauch wird der Tonometerarm nach oben geschwenkt. Quelle: Prospekt der Firma Haag-Streit AG Liebefeld, CH.

Zu Beginn der Entwicklungsarbeiten für dieses Instrument stellt Goldmann [19, 20] einige grundsätzliche Überlegungen an. Erstens kommt er, wie Imbert 1885, zum Schluss, dass Applanation der Impression vorzuziehen ist, da durch die Impression und die damit verbundene Volumenvermehrung technisch nicht beherrschbare Fehlerquellen in die Messung eingehen. Wir werden diese im Kapitel über Impressionstonometrie näher beschreiben. Weiter verwirft er die Variante (a) (konstantes Gewicht/variable Fläche) zugunsten der Variante (b) (Konstante Fläche/variables Gewicht). Nur mit Variante (b) führt Applanation zu einer gleichbleibenden und vernachlässigbaren Volumenverdrängung über den gesamten Druckbereich. Drittens – bezieht man sich auf die Überlegungen von Fick – ist Applanation nur unter der Bedingung gültig, dass sie an einer Kugel mit unendlich dünner Wand erfolgt. Nur eine unendlich dünne Wand hat keine Eigensteifigkeit. Für das menschliche Auge gilt diese Bedingung nur bedingt. Es gilt also zur korrekten Messung diese abweichende Bedingung in die Lösung zu integrieren.

Die Cornea ist ein 0,5 mm dickes, flüssigkeitsgefülltes Gewebe mit zwei Grenzmembranen. Die äußere Membran $M_a$ ist die Bowman'sche Membran, die Innere $M_i$ die Deszemet.

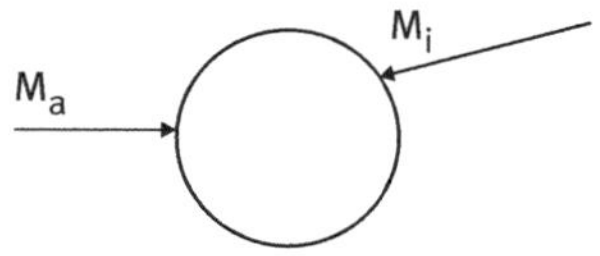


**Abb. 4.15:** Von Goldmann skizzierte Zeichnung für das Gedankenexperiment zur Applanation, $M_a$ = Membran außen (Bowman), $M_i$ = Membran innen (Deszemet). Quelle: Autor.

$M_a$ besitzt zusätzlich eine 0,05 mm dicke Zusatzschicht (Epithel) und ist mit Tränenflüssigkeit benetzt. Man stelle sich nun $M_a$ und $M_i$ als zwei konzentrische Membranen einer Kugelhülle mit Abstand von 520 µ, hier als Kreis gezeichnet, vor, wie ein reines Cornea-Sklera-Präparat, deren Zwischenraum mit Flüssigkeit gefüllt sei (Abb. 4.15). Im Zwischenraum, dem cornealen Stroma, kann ein niedrigerer Druck herrschen, als innerhalb $M_i$, nicht jedoch umgekehrt. Ist der Druck im Zwischenraum höher als hinter $M_i$, so kommt es zur Fältelung von $M_i$. Aus der Klinik sind solche Zustände als Deszemetfalten bekannt. Beginnt man also von außen langsam zu applanieren, so ist zunächst der Druck außen geringer als innen. Der Druck außen entspricht erst dann dem Druck innerhalb $M_i$, wenn $M_i$ ebenfalls plan und damit entlastet ist. Die zwischen $M_a$ und $M_i$ (520 µStroma) liegende Flüssigkeit ist im nichtverschieblichen Gewebe „gefangen" und kann zunächst nicht ausweichen. Nach dem Wegfall der applanierenden Kraft kehrt die Cornea in ihre ursprüngliche Form zurück. Das ist ihre Elastizität. Das Elastizitätsmodul hat die Dimension eines Druckes und addiert sich zum Innendruck. Es gilt korrekt nur bei intaktem Epithel. Bei Erosio oder Epitheloedem riskiert man, zu niedrige Werte zu messen. Wenn also $M_i$ plan ist, trägt $M_a$, die Bowman'sche Membran, die Last des intraokularen Druckes. Aufgabe ist es also, die kleinste Applanationsfläche zu finden, bei welcher die Deszemet sicher entspannt (plan) ist. Zu diesem Zweck führt Goldmann Versuche mit Freiwilligen an der Spaltlampe durch. Da die damalige Spaltlampe von Haag-Streit, Model 360, noch nicht die Möglichkeit besitzt, den Beleuchtungsarm vor dem Mikroskop frei hin und her zu schwenken, muss sie leicht modifiziert werden (Abb. 4.15). Ein Reduktionsprisma wird vor den Beobachterstrahlengang eingeschwenkt, so dass der kleinstmögliche Winkel zwischen Beleuchtung und Beobachtung auf 2–3° eingestellt werden kann. Dann wird vor das Beobachtungsokular und vor den Beleuchtungsstrahlengang je eine schlitzförmige Blende angebracht. Dies erlaubt, die spekulare Reflexion im Fokus der Spaltlampe direkt zu beobachten. Als Druckkörperchen wird ein durchsichtiges Glasplättchen verwendet. Das Beobachtungsokular wird durch ein Messokular ersetzt. Die Applanation der Bowman $M_a$ zeigt sich, wie üblich, an Hand des Durchmessers des Fluoreszeinringes. Die Applanation der Deszemet $M_i$ wird an Hand der Totalreflexion ersichtlich. Bei richtiger Stellung erscheint die reflektierende Fläche dunkel, da ja ein kleiner Winkel zwischen Beobachtungs- und Beleuchtungsstrahlengang besteht. Dort wo die Applanation beginnt, ergibt sich ein deutlich sichtbarer heller Ring, so dass mit dem Messokular der Ringdurchmesser bestimmt werden kann. Es werden der Augeninnendruck und die zwei Applanationsdurchmesser gemessen. Die Versuche zeigen, dass, beginnend mit einer äußeren Applanation mit 0,4 mm ⌀

die Deszemet abzuplatten beginnt. Bei einer Fläche von mehr als 2,5 mm ⌀ bleibt der Druck konstant. Ab einem äußeren Durchmesser von 3,0 mm wird das Verhältnis von äußerer zu innerer applanierter Fläche proportional. Über 4 mm ⌀ beginnt der Druck anzusteigen. Die korrekte äußere Applanationsfläche muss folglich zwischen 3 und 4 mm ⌀ liegen. Welche Fläche soll man nun wählen? Das spezifische Gewicht von Quecksilber ist vereinfacht 13,5 g/cm$^2$ (die Erdbeschleunigung nicht berücksichtigt). Ein Kreisdurchmesser von 3,06 mm ergibt eine Fläche von 7,35 mm$^2$. Wirkt auf diese Fläche eine Kraft von 1 Gramm so gilt: $1/7{,}35 = 0{,}135\,\text{g/mm}^2 = 13{,}5\,\text{g/cm}^2$. Ein Gramm entspricht bei dieser Fläche 10 mm Hg [21].

Für Tiere, welche keine Bowman'sche Membran aufweisen, sind die obigen Ergebnisse nicht anwendbar. Man erhält mit dieser Anordnung falsche Werte.

**Die Oberflächenspannung der Flüssigkeit.** Sie kommt beim Übergang von der natürlichen Kurvatur zur Applanation zum Tragen. Sie ist die Kraft, welche den Applanationskörper an die Cornea zieht, sie wirkt also umgekehrt zur Elastizität. Sie kann wie folgt formuliert werden:

$$N = -\frac{\alpha}{r_2}$$

$\alpha$ = Haftspannung der Flüssigkeit,
$r_2$ = Krümmungsradius des Meniskus' zwischen Cornea und Applanationskörper.

Diese Kraft ist druckunabhängig, aber proportional zum Durchmesser der Applanationsfläche. Wenn man den Durchmesser geschickt wählt, heben sich die Kraft der Elastizität und die Kraft der Oberflächenspannung auf. Allerdings sollte der Flüssigkeitsring möglichst klein sein.

Es lässt sich somit feststellen:

$$P_t + M - K/F + N = 0$$

oder

$$P_t + M = K/F + N$$

wenn $M$ und $N$ sich aufheben:

$$P_t = K/F$$

$P_t$ = mit dem Tonometer gemessener Druck (= tonometrischer Druck),
$M$ = Elastizität der Cornea,
$K$ = Kraft,
$F$ = Fläche,
$N$ = Oberflächenspannung der Flüssigkeit.

Die beiden Kräfte heben sich auf, wenn die äußere Applanation einen Durchmesser von 3–4 mm hat. Moses [22] und später Niesel und Kwasniewska [23] schauen sich diese Kräftebalance näher an. Sie photographieren simultan die Trommel und das

Messkörperchen mit dem Fluo-ring. Mit Hilfe statistischer Methoden gelingt es ihnen, zu zeigen, dass die Breite des Ringes tatsächlich eine Rolle spielt. Je breiter der Ring desto höher der Messwert. Im Extremfall kann der Fehler bis zu 2 oder 3 mm Hg gehen. Hier kommen natürlich auch die Benetzungseigenschaften des Druckkörpers ins Spiel. Versuche mit Glas und Plexiglas (Polymethylmethacrylat) ergeben für PMMA leicht höhere, aber eindeutig konstante Werte. Das definitive Körperchen besteht aus PMMA.

**Fließen der Cornea.** Eingangs haben wir erwähnt, dass der Raum zwischen den zwei Membranen $M_a$ und $M_i$ (Bowman und Deszemet) mit unverschieblicher Flüssigkeit gefüllt sei. Bekanntlich stellt das Stroma ein hochorganisiertes, stark wasserhaltiges Gewebe dar. Lässt man das Druckkörperchen auf der Cornea ruhen, so stellt man bald einen Druckabfall fest, der etwa nach 4 Minuten in einen Gleichgewichtszustand übergeht. Durch den Anpressdruck des Körperchens wird Wasser aus den Interzellularräumen seitwärts gepresst, was zur Verdünnung der Cornea führt und damit den beobachteten Druckabfall bewirkt. Goldmann nennt das Phaenomen „Fließen" der Cornea. Daraus folgt, dass die korrekte Messung zügig, unter 1 Minute, zu erfolgen hat und, noch wichtiger, dass mit diesem Messprinzip die Tonographie, oder eine andere kontinuierliche Druckmessung nicht möglich ist.

**Volumenverdrängung und Rigidität.** Wie wir später noch sehen werden, spielt bei der gröberen Verformung die Volumenverdrängung und damit auch die Elastizität der Cornea eine schwer zu beschreibende Rolle. Nach Friedenwald [24] gilt

$$\log P_0 / \log P_t = R \cdot \Delta V .$$

Eine lineare Veränderung des Volumens führt also zu einem logarithmischen Druckanstieg! Im Falle eines Auges mit einem cornealen Radius von $r = 7{,}5$ mm führt die Applanation mit der Fläche = $7{,}35\ \mathrm{mm}^2$ zu einer Volumenverdrängung von 0,442 $\mathrm{mm}^3$. Dies entspricht etwa 2 % des Vorderkammervolumens. Umgerechnet ergibt sich damit $P_0 = P_t \cdot 0{,}98$. Praktisch ist $P_0 = P_t$, die Applanation führt zu einem vernachlässigbaren Druckanstieg. So spielt die Rigidität auch keine Rolle. Die Variante „variable Kraft/konstante Fläche" hat den immensen Vorteil, dass bei allen Drucken die Menge der verdrängten Flüssigkeit immer die gleiche ist!

**Genauigkeit des Ablesens.** In einer ersten Version wird die korrekt eingestellte Applanationsfläche mit einem Messokular gesucht. Die endgültige Version des Messkörperchens (Abb. 4.16) enthält ein Verdoppelungsprisma, welches den Applanationskreis in zwei verschiebliche Hälften unterteilt [18, 25]. Die korrekte, einzig richtige Einstellung ergibt sich mit der Zusammenführung der beiden inneren Ränder der Kreishälften. Der Rand des Kreisumfangs wird scharf und gut sichtbar, wenn die Tränenflüssigkeit mit Fluoreszein gefärbt und dann mit Blaulicht beleuchtet wird. Diese Lösung ist elegant und genau.

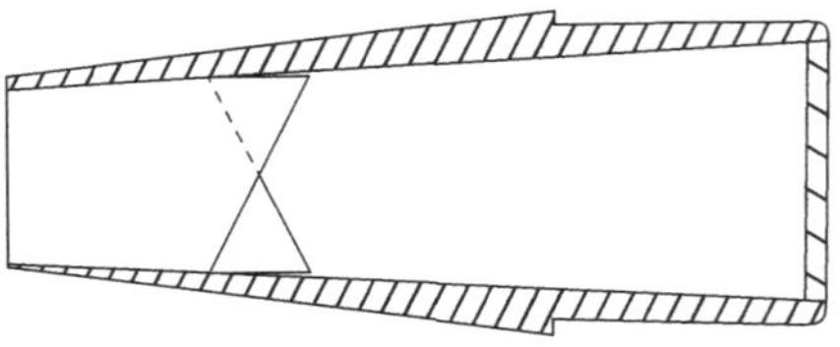

**Abb. 4.16:** Messkörperchen mit Verdoppelungsprisma. Quelle: Schmidt Th. [25].

Es empfiehlt sich, das Messkörperchen so in die Halterung einzuführen, dass sich die Halbkreise horizontal verdoppeln. Durch diese Stellung muss die Spaltlampe zur Zentrierung des Bildes nur horizontal verschoben werden, währenddem sie in den anderen Positionen auch schräg und vertikal verschoben werden muss.

**Astigmatismus.** Bei Astigmatismus > 3 dptr wird nicht mehr eine Kreisform, sondern eine Ellipsenform abgeplattet. Damit die Fläche der Ellipse gleich groß ist wie die kreisrunde Fläche von 7,35 $mm^2$, muss der Messwinkel von 0° auf 43° in Richtung des schwächer brechenden Meridians der Ellipse gedreht werden. So ergeben sich korrekte Werte von 3 bis 20 dptr. Astigmatismus. Goldmann liefert, wie immer, die korrekte Ableitung dazu.

**Hornhautdicke.** Schon seit der Ära der Impressionstonometrie [24] ist bekannt, dass die Hornhautdicke auf die Messung einen gewissen Einfluss zu haben scheint. Friedenwald hat den Einfluss von Radius und Hornhautdicke für das Schiøtz-Tonometer gründlich untersucht und auch Korrekturfaktoren dazu angegeben. In den Arbeiten von Goldmann [20] wird dieser Umstand auch für die Applanationstonometrie beschrieben, was aber im Verlaufe der Zeit vergessen geht. Goldmann geht von einer mittleren Hornhautdicke von 520 µ aus. Mit dem Aufkommen der refraktiven Chirurgie erhält dieser Punkt eine neue Bedeutung. Eigentlich geschieht dasselbe, wie beim Fließen der Cornea (siehe oben). Der Druck, der für die Entlastung der M. Deszemeti notwendig ist, wird bei einer dünneren Cornea geringer. Es zeigt sich nach Durchsicht vieler Studien, dass bis heute kein Algorithmus zur einfachen Umrechnung vorliegt. Mit der Operation wird wohl nicht nur die Hornhautdicke, sondern immer zugleich auch das Elastizitätsmodul verändert.

**Vergleich zu Schiøtz.** Zum Zeitpunkt der Vorstellung des Applanationstonometers ist das Tonometer nach Schiøtz [26] der Standard. Es wird deshalb ein Vergleich mit dem Schiøtz-Tonometer durchgeführt. Die Messung mit Schiøtz erfolgt im Liegen oder bei stark zurückgebeugtem Kopf, die Messung mit Goldmann im Sitzen. Friendenwald hat zwischen 1948 und 1955 dreimal Umrechnungstafeln, basierend auf dem gleichen Zahlenmaterial, vorgestellt, zuletzt unter Berücksichtigung der Ergebnisse der Applanationstonometrie [19]. Goldmann geht davon aus, dass der Druck im Liegen wegen des episkleralen Venendrucks 1 mm höher ist als im Sitzen. Unter Berücksichtigung dieser Unterschiede ergibt sich eine gute Übereinstimmung der Messwerte der beiden

Tonometer. Der bei Schiøtz gültige Grenzdruck von 25 mm Hg wird beim Goldmann-Tonometer auf 24 mm Hg festgelegt.

Mit der Entwicklung seines Applanationstonometers und mit der Ausarbeitung der theoretischen Grundlagen dazu erreicht Goldmann Folgendes:

Mit einem Applanationstonometer mit kleiner Applanationsfläche, bei welchem die Kraft bei konstanter Fläche gemessen wird, lässt sich der Augeninnendruck klinisch ausreichend genau messen. Die Messung einer variablen Kraft mit konstanter Fläche ist der Messung einer variablen Fläche bei konstanter Kraft überlegen, da die Menge der verdrängten Flüssigkeit, welche das Hauptproblem der Deformationsmessung darstellt, unter allen Drucken die Gleiche bleibt. Eine Eichung des Instruments am Patienten ist unnötig.

Applanationstonometrie für Langzeitmessungen und Tonographie sind so nicht möglich. Sie würden einen deutlich größeren Durchmesser der Fläche erfordern. Dazu fehlt die technische Lösung, den Innendruck während der Tonographie konstant zu halten.

Drucke bis 24 mm Hg sind als normal zu bezeichnen, was darüber gemessen wird, sollte Anlass zur Abklärung auf das Vorliegen eines Glaukoms geben.

Goldmanns Fazit:

> J'ai l'impression que notre tonomètre soit meilleur que le Schiøtz, mais son plus grand avantage est qu'il permet de faire la tonométrie au cours de l'examen de routine à la lampe à fente sans inconvénient pour le malade et sans perte de temps pour le médecin. [17]

Von allen Tonometern, die die Kraft zum Hervorrufen einer Deformation messen, ist das Applanationstonometer nach Goldmann das Einzige, welches bewusst so ausgelegt ist, dass die störenden, gegenseitig sich beeinflussenden Kräfte aufgehoben werden. Bei der Messung wirkt nur der Druck des Augeninnern auf den Messkörper. Im Verlaufe der Jahre wird das Instrument laufend verbessert und den geänderten Ansprüchen der Benutzer angepasst.

Später wird das Tonometer für den Gebrauch von der Spaltlampe weg weiterentwickelt. Zu erwähnen sind das Tonometer von Draeger [27] sowie dasjenige von Perkins [28]. Draeger hat sein Instrument zu einem Selbstmessgerät weiterentwickelt [29]. Bezüglich der Vergleichbarkeit zu Goldmann ergeben sich gute Werte.

**Das Tonometer nach Grolman.** Die nächste Entwicklung basierend auf diesem Prinzip ist im NCT (Non Contact Tonometer) realisiert [30]. Dieses Instrument wird als Erstes von der damaligen Firma AO (American Optical, Buffalo, NY) vorgestellt [31]. Ein Luftstrom mit definierter Kraft wird auf die Cornea geblasen. Gleichzeitig wird ein Licht auf den Apex der Cornea gerichtet und dessen Reflex aufgefangen. Die Intensität des Reflexes ist bei Applanation maximal (Totalreflexion). Anhand des Corneareflexes kann dieser Zeitpunkt erfasst werden. Der Zeitpunkt vom Beginn des Luftstromes bis zum Moment der Applanation wird in mm Hg umgerechnet. Multiple Studien haben gezeigt, dass die Messgenauiglkeit dieses Instrumentes innerhalb des normalen Druckbereiches gut ist. Mit dieser Lösung kann der direkte Kontakt mit der Cornea und damit auch die Lokalanästhesie vermieden werden. Mögliche Komplikationen im Anschluss an die Messung, wie Erosio corneae, die Verbreitung von infektiösen Keimen oder Medikamentennebenwirkungen durch die Lokalanästhesie sind kein Thema. Das Instrument kann problemlos von paramedizinischem Personal bedient werden und Massenuntersuchungen sind gut durchführbar. Im oberen Druckbereich ist das Instrument weniger zuverlässig als das Applanationstonometer. Mögliche Erklärungen dafür sind die punktuelle Kurzzeit-Messung, welche pulsatorische und respiratorische Schwankungen nicht als solche erkennt und damit die Mittelwertberechnung verunmöglicht oder der Einfluss der Hornhautdicke. Einschränkungen geben sich bei abnormer Hornhautanatomie oder bei schlechter Fixation.

**Das Tonometer nach Mackay-Marg-Oechsli.** Dieses Tonometer [32] wird in seiner ersten Form 1959 vorgestellt. Im Prinzip handelt es sich um einen beweglichen Stift in einer Hülse, ähnlich dem Schiøtz'schen Tonometer. Der Stift ist in einer elastischen Manschette in einen Quarzzylinder [33] eingelassen. Später wird die Manschette aus Gummi sein [34]. Der Stift ragt 5 μ vor die Fußplatte. Er hat einen Durchmesser von 1,5 mm, die Cornea wird also auf eine kleine Fläche applaniert. Jede, noch so kleine, auch unter 1 μ, Lageverschiebung des Stiftes relativ zur Manschette führt zu einer elektrischen Spannung, die elektronisch verarbeitet wird. Das Aufsetzen des Gerätes auf die Cornea führt zu einer rückwärts Verschiebung des Stifts. Ein elektronischer Regelkreis fährt den Stift sogleich wieder in die ursprüngliche Stellung zurück. Die elektrische Kraft hierzu wird in den Augeninnendruck umgerechnet. Die neueren Modelle funktionieren leicht anders (Abb. 4.17). Bei Annäherung des Instrumentes an die Cornea wird der Stift gegen innen gedrückt. Er trägt sowohl den Druck, wie auch die Federkraft der Cornea. Wenn die Fußplatte der Hülse mit der Cornea in Berührung kommt, wird die Last auf dem Stift geringer, es zeigt sich im Kraft–Zeit-Diagramm ein Knick. Der tiefste Wert des Knicks in Relation zur Basislinie entspricht dem Druck im Auge. Drückt das Instrument weiter auf die Cornea, vergrößert sich die Applanationsfläche, der Augeninnendruck steigt wieder an [35]. Das Instrument misst schnell und präzis und unter standardisierten Bedingungen fällt der Vergleich mit der Applanationstonometrie gut aus. Es eignet sich für vielerlei Anwendungen,

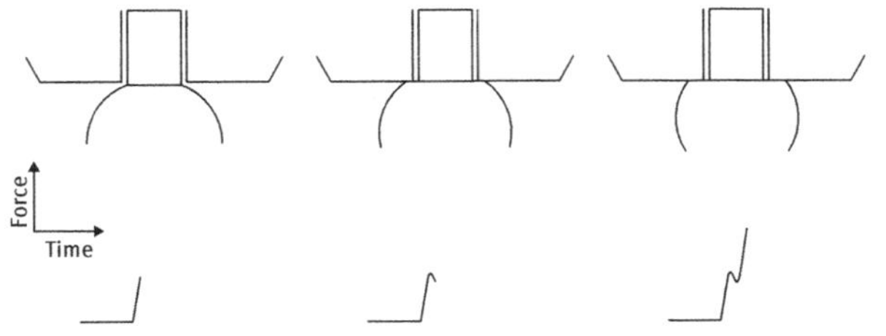


**Abb. 4.17:** Kraft–Zeit-Diagramm der Messung mit Mackay-Marg. Quelle: Hart W. M. Adler's Physiology of the Eye. Mosby-Year Book. St. Louis, MO, 1992.

so zum Beispiel am Krankenbett, bei unkooperativen Patienten, in Narkose, bei beschädigter Hornhaut, etc. Später wird das Instrument zum allseits beliebten Tono-Pen weiterentwickelt.

**Das Tonometer nach Langham.** Auf einem ähnlichen Prinzip wie Mackay-Marg basiert das Pneumotonometer von Langham [36]. An einem Ende eines bleistiftähnlichen Halters befindet sich ein kleiner druckregistrierender Stutzen, der einen äußeren Durchmesser von 10 mm und eine zentrale Druckkammer von 2 mm aufweist. Das Endstück ist mit einer elastischen Folie überzogen. Ein Luftstrom wird in der Kammer erzeugt, welcher die Folie gegen die Hornhaut drückt und dann seitwärts entweicht. Der Luftdruck in der Kammer ist abhängig vom Widerstand, den die zu applanierende Cornea dem Luftstrom entgegensetzt. Die Luftdruckwerte werden als Druckkurve auf einen Schreiber geschrieben. Beim Aufsetzen des Instrumentes ergibt sich das gleiche Kurvenmuster wie beim Mackay-Marg-Tonometer. Mit dem Instrument kann kontinuierlich gemessen werden. Auch dieses Gerät zeigt eine gute Übereinstimmung mit dem Goldmann-Tonometer. Das Gerät benutzt eine nicht-lineare Korrekturformel zur Berechnung des Druckes. Es sind möglicherweise Faktoren in der Formel, die den cornealen Einfluss kompensieren. Leider ist diese Formel nie publiziert worden. Damit kann von unabhängiger Seite nicht überprüft werden, wie sich das Fließen der Cornea auf die Messung auswirkt. Später entwickelt Langham das Instrument von einem von Hand gehaltenen Tonometer zu einem kompletten Untersuchungssystem mit Erfassung der okulären Pulswelle [37].

### Variante (c): bidirektionale Applanationstonometrie (Ocular Response Analyzer)

**Das Tonometer von Luce.** Basierend auf dem NCT 1 von Grohlmann entwickelt Luce [38] die Lufttonometrie weiter. Seine neue Version bläst einen anschwellenden Luftstrom gegen die zentrale Hornhaut und flacht sie ab. Sie bläst so stark, dass eine kurzfristige Impression der Hornhaut (30°) erfolgt. Dann schwächt sich der Luftstrahl wieder ab, so dass die Cornea in ihre normale Form zurückfällt. Durch die Impression der Hornhaut hat sich beim An- und Abschwellen des Luftstromes jeweils kurz ein Zustand der Applanation eingestellt. Wie groß die Applanationsfläche des Luftstrahles ist, wird aus der Literatur nicht ersichtlich. Mit einem elektro-optischen Kollimator wird der Zeitpunkt der Applanation erfasst und mit der dazugehörigen Kraft des Luftstromes korreliert. Es resultieren pro Messung 2 Druckwerte, $P_1$ und $P_2$. Das 2009 eingereichte Patent [39] beschreibt eine ausführliche Eichung des Gerätes gegenüber dem Applanationstonometer nach Goldmann.

Daraus wird die Formel abgeleitet:

$$\text{Augeninnendruck} = K_1^*(F^* \cdot P_1 + P_2) + K_2 \,.$$

$F$ ist ein Skalenfaktor, er darf nicht den Wert von −0,43 haben. Er dient der relativen Gewichtung von $P_1$ und $P_2$; $K_1$ bezeichnet die Steigung und $K_2$ das Offset, beide sind Konstanten.

Aus den zwei Druckwerten werden mehrere Indices abgeleitet [38]:

- CH „corneal hysteresis", bezeichnet die Differenz der Werte $P_1 - P_2$, er soll die viskoelastischen Eigenschaften der Cornea widerspiegeln.
- IOP "g" ist das arithmetische Mittel der Werte $P_1$ und $P_2$ und entspricht dem Druck mit Goldmann-Tonometrie. Mehrere Studien belegen, dass hiermit der Wert des ORA ziemlich genau dem applanationstonometrischen Wert entspricht [40, 41].
- IOP "cc" ist ein „corneal compensierter" Wert, linear berechnet aus dem Druck und der Hysteresis, er soll die elastischen Eigenschaften der Cornea repräsentieren [42]. Die Auswertung des Druckes zusammen mit der Hysteresis macht die Druckmessung unabhängig von der Hornhautdicke.
- CRF, „corneal resistance factor", ist eine weitere rechnerische Größe aus den beiden Messwerten. Die Diskriminierung von Glaukom und Gesund ist wegen starker Überlappung der Werte nicht möglich [42].
- Zusätzlich wird in der neuesten Version des Gerätes ein WFS „waveform score", angeboten. Es werden der gesamte Verlauf der Applanation, also des Lichtreflexes und der Verlauf des Luftdrucks in Kurvenform abgebildet. Daraus soll sich ein Qualitätsmaß der Messung ableiten lassen [41]. Es fällt auf, dass bei der zweiten Applanation, wenn die konkave Cornea in ihre natürliche Form zurückkehrt, der Druck immer tiefer ist, als bei der Ersten. Luce bringt diese Druckdifferenz mit den viskoelastischen Eigenschaften der Hornhaut in Verbindung und benennt sie „corneale Hysteresis". Damit knüpft er an das von Goldmann erwähnte „Fließen" der Cornea an. Durch die Verdrängung von extrazellulärem Wasser im Stroma zur Seite hin wird die Hornhaut zentral dünner und es leuchtet ein, dass damit der Druck tiefer gemessen wird. Wir erinnern uns, dass bei Goldmann der Druckabfall durch das Fließen der Cornea etwa 4 mm Hg betrug. Der Bereich dieses Unterschiedes beim ORA geht von 1,8 bis 14,6 mm Hg. Im Mittel soll er 9,6 mm Hg betragen [40, 41]. Man muss daraus ableiten, dass $P_1$ und $P_2$ ziemlich weit entfernt vom Goldmann-wert liegen müssen, sollen sie ihm als arithmetischer Mittelwert entsprechen.

Über Vergleichsuntersuchungen an manometrisch geeichten Augen wird nicht berichtet, somit scheint die Herleitung dieser Werte aus den Materialeigenschaften der Cornea – Visko-Elastizität, Biegsamkeit, Eigensteifigkeit, Dehnbarkeit – nicht offensichtlich. Die in unserem Kontext wichtigste Materialeigenschaft der Cornea [43] – nebst der Transparenz – ist die Elastizität, die anderen treten in den Hintergrund [44, 45]. Die Elastizität der Cornea kann in-vivo nicht ermittelt werden, da mit jeder Bewegung der Cornea auch der Widerstand des Kammerwassers dazukommt. Interessant ist in dem Zusammenhang auch die Vergleichsmessung vor und nach LASIK [46]. Nach einer Reduktion der zentralen Hornhautdicke um −90 µ verändert sich der Mittelwert bei einem Kollektiv von 66 myopen Augen wie folgt: Der Wert der Applanationstonometrie sinkt um −1,8 ± 2,8 mm Hg; ORAg −4,6 ± 2,8 mm Hg; ORAcc −2,1 ± 2,6 mm Hg und DCT −0,5 ± 2,6 mm Hg. Die korrekte Interpretation und Würdigung dieses Resultates wird erst nach Vorliegen von Versuchen mit isolierten Corneapräparaten möglich werden. Hallahan [47] berichtet über ausgezeichnete Ergebnisse bei Keratokonus. Er vergleicht 54 Augen von 27 Gesunden mit 49 Augen von 25 Keratokonuspatienten. Er führt bei der Auswertung 16 neu definierte Variablen ein zur Diskriminierung der zwei Gruppen. Die statistische Auswertung erfolgt mit der Methode der AUC (area under the curve) und ROC (receiver operating characteristic), sowie *Z*-Statistik. 15 dieser 16 Variablen sind in der Lage die Unterscheidung zu treffen. Am besten gelingt es bei der Auswertung der Tiefe der Deformation und ihrem Verhältnis zur gesamten Hysteresis-Schleife.

#### 4.3.2.2 Impressions- oder Indentationstonometrie

**Erste Ära**

In den Jahren1863 bis 1871 werden die ersten systematischen tonometrischen Messungen durchgeführt und veröffentlicht. Schon in diesen ersten Arbeiten werden Themen behandelt, die uns noch heute beschäftigen. Es lohnt sich, hier etwas zu verweilen, da die Behandlung dieser Themen in einem ganz anderen, als dem uns vertrauten Umfeld stattfindet und der Vergleich zu heute eines gewissen Reizes nicht entbehrt. Es seien kurz einige Rahmenbedingungen der Medizin in dieser Epoche in Erinnerung gerufen: In den Jahren um 1860 bis 1870 gibt es noch keine Infektiologie. Joseph Lister führt die Wundbehandlung mit Karbolsäure ab 1867 durch. Druckmessung in der Medizin ist unbekannt. Riva-Rocci bringt die Blutdruckmessung 1896 auf und Korotkoff verbessert sie 1905. Erst ab diesem Zeitpunkt ist man in der Lage, sowohl systolisch, wie auch diastolisch den Blutdruck zu messen!

In der Zeit von 1860 bis ca 1930 wird eine Vielzahl von meist auf dem gleichen Prinzip beruhenden Impressionstonometern vorgestellt [14, 58].

**Das Tonometer nach v. Graefe.** Von Graefe schlägt als Erster 1862 ein Tonometer vor, welches sich auf Orbita und Oberkiefer abstützt und mit einem zentralen Stift das Auge eindellt [58]. Nachdem er mit dieser Konstruktion nicht zufrieden ist – sie drückt das ganze Auge bei geschlossenem Lid in die Orbita – wendet er sich an seine Freunde Donders und Snellen in Holland. Diese erkennen sowohl die Wichtigkeit der Druckmessung, wie auch das Ungenügen des vorgestellten Instrumentes. Man einigt sich gemeinsam darauf, Hamer, einen Assistenten von Snellen, das Projekt weiterverfolgen zu lassen [14].

**Das Tonometer nach Donders.** 1863 berichtet Donders erstmals über seine Bemühungen, ein Gerät zur Messung der „Augenspannung“ herzustellen [48]. Er schlägt hierzu den Namen „Tonometer“ vor. Ein erstes Instrument zeigt auf einem Zifferblatt an, wie weit ein durch eine bestimmte Federkraft bewegter Knopf in die Sklera eingedrückt wird. Donders kündigt an, nächstens in Versuchsreihen am toten Auge die Skala des Zifferblattes mit manometrisch gemessenen Drucken abzugleichen. Zweck des Instruments soll die Prüfung seiner Glaukomtheorie sein, welche lautet:

> … ist nämlich das Glaucom als eine Neurose (gleichsam ein Spasmus) der Secretionsnerven des Auges zu betrachten, welche gewöhnlich als Reflexneurose von der Iris aus auftritt, oder wenigstens durch erfolgte Spannung der Iris unterhalten und gesteigert wird. Die Neurose kann ohne Entzündung existieren (Glaucoma simplex), der Entzündung vorangehen, welche leicht durch sie angeregt wird, und vielleicht so von Anfang an mit entzündlicher Komplikation auftreten. Die Iridectomie hebt das Glaucom auf, indem die Irritation der gespannten Irisnerven aufhört, und somit die Reflexneurose der Secretionsnerven nicht länger unterhalten wird.

Seine Ansicht deckt sich mit der Vorstellung von Graefe (S. 11) (Unmittelbar im Anschluss an diese Sitzung erfolgt die Gründung der ophthalmologischen Gesellschaft, der nachmaligen DOG).

**Das Tonometer nach Dor.** Es zeigt sich, dass das Instrument von Donders den Anforderungen nicht genügt. Der Zeiger bewegt sich nur ruckartig. Die Reibung der einzelnen Teile gegeneinander ist zu groß für die kurzen, im 10tel und 100tel Millimeterbereich liegenden Strecken. Die Kollegen kontaktieren 1863 Henri Dor in Bern, mit der Bitte, sich doch in seinem Lande nach einem geeigneten Uhrmacher umzuschauen. Dor trifft Antoine LeCoultre, Uhrmacher aus Le Sentier, Vallée de Joux. Dieser hat 1844 die Methodik zur Messung von $1 \cdot 10^{-3}$ mm (μ) erfunden und zu diesem Zweck ein Instrument, das „Millionometer“, gebaut. LeCoultre ist fähig, Instrumente zu konstruieren, die Bewegungen für derart kleine Wegstrecken ermöglichen. 1865 [49] wird das neue Tonometer vorgestellt und gleich mit Vorschusslorbeeren bedacht. Leider sind keine Abbildungen oder Konstruktionsskizzen dieses Instruments mehr vorhanden (Jaeger-LeCoultre). Im selben Atemzug berichtet Dor über ein zweites, als Zwischenlösung gedachtes, von Marc-Antoine Thury in Genf gebautes Instrument. Dieses Instrument wird ausführlich besprochen (Abb. 4.18–4.20). Im Wesentlichen besteht es aus einem in einer Hülse gleitenden Stift, welcher mit einer Feder auf das Auge gedrückt wird. Am oberen Ende ist der Stift mit einem Zeiger verbunden, welcher die Verschiebung des Stiftes gegenüber der Hülse als Ausschlag auf einer Skala anzeigt. Am unteren Ende ist der Stift aus Elfenbein gefertigt. Das Instrument wird von Dor richtigerweise als Dynamometer bezeichnet, da der Stift durch Federkraft aus der Hülse gedrückt wird. Beim Messvorgang wird das Instrument zuerst auf eine plane Unterlage gestellt, so dass Stift und Hülse in eine Ebene zu liegen kommen. Mit der Schraube „t“ kann dieser Zustand justiert werden. Die Messung geht dann so vor sich, dass zuerst die Feder mit dem Hebelchen „z“ vom Stift gelöst wird. Der Stift ist nun frei beweglich, das Tonometer wird anschließend horizontal auf die seitliche Sklera geführt. Durch die Krümmung der Sklera wird der Stift nach innen verschoben, was

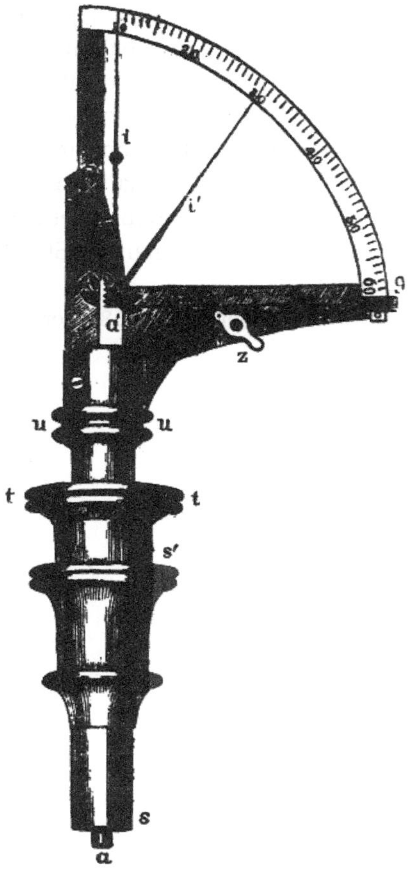


**Abb. 4.18:** Das von Prof M.-A. Thury im Genfer „Atelier de Construction d'Instruments de Physique" gebaute Dynamometer nach Dor. Aufsicht auf das fertige Instrument. Quelle: Dor [49].

den Nullpunkt der Messung definiert. Nun wird an der Schraube „t" (Abb. 4.18, [49]) der Vorschub des Stiftes gegenüber der Hülse, typischerweise 2 mm, festgelegt. Die Schraube verschiebt die Hülse dem Stift gegenüber nach hinten. Mit dem Hebelchen „z" wird nun die Feder wieder gespannt. Das Instrument wird erneut angelegt und das Zurückweichen des Stiftes notiert. Ein Schleppzeiger „i′" zeigt diese Stelle an. Der Augeninnendruck ergibt sich aus der Strecke, die der Stift mit der eingestellten Kraft eindringen kann, korrigiert um die Strecke bis zur Nulllinie. Ist das Auge weich, kann der Stift eine weitere Strecke zurücklegen, ist das Auge hart, nur eine kurze Strecke. Das Instrument hat ein Gewicht von 72 Gramm, der Stift eines von 5 Gramm. Die Reibung der beweglichen Teile im Messinstrument wird minimiert, indem am augenseitigen Ende Elfenbein verwendet wird. Das Problem von $P_0$ ist richtig erkannt und wird mit der Bestimmung des Scheitelbrechwerts vermeintlich gelöst. Physikalisch funktioniert die Dor'sche Idee, physiologisch aber nicht, wie wir später sehen werden. Was die wissenschaftlichen Beiträge von Donders, Hamer und Snellen zu diesem Thema waren, ist heute nicht mehr ersichtlich. Sie müssen das Instrument benutzt haben, wird es doch mehrfach produziert und an mehrere Augenkliniken – Moorfields in London, Utrecht und Darmstadt – abgegeben. Monnik in Utrecht und Weber in Darmstadt bringen konstruktive Kritik an. Weber erwähnt ausdrücklich die präzise Konstruktion von Thury. Beide schlagen je eine eigene Konstruktion zur Verbesserung vor [50, 51]. Die Lösung von Weber nähert sich stark dem Applanationsprinzip. Donders und Snellen sollen zur gleichen Zeit Wheatstone in London angefragt und um Hilfe für dieses Problem gebeten haben. Dessen Mechaniker namens Stroh soll ein Tonometer vorgeschlagen und gebaut haben [52].

Kurze Zeit später werden erste Ergebnisse publiziert. Dor berichtet 1868 über eigene, ausgedehnte Untersuchungen [53].

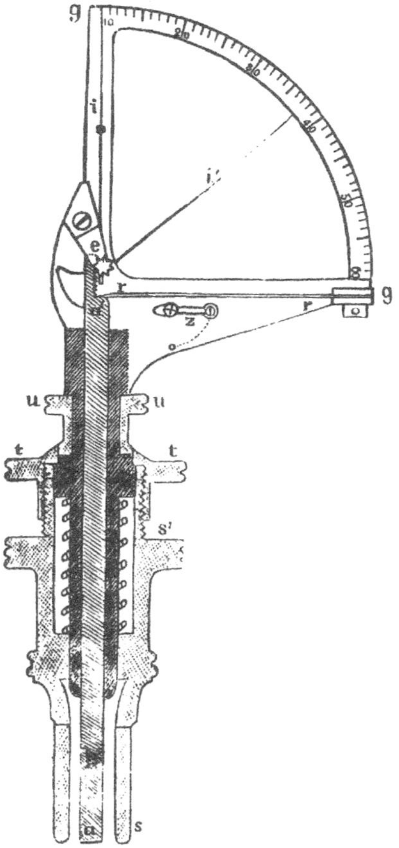


**Abb. 4.19:** Abbildung 1 des Dynamometers. Aufrisszeichnung. Quelle: Dor [49].

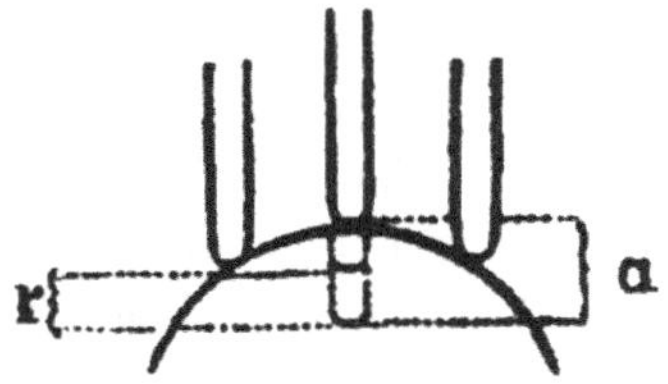


**Abb. 4.20:** Das Prinzip zur Feststellung der Nullstellung des Stiftes. In der Abbildung ist das Prinzip der Krümmungsbestimmung der Hornhaut gezeigt. Quelle: Dor [49].

Zuerst beschreibt er drei Verbesserungen seines Gerätes. Erstens lässt er jedem Instrument ein Prüfgewicht von 15 g mitgeben. Zusammen mit dem Gewicht des Stiftes ergibt dies ein Gewicht von 20 g. Wird das Instrument senkrecht „gestürzt" gehalten, so muss der Zeiger 20 g anzeigen. Zweitens wird die Form des Hülsenendes modifiziert. Sie liegt nun nicht mehr zylinderförmig um den Stift herum, sondern ist nur noch mit zwei Auflagepunkten versehen (Abb. 4.20). So sitzt das Instrument mit drei „Füßen" auf dem Auge. Nun können verschiedene Meridiane des Auges ausgemessen werden. Drittens lässt Dor oben am Instrument (bei „g" Abb. 4.19) ein Loch bohren, damit ein Seidenfaden hindurchgezogen und das Instrument daran aufgehängt werden kann. Anschließend berichtet er über Versuche an lebenden Pferden in Lyon. Er schreibt:

> Dazu stellte ich zuerst mit Hülfe meines Freundes, Prof. Chauveau, in der Lyoner Veterinärschule Versuche mit Pferden an, und zwar solche, wo ich zuvor, so gut es bei diesen unruhigen Thieren geht, den Druck im Leben gemessen hatte ... Das Thier wurde dann durch Durchschneidung des Rückenmarks umgebracht und die Messungen unmittelbar nach dem Tode angestellt, um alle cadaverösen Veränderungen auszuschließen.

Er findet eine Abhängigkeit der Nulleinstellung vom Krümmungsradius. Weiter stellt er fest, dass der gegenseitige Abstand der drei Stifte voneinander eine große Rolle spielt. Mit Hilfe von Formeln aus der Kreisgeometrie leitet er ab, wie verschiedene Augengrößen untereinander verglichen werden können. Seine Lösung fasst er in einer logarithmischen Formel zusammen, mit deren Hilfe er eine Tabelle für die häufigsten Augenkrümmungen erstellt. Als besten Abstand der zwei äußeren Stifte schlägt er 9 mm vor. Während die Versuche an den Pferden in situ gemacht werden, folgen weitere Versuche an enukleierten Ochsenaugen. Mit diesen will er an allen Stellen des Auges, auch am hinteren Pol, seine Vorstellungen überprüfen. An vier Menschenaugen in situ, bei zwei frisch verstorbenen jungen Mädchen, ermittelt er als Nächstes den Normaldruck für den Menschen. Er führt einen manometrischen Abgleich durch, ähnlich wie wir es heute tun, erzeugt jedoch die Druckerhöhung mit Einblasen von Luft in den Manometerschlauch. Dabei fällt ihm auf, dass beim Anstieg der Manometersäule der Druck des Tonometers nicht-linear – Zitat: *„je höher, desto langsamer"* – ansteigt. Er kommt auf umgerechnet 37 mm Hg als Wert für den normalen Augeninnendruck. In einem weiteren Schritt führt er Messungen an 110 Patientenaugen – *„lebenden Menschenaugen"* – durch. Jedes Auge und seine medizinische Vorgeschichte werden beschrieben. 10 von diesen 110 Augen sind normal. Die Augen werden nach ansteigendem Druck gruppiert. Auge 1 bis 23 sind hypotone Augen. Hierunter fallen

Viele mit Entzündungen, vornehmlich Iritis, Zyklitis und Phthisis. Die Augen 24 bis 86 betreffen eine Vielzahl von pathologischen Zuständen, und auch Normale. Die Augen 87–110 beinhalten hypertone Augen, bei welchen öfters die Diagnose Glaukom vorkommt. Einen Zusammenhang zwischen Katarakt und Druck verneint er. In einem Fall von Keratokonus kommt er auf die Hornhautdicke zu sprechen! Dors Fazit lautet:

> Aus den Untersuchungen ersieht man, dass das Tonometer kein mathematisches Instrument ist, aber es ist imstande, brauchbare und wichtige Resultate zu geben. Es genügt vollkommen zur praktischen und rein klinischen Bestimmung.

Aus heutiger Sicht müssen einige Punkte hervorgehoben werden. Dor und seine Kollegen messen (horizontal!) auf der Conjunctiva und Sklera, womit eine der Hauptbedingungen zur korrekten Druckmessung, nämlich der direkte Kontakt zur Augenwand nicht erfüllt ist. Weiter sind ihre Instrumente nicht korrekt geeicht, da keine Proportionalität der Messreihe mit dem Manometer erreicht wird. Ein bedeutsamer Punkt betrifft sodann die Form des Stiftes. Er ist in allen Tonometern vor Schiøtz konvex geformt, in der Absicht, damit das Verletzungsrisiko für das Auge zu verringern. Die konvexe Form des Stiftes macht jedoch die Kräfteverhältnisse am Ort der Auflage unübersichtlich, wie schon von Imbert prophezeit. Nicht zuletzt muss auch die Bestimmung des Krümmungsradius als Nullpunktbestimmung kritisch hinterfragt werden. Wie wir später sehen werden, reicht sie zu diesem Zwecke nicht aus.

Dor zieht sich nach einigen Jahren von der Universität Bern [54] zurück, nachdem er in einer Eingabe an die Regierung die desolaten Zustände der Augenklinik aufgezeigt hat. Er beklagt mehrere Fälle von Rotlauf (Erysipel), die darauf zurückzuführen sind, dass die Augenklinik im gleichen Hause wie die Pathologie (Prof. Klebs) untergebracht ist. Diese Kritik ist nicht neu, hat doch schon sein Vorgänger Zehender die ihm angebotene Professur ausgeschlagen, da der Regierungsrat des Kantons Bern eine eigene Augenklinik nicht bewilligen wollte. Dor führt bis zu seinem Tode eine private Klinik in Lyon. Sein Nachfolger in Bern wird Ernst Pflüger. Pflüger ist vertraut mit dem Dor'schen Instrument. Er will es propagieren und reist eigens nach Holland zu Monnik [55], um dessen Ergebnisse zu überprüfen. Später besucht er zum selben Zweck Bowman im Royal London Ophthalmic Hospital (heute Moorfields Eye Hospital). In einem ausführlichen Artikel publiziert er das Ergebnis seiner Untersuchungen. Pflüger beginnt mit einer Replik zur Kritik am Dor'schen Tonometer. Er bedauert, dass trotz aller Bemühungen der Kollegen von Graefe, Donders, Hamer, Dor, Weber und Monnik die Mehrzahl der Augenärzte nach wie vor die Palpation der instrumentellen Druckmessung vorziehe. Dies habe seinen Grund darin, dass der allgemeinen Meinung nach die Messung keinen Zusatznutzen zum Palpieren bringe. Sie sei zu umständlich und zu ungenau. Er betont die Wichtigkeit der letzten Verbesserung von Dor, die darin besteht, dass im oberen Ende des Zifferblattes ein Loch zum Durchziehen eines Seidenfadens gebohrt wurde, an welchem man das Instrument halten kann. Eine deutlich genauere Messung lässt sich nun durchführen, wenn man den Seidenfaden mit dem daran hängenden Instrument zwischen den Zähnen hält, so dass es am eigenen Gewicht hängt. Die eine Hand öffnet die Lider, die zweite Hand führt das Instrument. Wenn er, wie beschrieben, temporal messen will, muss der Patient in liegender Stellung den Kopf abgewendet und das zu messende Auge adduziert halten. Anschließend geht er auf die kritisierten Mängel ein, die er in drei Gruppen einteilt.

1. Mängel am Instrument. Er nennt deren fünf. Erstens die Temperaturabhängigkeit der Feder und deren Alterung. Zweitens erwähnt er die Reibung des Mittelstiftes, ein Punkt, der verschiedentlich schon angesprochen wurde. Monnik hat diese Kritik ebenfalls vorgebracht. Pflüger stellt auf seiner Reise nach Utrecht fest, dass das an Monnik gelieferte Instrument tatsächlich schlecht konstruiert ist. Drittens soll der Stift angeblich zu dick sein, was falsche Werte ergebe. Viertens ist die Ansatzhülse, mit welcher die Krümmung der Sklera gemessen wird, schief angelegt. Und fünftens ist das Gerät, welches an Prof. Bowman in das Moorfields Eye Hospital geliefert wurde, falsch geeicht.
2. Mängel wegen „*unsachgemäßer Applikationsweise*“: Die absolute Größe des Auges beeinflusst bekanntlicherweise die Messung. Je größer das Auge, desto größer sein Krümmungsradius und damit desto kleiner der einzustellende Nullpunkt vor der Messung. Dor hat hierzu bekanntlich eine Korrekturtabelle ausgearbeitet. Sodann ist die Rigidität der Sklera der Augen unterschiedlich und der tonometrisch gemessene Druck entspricht womöglich nicht dem tatsächlichen Druck. Die Lösung für diese Punkte gibt Pflüger an, indem er darauf hinweist, dass die Primärstellung des Stiftes präzise voreingestellt werden muss. Im Übrigen müsse eine Stelle der Sklera ausgewählt werden, bei der das Instrument frei aufliegen kann. Der Patient schaut also am besten nach innen, damit temporal genügend Platz ist. Dann soll das Tonometer ruhig und sachte aufgesetzt werden. Es kann nur skleral gemessen werden, weil ohne Lokalanästhesie die temporale Sklera die Stelle mit der geringsten Empfindlichkeit ist.
3. Fehlerquellen durch das Verhalten des Patienten, also kneifen, bewegen u. Ä.

Mit Hilfe des verbesserten Instruments entschließt sich Pflüger noch einmal einen Anlauf zu nehmen. Zuerst führt er die „Eichung“ des Instruments an Leichenaugen (in situ) durch. Er punktiert die Sklera mit einem feinen Trokar und verbindet diesen mit einem Quecksilbermanometer. Die Druckerhöhung im Auge wird dieses Mal mit Wasserinjektionen erzeugt. Er geht in 10 mm Hg Schritten vor und erhöht bis zu einem Maximum von 300 mm Hg; anschließend lässt er den Druck wieder bis 0 mm Hg absinken. Bei jeder Stellung notiert er den Wert und stellt darauf das Tonometer ein. Die Einheit auf der Skala entspricht 0,05 mm Eindellung auf der Sklera und Conjunctiva. Ob die Versuchsanordnung mit einem Hahn verschlossen werden konnte, geht aus den Ausführungen nicht hervor. Wie hat er wohl den korrekten Sitz der Kanüle überprüft? Bei der Punktion des Glaskörpers am Leichenauge hat er 1870 noch kein elektrisches Licht zur Verfügung, so dass er vermutlich bei Tageslicht arbeiten muss. Das Risiko der verstopften Nadel hat er aber ausdrücklich angesprochen, es scheint ihm bekannt zu sein. An 20 Leichenaugen nimmt er Messungen vor. Bei jeder Person gibt er die

Todesursache und die Zeit post mortem an. Es fällt auf, dass drei Personen an Typhus gestorben sind. Wenn damit dieselbe Krankheit gemeint ist, wie heutzutage, so ist anzunehmen, dass diese Patienten stark exsikotisch waren, ein Umstand, der sich auf die Druckmessung auswirken muss. Pflüger zieht die heute noch gültigen Schlüsse:

1. Die absolute Größe des Auges beeinflusst die Messung.
2. Die Rigidität der Sklera der Augen beeinflusst die Messung. Bei den hohen Drucken, die er auf die Leichenaugen anwendet, kann er eine Änderung der Sklerawölbung feststellen, was er als Elastizitätsänderung interpretiert. Er macht die Beobachtung, dass bei ansteigender Druckbelastung des Bulbus eine andere Korrelation zum Manometer zu finden ist, als bei der anschließenden Entlastung.
3. Der tonometrisch gemessene Druck ($P_t$) entspricht nicht dem tatsächlichen Druck ($P_0$).

**Tab. 4.2:** Vergleich der Normalwerte der drei ersten Autoren. Quelle: Autor.

| Autor | Bereich in mm Hg | Kommentar |
|---|---|---|
| Weber | 30–41 | vermutet eher 20–30 |
| Dor | 37 | später 20–30 mm Hg |
| Monnik | ?, eigene Skala | Umrechnung nicht möglich |
| Pflüger | altersabhängig | siehe nächste Tabelle |

**Tab. 4.3:** Pflügers Altersverteilung der Normalwerte. Quelle: Pflüger [55].

| Alter | Bereich in mm Hg |
|---|---|
| unter 25 Jahre | 27–46 |
| 25 bis 45 Jahre | 40–60 |
| 45 bis 65 Jahre | 46–70 |
| über 65 Jahre | 52–70 |

Pflüger findet vier Resultate. Er stellt eine Abhängigkeit des Druckes vom Alter fest, eine Abhängigkeit von der Konvergenz und Akkomodation. Er findet eine Drucksenkung nach Atropin und eine Drucksenkung nach Iridektomie. Am Schlusse seiner Arbeit fügt er Fallbeschreibungen an. Darunter erwähnt er viele Glaukomfälle, wo er auch therapeutische Einzelheiten bekannt gibt. Er zitiert zudem Beobachtungen aus Utrecht, wo Snellen das Glaukom mit subcutanen Morphiuminjektionen erfolgreich behandelt. Diese Therapie ist auch aus heutiger Sicht nachvollziehbar, wirkt doch das Analgeticum Morphin zusätzlich als Miotikum und als Muskelrelaxans. Aus dem Moorfields Eye Hospital rapportiert er die Beobachtung, dass starker Frost Glaukom auslösen kann, was sich jeweils an der Krankenstatistik der Monate Dezember bis März schön ablesen lasse.

Pflüger hat das Dor'sche Tonometer in 10 mm Hg-Schritten geeicht. Dies entspricht dem damaligen technischen Stand. Es entspricht aber auch der damaligen Lehrmeinung, laut der ein feinerer Unterschied nicht möglich sei. Für unsere Betrachtung dieser Arbeit heißt das, dass wir zwar dem großen Aufwand unseren Respekt zollen, die Zahlen selber jedoch nur anekdotisch zur Kenntnis nehmen können. Sie sind heute falsch, weil zu den schon bei Dor erwähnten Einschränkungen der Hauptgrund für die korrekte Messung noch nicht erfüllt ist. Aus der Wegstrecke der Eindellung kann nur dann auf den Druck zurückgeschlossen werden, wenn das Verhältnis der Druckänderung zur Volumenänderung $\Delta P/\Delta V$ im Auge bekannt ist. Monnik spricht dieses Problem an.

**Das Tonometer nach Monnik.** Monnik bezieht sich in seiner Dissertation [56] auf das Dor'sche Instrument und konstruiert ein eigenes, verbessertes Tonometer (Abb. 4.21). Es ist ein taschenuhrgroßes Instrument mit ebenfalls drei konvex geformten Stiften.

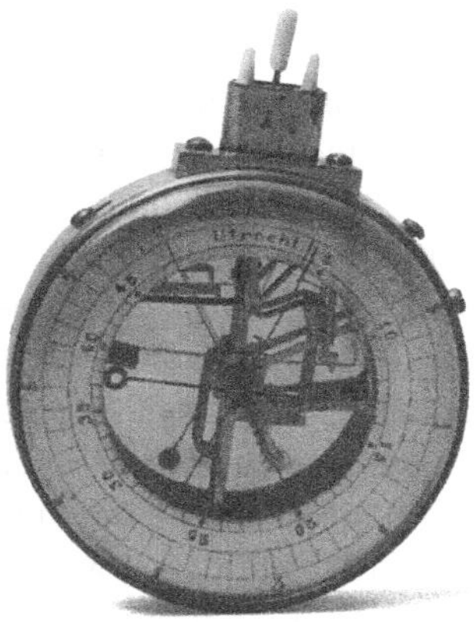

**Abb. 4.21:** Das zweite Modell des Tonometers von Monnik.
Quelle: http://www.universiteitsmuseum.nl/Collectie/Detail/UF-81.

Alle drei Stifte sind beweglich, und bewegen je einen Zeiger. Die Bestimmung der Hornhautkrümmung erfolgt wie bei Dor, die angewendete Kraft wird aus dem Winkel den die zwei Zeiger gegeneinander einnehmen, abgelesen. Basis ist, die Kraft zu messen, die die immer gleiche Delle von 4 mm erzeugt. Das Instrument ist auch mit einer Feder für den mittleren Stift ausgerüstet. Monnik formuliert das Prinzip so:

> Um den Einfluss der verschiedenen Factoren richtig zu würdigen, müssen wir uns deutlich vorstellen, was bei der Bestimmung der Tension geschieht. Wir machen dabei einen Eindruck und verringern folglich an einer bestimmten Stelle den inneren Raum des Bulbus. Für das Quantum Flüssigkeit, welches hierbei verdrängt wird, muss anderweitig Platz geschafft werden. Es ist nun die Frage, welchen Widerstand das Auge diesem Verdrängen bietet und welche Factoren auf den Widerstand bestimmend einwirken.

Die Messung erfolgt wie damals üblich horizontal, weshalb die Frage der Reibung wichtig ist. Monnik meint, die Reibung in seinem Instrument sei geringer als im Instrument von Stroh, welches er im Übrigen lobend erwähnt. Den Widerstand, als Maß für die Reibung gibt er mit *„1decigramm“* an [56]. Er beschreibt fast ausschließlich entzündete Augen. Er zitiert den Fall eines albinotischen Patienten seines Lehrers Donders, bei welchem unter Druck ein Abblassen der Aderhaut zu beobachten gewesen sei, ein früher Bericht über den Zusammenhang von Augeninnendruck und Kreislauf! Bezüglich der Bedienerfreundlichkeit schreibt er:

> Der Gebrauch unseres Tonometers ist einfach und bereits nach geringer Uebung ein bequemer: das einzig Nothwendige ist einige Aufmerksamkeit und eine feste, nicht bebende Hand [57].

Fassen wir zusammen: 1857 macht von Graefe [9] seine Entdeckung bekannt, dass die Iridektomie bei „entzündeten“ Augen mit hartem Bulbus die Erblindung verhindert. Sogleich beginnen die Ophthalmologen, Instrumente zu entwickeln, mit welchen erhöhter Druck gemessen werden soll. 1863 sind schon die ersten Fehlschläge bekannt, eine zweite Generation von Instrumenten wird vorgestellt. Die grundsätzlichen Probleme der Messung sind klar, nämlich die Reibung der beweglichen Teile im Mikrometerbereich und damit die Präzision des Instrumentes, die Rigidität der Augenhülle und das Problem des Rückschlusses von $P_t$ auf $P_0$. Von 1868 bis 1871 werden größere Messserien publiziert. Trotz einiger Fortschritte scheint das Instrument von Dor, auch nach Einführung der Lokalanästhesie 1884, nicht sehr brauchbar gewesen sein. Im Jahre 1900 soll in Utrecht das Dor/LeCoultre’sche Modell noch einmal nachgebaut worden sein, ebenfalls ohne Erfolg [52]. In der zweiten Hälfte des 19. Jh. und noch weit ins 20. Jh. hinein wird eine Vielzahl von Impressionstonometern präsentiert, welche sich alle darin gleichen, dass sie fast ausschließlich Verbesserungen der Mechanik bieten, das Messprinzip als solches jedoch unkritisch übernehmen [14, 58]. Der Durchbruch der instrumentellen Impressionstonometrie gelingt 1905 mit dem Tonometer nach Schiøtz [59]. Dieses Tonometer vereinigt in seiner Konstruktion die wesentlichen Elemente zur korrekten Messung, nämlich die Messung über die Cornea und die Kenntnis des Verhältnisses von Druckänderung zu Volumenänderung.

**Das Tonometer nach Schiøtz.** Das Schiøtz’sche Tonometer ist ein Impressionstonometer, bei welchem eine konstante Kraft über einen Stift das Auge verformt [59]. Die konstante Kraft ist das Gewicht des Stiftes, wenn das Instrument senkrecht auf die Cornea gesetzt wird. Die Verformung wird als die Tiefe einer Delle gemessen. Das handliche und zuverlässige Tonometer besteht aus drei Teilen, einer Hülse mit einer zentral durchbohrten Fußplatte, einem beweglichen Stift mit Übersetzungssystem und einer Halterung (Abb. 4.22).

Will man reproduzierbar und exakt messen, so sind zwei Probleme zu lösen, das der Eichung des Instrumentes und das der Eichung am Individuum [60].

**Tab. 4.4:** Masse des Tonometers nach Schiøtz [63].

| | | | | |
|---|---|---|---|---|
| **Fußplatte** | Durchmesser | 10,1 mm | Hornhaut | 11,0–11,5 |
| | Radius | 15 mm | Hornhaut | 7,4– 8,5 |
| | Gewicht | 11 Gramm | | |
| **Stift** | Durchmesser | 3 mm | | |
| | Radius | 15 mm | | |
| | Gewicht | 5,5 g | 7,5 g | 10 g |

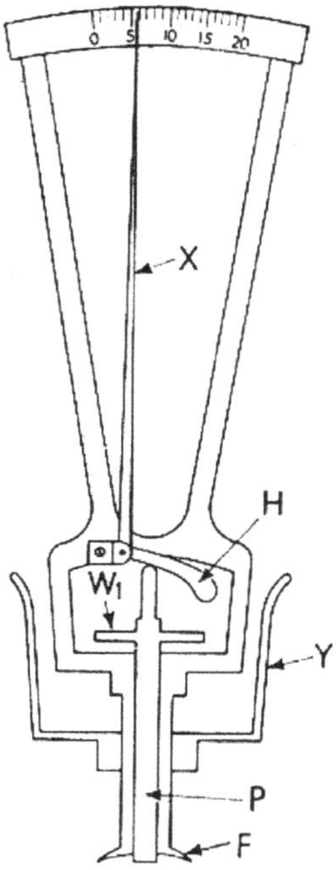


**Abb. 4.22:** Das heute gebräuchliche Tonometer nach Schiøtz, F = Fußplatte, P = Stempel, Y = Halterung, W = Zusatzgewicht, H = Übersetzungshebel, X = Zeiger.
Quelle: Hart, Physiology of the Eye Mosby 1994.

**Eichung des Instruments.** In einer ersten Phase ab 1905 [61] werden alle Instrumente in Oslo in derselben Werkstatt (N. Jacobsens Elektriske Verksted, Christiana) hergestellt. Jedes Tonometer erhält ein Zertifikat, welches dafür bürgt, dass das Instrument den Konstruktionsrichtlinien entspricht. Bald werden aber auch andernorts Instrumente gebaut und es zeigt sich, dass die Instrumente untereinander nicht vergleichbar sind. Amsler [62] berichtet 1927 über einen Vergleichstest mit Fabrikaten von Jacobsen aus Oslo und von Giroux aus Paris, und über einen Test mit 3 weiteren Fabrikaten. Er prüft alle Instrumente auf einer von Comberg in Berlin eigens dafür konstruierten Prüfeinrichtung. Diese besteht aus einer künstlichen Cornea mit einer zentralen Delle, welche mit einer Mikrometerschraube nach innen stufenlos eingestellt werden kann. Amsler stellt fest, dass die Instrumente, auch die vom ursprünglichen Hersteller

Jacobsen in Oslo Gefertigten, sich voneinander deutlich unterscheiden. Die hauptsächlichen Unterschiede betreffen die Krümmung der Fußplatte, den Ausschlag des Zeigers und den Gang des vom Stift bewegten Hebels. Die Abweichung äußert sich in Anzeigedifferenzen von bis zu 5 mm Hg. Als Konsequenz dieser und auch früher schon gemachter Erkenntnisse werden Eichvorschriften erlassen und sog. Tonometereichstationen eingerichtet [63]. Das sind Augenklinken in Europa, welche über eine zertifizierte Eicheinrichtung verfügen und welche dafür bürgen können, dass eingesandte Instrumente die in den Tab. 4.4 und 4.5 aufgeführten Normen und Eichvorschriften erfüllen. Die erste solche Station 1923 befindet sich in Tübingen. 1925 werden die Normen offiziell standardisiert. 1928 errichtet Comberg in Berlin die zweite Eichstation. Mit dem Ausbruch des zweiten Weltkrieges werden die USA von Europa abgeschnitten. Sie sind gezwungen, eigene Eichstationen einzurichten. Kronfeld bemüht sich darum, Schoenberg und Posner errichten 1944 die erste Station. Gleichzeitig beginnt in den USA die Grundlagenforschung zur Tonometrie [58]. Nach dem Krieg lässt Goldmann bei Haag-Streit in Köniz/CH mehrere Eicheinrichtungen bauen. Diese Geräte finden Verwendung in den Eichstationen von Bern, Strassburg, Lüttich und Bonn. Weitere Geräte werden in Kopenhagen und Köln verwendet.

**Tab. 4.5:** Vorschriften für das Schiøtz-Tonometer, Quelle: [63].

| Kategorie | Vorschrift |
|---|---|
| Gewicht | Toleranz ± 0,15 g |
| Reibung zw. Stift/Hülse | Stift muss spontan gleiten bei 25° Neigung |
| Masse der Fußplatte | Toleranz ± 0,2 mm |
| Öffnungsdurchmesser | 3,7 mm |
| Masse des Stifts | ⌀3, 0 ± 0, 03 mm   $R$ = 15 ± 0,75 mm   $R$, Rand = 0,250 ± 0,015 mm |
| Ablesen auf der Skala | 1 Skalenteil = 0,05 mm Eindringtiefe |
| Spiel des Stifts | Max Bewegung des Zeigers = 0,4 Teilstriche |
| Max. Exkursion Stift | Nach außen = 3 mm max. |
| Masse der Nadel | „dünn, dicht an Skala“ |
| Übersetzungssystem | |

Diese kurze Übersicht zeigt, wie groß die Bemühungen sein müssen, eine Vergleichbarkeit der Messungen zu erreichen. Man kann am Beispiel der Eichung der Stiftkontur ermessen, welcher Aufwand nötig ist, um nur schon von der instrumentellen Seite her eine gewisse Vergleichbarkeit zu erzielen. Der Radius des Stiftrandes wird geprüft, indem sein Schatten 50fach vergrößert an die Wand auf eine Vorlage projiziert wird. Jetzt muss man optisch kontrollieren, ob sich seine Krümmung mit der Vorlage deckt. Das viel größere Problem jedoch, welches die besten Köpfe der Ophthalmologie Jahre und Jahrzehnte mühseliger Arbeit kosten wird, ist die Eichung am Individuum.

**Eichung am Individuum.** In der Einleitung haben wir erwähnt, dass Druck, physikalisch gesprochen, Widerstand flüssiger oder gasförmiger Materie gegen die Änderung ihrer räumlichen Ausdehnung bedeutet. Auf das Auge bezogen sprechen wir nur von Flüssigkeiten. Im biologischen Bereich sind Flüssigkeiten inkompressibel. Jegliche Deformation des Auges hat eine Volumenverdrängung zur Folge. Das Einsinken des Stifts in die Bulbuswand entspricht der Volumenverdrängung, diese führt zu einer Druckerhöhung. Man kann umgekehrt formulieren, die Eindellung ist dasselbe wie eine intraokulare Injektion. Der Druck, den wir messen, ist der durch die Volumenvermehrung erhöhte Druck, der tonometrische Druck $P_t$. Er ist logischerweise höher als der eigentliche Druck $P_0$. Wollen wir $P_0$ kennen, so müssen wir die Volumenverdrängung kennen, um von $P_t$ auf $P_0$ zurück zu schließen. Es ist das Verdienst von Jonas Friedenwald, in einer über 20-jährigen Arbeit von 1937 bis 1957, die Relation von Volumen und Druck im menschlichen Auge ausgearbeitet zu haben. Er hat für jeden Teilstrich der Skala auf dem Schiøtz'schen Tonometer die Volumenverdrängung und die Druckerhöhung ermittelt und in entsprechende Tabellen und Nomogramme zusammengefasst. Erst dadurch wurde es möglich, mit dem Schiøtz-Tonometer $P_0$ zu bestimmen. Sein Ergebnis ist die Formel [60]:

$$\frac{\log P_2}{\log P_1} = K \cdot (V_2 - V_1) \ .$$

In Worten: eine lineare Volumenzunahme führt zu einem logarhitmischen Druckanstieg.
$P_1$ = Druck vor der Injektion,
$P_2$ = Druck nach der Injektion,
$V_1$ = Volumen vor der Injektion,
$V_2$ = Volumen nach der Injektion,
$K$ = Rigidität.

Anders formuliert:

$$\frac{\log P_t}{\log P_0} = K \Delta V \ ,$$

oder

$$\log P_t = \log P_0 + K \Delta V \ .$$

$\Delta V$ = Volumenunterschied beim Eindringen des Stifts.

Die Formel ist gültig für Drucke ab 5 mm Hg. Zudem gilt sie nur unter der Annahme, dass das Auge ein geschlossenes System darstellt.

*K* entspricht der Rigidität. Mit Rigidität bezeichnet man mechanische Eigenschaften der Bulbuswand, die auf drei Parameter zurückzuführen sind: (a) die Elastizität der Augenwand, (b) das Volumen des Auges und (c) die Form des Augapfels. Die Friedenwald'sche Formel gilt streng genommen für eine Rigidität, die dem Young'schen

Modul von 0,0215 entspricht. Wir werden gleich sehen, dass dies oftmals nicht der Fall ist. Und wir werden sehen, dass auch *K* druckabhängig ist. Dazu kommt, dass man auf das Problem der Pseudofazilität stößt, wenn man mit verschiedenen Gewichten misst und ungleiche Resultate findet (in Abschnitt 2.3.3.3 näher besprochen). Zur korrekten Kalibrierung muss das zu untersuchende Tonometer am lebenden oder am Leichenauge manometrisch abgeglichen werden. Man verbindet das Manometer mit einem Schlauch an eine in die Vorderkammer geführte Kanüle. Zusätzlich wird das System mit einem Dreiweghahn an ein Flüssigkeitsreservoir geschlossen. Über dieses Reservoir wird der Druck im Auge eingestellt. Zur Messung gibt es zwei Möglichkeiten. Beim „offenen" System ist der Dreiweghahn offen. Reservoir, Auge und Manometer sind untereinander in Verbindung. Beim „geschlossenen" System wird mit dem Dreiweghahn nach Einstellung des Druckes im Auge das Reservoir vom Messystem getrennt. Die Messung im geschlossenen System kommt der Wahrheit näher, weil im offenen System der Druck des Reservoirs auf das Manometer überwiegt. So oder so kann nur $P_t$, der tonometrische Druck, also der Druck nach dem Aufsetzen des Instruments, gemessen werden [60]. In den Anfängen der Kalibrierung von Schiøtz stellte man mit dem geschlossenen System widersprüchliche Ergebnisse fest, weswegen man auf das offene System wechselte. Später, mit verbesserten Techniken, wechselt man wieder auf das geschlossene System über. Was ist, wenn, wie oben gesagt, K die Bedingungen nicht erfüllt, was meistens der Fall ist? Es muss ein zusätzlicher Weg gefunden werden, um von $P_t$ auf $P_0$ schließen zu können. Die Lösung dieser Frage liegt in der Differentialtonometrie. Differentialtonometrie bedeutet das Messen mit zwei Gewichten und anschließend das Rückschließen auf $P_0$. Mit dieser Lösung gelingt es, beim einzelnen Patienten korrekt mit einem geeichten Impressionstonometer den Augeninnendruck $P_0$ zu bestimmen. Dies wird am besten am Beispiel einer praktischen Messung verdeutlicht.

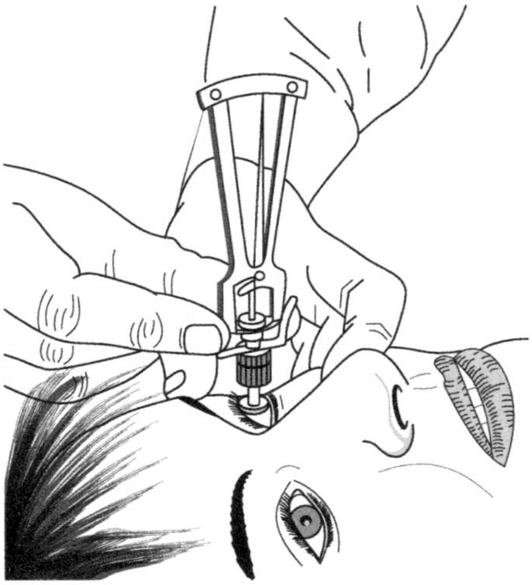

**Abb. 4.23:** Korrekte Handhabung des Schiøtz'schen Tonometers. Quelle: Internet.

**Druckmessung mit dem Tonometer nach Schiøtz.** Der Patient wird in liegende Position gebracht; einige Autoren akzeptieren auch, wenn der Kopf beim Sitzenden stark nach hinten rekliniert wird (Abb. 4.23). Dabei soll beachtet werden, dass nicht durch den engen Kragen oder die Krawatte ein künstlicher Stau im Bereich der Jugularvenen erzeugt wird. Es werden 1–2 Tropfen eines schnell wirksamen Lokalanaestheticums gegeben. Der Patient soll geradeaus vor sich hin blicken (Am besten gibt man ihm einen Punkt an der Decke des Raumes zum fixieren oder man hält seinen eigenen Daumen vor seine Augen. Wird der Patient unachtsam, so hilft ein kräftiges Klemmen des Daumens, dass er wieder in die richtige Richtung blickt.). Das Tonometer wird langsam auf das Auge abgesenkt, dabei darf es die Wimpern oder den Lidrand nicht berühren. Es hat senkrecht auf der Hornhautmitte zu sitzen. Bei richtiger Stellung soll der Zeiger pulssynchron ausschlagen. Zur korrekten Ablesung müssen Beobachter, Zeiger und Skala auf einer Linie liegen, so dass kein Parallaxfehler beim Ablesen einfließt. Im einfachen Falle genügt diese Messung. Der Druck kann auf der Tabelle (Abb. 4.24) neben dem Ausschlag des Zeigers auf der Skala abgelesen werden. Wenn jedoch die Rigidität, wie oben dargestellt, nicht dem *E*-Modul entspricht, muss mittels Differentialtonometrie der richtige Wert ermittelt werden. Die Messung muss mit einem zweiten Gewicht wiederholt werden. Die abweichende Rigidität erkennt man daran, dass mit den zwei verschiedenen Gewichten nicht derselbe Druck gefunden wird. Wird mit Gewicht 10 ein kleinerer Wert gefunden, als mit Gewicht 5,5, so besteht eine relativ geringe Rigidität und der effektive Druckwert ist höher als er von beiden Gewichten angegeben wird. Wird umgekehrt mit Gewicht 10 ein höherer Tensionswert gemessen als mit Gewicht 5,5, so herrscht der umgekehrte Zustand vor. Die Messung wird am besten mit einem möglichst nicht benachbarten Gewicht – z. B. 5 und 10 Gramm – wiederholt. Anschließend trägt man auf dem Nomogramm (Abb. 4.25) die zwei Werte (A, B) beim jeweiligen Gewicht ein. Man verbindet die zwei Punkte mit einer Geraden und verlängert diese nach links, bis sie die Ordinate schneidet. Dort kann $P_0$ abgelesen werden (Linie E–F). Will man, im Hinblick auf spätere Messungen, zusätzlich den Rigiditätskoeffizienten kennen, schiebt man – unter Beibehalten der Steigung der Geraden (einige Kliniken führten eigens Pantographen hierzu ein) – die Gerade nach unten, bis sie den Nullpunkt schneidet (Linie C–D). Jetzt kann man auf der gebogenen Skala den Koeffizienten ablesen. Später wird die Differentialtonometrie vereinfacht, indem einer der zwei Werte mit Applanationstonometrie ermittelt wird. Mit dem Aufkommen der Applanationstonometrie wird die Differentialtonometrie nur noch durchgeführt, wenn man, aus einem bestimmten Grund, zwischen den zwei Tonometern wechseln muss.

**Umrechnungstabelle 1955**

Calibration scale / Friedenwald, Kronfeld, Ballintine, Trotter

| Zeiger-ausschlag | Augendruck = Pressure, mm HG | | | |
|---|---|---|---|---|
| | Tonometerstiftgewicht = Plunger load | | | |
| Scale reading | 5,5 g | 7,5 g | 10,0 g | 15,0 g |
| 0,0 | 41,5 | 59,1 | 81,7 | 127,5 |
| 0,5 | 37,8 | 54,2 | 75,1 | 117,9 |
| 1,0 | 34,5 | 49,8 | 69,3 | 109,3 |
| 1,5 | 31,6 | 45,8 | 64,0 | 101,4 |
| 2,0 | 29,0 | 42,1 | 59,1 | 94,3 |
| 2,5 | 26,6 | 38,8 | 54,7 | 88,0 |
| 3,0 | 24,4 | 35,8 | 50,6 | 81,8 |
| 3,5 | 22,4 | 33,0 | 46,9 | 76,2 |
| 4,0 | 20,6 | 30,4 | 43,4 | 71,0 |
| 4,5 | 18,9 | 28,0 | 40,2 | 66,2 |
| 5,0 | 17,3 | 25,8 | 37,2 | 61,8 |
| 5,5 | 15,9 | 23,8 | 34,4 | 57,6 |
| 6,0 | 14,6 | 21,9 | 31,8 | 53,6 |
| 6,5 | 13,4 | 20,1 | 29,4 | 49,9 |
| 7,0 | 12,2 | 18,5 | 27,2 | 46,5 |
| 7,5 | 11,2 | 17,0 | 25,1 | 43,2 |
| 8,0 | 10,2 | 15,6 | 23,1 | 40,2 |
| 8,5 | 9,4 | 14,3 | 21,3 | 38,1 |
| 9,0 | 8,5 | 13,1 | 19,6 | 34,6 |
| 9,5 | 7,8 | 12,0 | 18,0 | 32,0 |
| 10,0 | 7,1 | 10,9 | 16,5 | 29,6 |
| 10,5 | 6,5 | 10,0 | 15,1 | 27,4 |
| 11,0 | 5,9 | 9,0 | 13,8 | 25,3 |
| 11,5 | 5,3 | 8,3 | 12,6 | 23,3 |
| 12,0 | 4,9 | 7,5 | 11,5 | 21,4 |
| 12,5 | 4,4 | 6,8 | 10,5 | 19,7 |
| 13,0 | 4,0 | 6,2 | 9,5 | 18,1 |
| 13,5 | | 5,6 | 8,6 | 16,5 |
| 14,0 | | 5,0 | 7,8 | 15,1 |
| 14,5 | | 4,5 | 7,1 | 13,7 |
| 15,0 | | 4,0 | 6,4 | 12,6 |
| 15,5 | | | 5,8 | 11,4 |
| 16,0 | | | 5,2 | 10,4 |
| 16,5 | | | 4,7 | 9,4 |
| 17,0 | | | 4,2 | 8,5 |
| 17,5 | | | | 7,7 |
| 18,0 | | | | 6,9 |
| 18,5 | | | | 6,2 |
| 19,0 | | | | 5,6 |
| 19,5 | | | | 4,9 |
| 20,0 | | | | 4,5 |

**Abb. 4.24:** Die Tabelle von Friedenwald. Links die Skalenteile und rechts der dem Gewicht entsprechend umgerechnete Druck. Beachte die Extremwerte, diese sind klinisch nicht möglich, sie sind experimentell bestimmt. Quelle: Friedenwald [64].

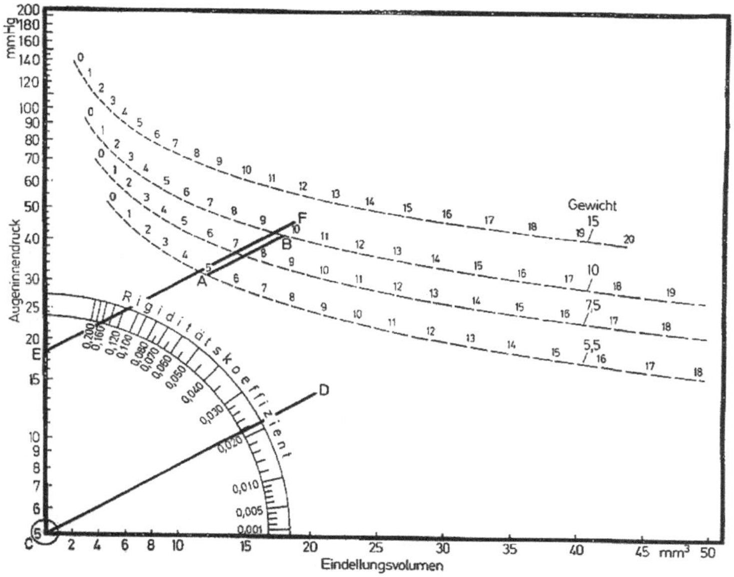

**Abb. 4.25:** Die „Summa“ des Friedenwald’schen Werkes, das Nomogramm für $P_0$ und die Rigidität. Einzelheiten, siehe Text. Quelle: [63].

Warum wird ausgerechnet dieses Tonometers so erfolgreich? Vergleicht man die Vorgänger mit dem Schiøtz’schen Tonometer, so fällt auf:

- Schiøtz konstruiert einen konkaven Stift, der den gleichen Krümmungsradius hat, wie die Fußplatte, 15 mm. Mit dieser Anordnung ist die Eindellung der Cornea viel geringer als mit einem konvexen Stift. Dazu ist die Gewichtsverteilung von Fußplatte und Stift vergleichsweise groß, die Last des Tonometers auf dem Auge wird klein im Vergleich zum konvexen Stift.
- Schiøtz wählt das Gewicht der Hülse in Relation zum Stift vorsichtig aus. In großen Versuchsreihen und im Vergleich des offenen zum geschlossenen System kommt er auf das Gewicht der Hülse von 10,1 g. Die Ausschläge des Zeigers liegen jetzt richtig im Vergleich zum Manometer im geschlossenen System.
- Schiøtz erkennt die Bedeutung der Rigidität. Er sieht, dass dünne Augenhüllen andere Zeigerausschläge ergeben, als dicke Hüllen. Deshalb betont er immer wieder, dass man die Ausschläge des Zeigers nicht in mm Hg, sondern nur als Zeigerausschlag in Bezug auf das benutzte Gewicht angeben soll. Erst die Arbeiten von Friedenwald erlauben die Umrechnung des Zeigerausschlages in mm Hg.
- Schiøtz versucht, den natürlichen Augeninnendruck zu messen. Er richtet seine Versuchsanordnung entsprechend ein. Seine Vorgänger versuchen am Auge einen voreingestellten Wert der Messanordnung zu erhalten. Sie wollen das Auge nach der Anordnung richten, anstatt die Anordnung nach dem Auge.

Die Society of Rural Physicians of Canada empfiehlt noch 2012 das Schiøtz-Tonometer für den Notfallkoffer des Allgemeinarztes in abgelegenen Gegenden [65]. In der Tat lässt sich damit der Glaukomanfall problemlos feststellen, auch die Unterscheidung Uveitis/Glaukom kann sicher getroffen werden. Das Instrument hat den unbestreitbaren Vorteil, robust und billig zu sein und keine Batterie zu benötigen. Es ist immer einsatzbereit und die Reinigung ist einfach.

Schon bald nach Beginn des Siegeszugs des Schiøtz'schen Tonometers tauchen Konkurrenzprodukte auf mit dem Versprechen, das Original entscheidend zu verbessern. Schiøtz selber bezieht sich in seinen letzten Arbeiten [66, 67] auf zwei Tonometer aus Amerika, das von Gradle und das von McLean. Recht ausführlich bespricht er das „elegante" Tonometer von McLean [68] (Abb. 4.26, siehe Farbtafel). McLean, homöopathischer Augenarzt in New York, konstruiert sein Tonometer in der Absicht, drei „Schwachpunkte" des Schiøtz'schen Instruments zu beseitigen: Damit nicht Tränenflüssigkeit entlang des Stifts in der Hülse emporkriechen kann, schafft er zwischen Stift und Hülse einen vergrößerten Zwischenraum von 1 mm. Eine nach unten verlagerte Skala soll der besseren Ablesbarkeit dienen und die direkte Angabe der Skala in mm Hg soll die Umrechnung von Zeigerstellung in Gramm erübrigen. Damit sei jeder Wert von 0 bis 130 mm Hg messbar. Mit diesem Tonometer soll die von Priestley Smith gefundene Abhängigkeit des Drucks von der Rigidität widerlegt werden. Priestley Smith hat nämlich 1913 geschrieben:

> Hence it happens – and this has been proved by experiment – that eyes giving the same tonometric readings may have different internal pressures, and that eyes giving different readings may have the same internal pressure. [69]

Gibt es eine elegantere Umschreibung der Rigidität? Elliot, in seiner Bewunderung für McLean, versteigert sich 1919 zur Behauptung, Priestley Smith habe wohl falsch gemessen und möglicherweise die Hornhaut zu wenig befeuchtet, um zu solch unverständlichem Schluss zu kommen [70]. Schiøtz bespricht sorgfältig alle diese Aspekte und weist sie, gut begründet und von Priestley Smith unterstützt, zurück [66, 67]

Schiøtz Fazit lautet:

> A tonometer should be like a thermometer, inasmuch as when applied to a test apparatus it should give invariable results

Ausgehend von der Feststellung Goldmanns, dass ein Gewicht über längere Zeit zum „Fließen" der Cornea führt, untersucht Moses [71] die Wirkung des Stiftes auf die Cornea. In einer sorgfältigen, aufwendigen Arbeit, die sich in 7 Publikationen niederschlägt, kann er die Deformation der Cornea, ihre Biegsamkeit und ihr viskoelastisches Verhalten unter dem Stift feststellen und die dazu notwendige Kraft ermitteln. Wichtigstes Ergebnis ist, dass die Kraft von der Eindringtiefe des Stempels und damit von der Bulbuswand abhängt. Die Prophezeiung von Imbert hat sich bewahrheitet.

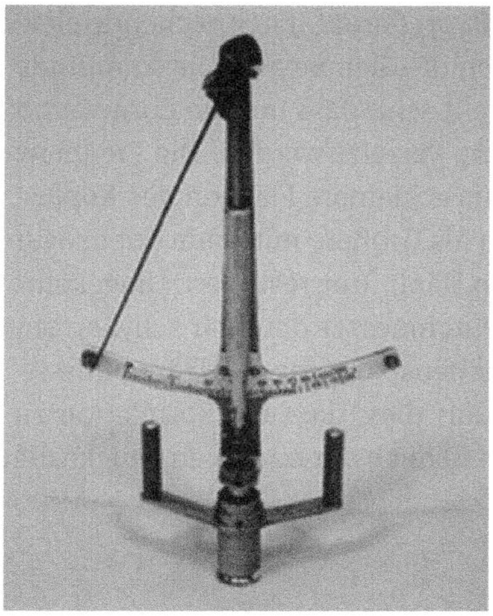

**Abb. 4.26:** Das Tonometer von McLean. Bemerkenswert die nach unten versetzte Skala zur angeblich leichteren Ablesbarkeit. Die Skala ist direkt in mm Hg angegeben. Quelle: BJO 93, 2009, 1131.

### 4.3.3 Kraftmessung mit geringer Deformation

#### 4.3.3.1 Vibration

Anstatt die Kraft zur Verformung eines Auges zu messen, kann die Federkonstante der Cornea gemessen werden, wenn sie mit zunehmender Kraft belastet wird. Das Auge, also die Cornea und das Kammerwasser, werden auf ihre viskoelastischen Eigenschaften geprüft. Lässt man eine vibrierende Masse (also eine oszillierende Kraft) auf die Cornea einwirken, so kann man die natürliche Resonanzfrequenz der Cornea oder die Resonanz bei vorgegebener Frequenz suchen. Es gilt:

$$K = 2\pi P r$$

$K$ = Kraft
$P$ = intraokularer Druck
$r$ = cornealer Radius (typischerweise 7,8 mm)

In Tat und Wahrheit ist die Federkraft der Cornea etwas höher als berechnet, da durch die Vibration auch oszillierende Druckschwankungen erzeugt werden. Die Federkonstante ist zudem nicht isoliert abhängig vom intraokularen Druck, sondern auch eine Eigenschaft der cornealen Oberfläche, ihres Radius, ihrer Dicke, des Tränenfilms, sowie der Anpresskraft des Messinstruments selber.

**Das Tonometer von Keiper und Sarin**

In der von Keiper realisierten Variante [72, 73] wird ein etwa 1 g schweres Gewicht auf die Cornea gelegt. Diese Masse mit planem Kopf schwebt in einer Spule mit radialem Magnetfeld. Sie drückt das Gewicht mit der Kraft 1 g gegen die Cornea und erzeugt eine Vibration. Die Resonanz der Cornea ist die Antwort darauf. Entsprechende elektronische Schaltungen steuern das Gerät und werten die Signale aus. Die Amplitude der Vibration beträgt ca 30 μ. Damit soll sichergestellt sein, dass nur die Cornea und nicht weiter hinten liegende Gewebe in Schwingung versetzt werden. Die Frequenz beträgt 14 Hz. Die Anwendung in der Klinik zeigt, dass kleinere Flächen des Kopfes, zum Beispiel 1,5 mm ⌀ präzisere Ergebnisse liefern als Größere mit 3 mm oder sogar 7 mm ⌀, da durch die Oberflächenspannung weniger Dämpfung resultiert. Umgekehrt ist die Zentrierung auf dem Auge mit kleinerem Durchmesser deutlich schwieriger. Das Ergebnis ist mehr beeinflusst durch die Oberflächenspannung der Tränenflüssigkeit als beim Goldmann-Tonometer. Vielleicht erklärt dies, dass die Korrelation zu Goldmann über 27 mm recht gut ist, wohingegen im Bereich der normalen Drucke die Korrelation zu wünschen übrig lässt.

#### Das Tonometer nach Krakau

Krakau [74] entwickelt diese Idee weiter. Er ersetzt die Spule durch eine Lautsprechermembran, auf welcher ein Piezo-Element mit einem kleinen Plastikstift aufgebracht ist. Krakau liefert die mathematische Grundlage für die Bewegung des Stiftes auf der Cornea während einer sinusoidalen Schwingung und bestätigt dabei die Gleichung von Keiper. Er führt Versuche zuerst an enukleierten Augen, dann an Freiwilligen durch. Es zeigt sich eine gute Korrelation ($r = 0{,}95$). Bei höheren Drucken wird die Streuung deutlich größer. Tieraugen mit vom Menschen verschiedenem cornealem Radius können gemessen werden, wenn das Instrument auf den neuen Radius kalibriert wird. Bei längerer Messdauer zeigt sich nur ein geringgradiges Absinken des Drucks.

### 4.3.3.2 Ballistische Tonometrie

#### Das Rebound-Tonometer nach Kontiola

Im Jahre 2000 stellt Kontiola sein Rebound-Tonometer vor [75, 76]. Er greift auf ein altes Prinzip zur elasto-mechanischen Untersuchung von Geweben zurück. In der allgemeinen Medizin wird dieses Prinzip früh schon von Obbink 1931 [77] und dann von Dekking 1967 [78] angewandt. Es ist in einem gewissen Sinne eine Weiterentwicklung des Vibrationstonometers. Man misst die negative Beschleunigung eines auf das Auge geworfenen Körpers beim Aufprall (Abb. 4.27). Die Bewegung des Körpers wird in einer Magnetspule erzeugt und gemessen, wie beim Vibrationstonometer. Das iCare-Tonometer ist ein tragbares, batteriegetriebenes Gerät mit einem Messbereich von 7–50 mm Hg. Ein 4 cm langer, magnetischer Stift zur einmaligen Verwendung besitzt an seinem Ende einen 1,7 mm großen Plastikkopf. Der Stift lagert auf Teflonrollen zur möglichst geringen Reibung. Zwei zur Messkopfhülse parallel angeordnete Spulen steuern die Bewegung des Stiftes. Eine Magnetspule beschleunigt ihn, die zweite

Spule misst die Geschwindigkeit beim Rückfall. Von mehreren erfassbaren Parametern hat sich gezeigt, dass der Kehrwert der Abbremszeit dem Augeninnendruck am nächsten kommt. Das heißt, bei einem weichen Auge kommt der Stift langsamer zurück, bei einem harten Auge entsprechend schneller. Zwei wesentliche Cofaktoren sind die Hornhautdicke und der Hornhautradius. Größere Messserien zeigen eine gute Korrelation zur Applanationstonometrie. Die Streuung ist mit ± 2,8 mm in der klinischen Beurteilung zu beachten. Ein kleiner Nachteil besteht darin, dass es 6 Messungen braucht, um daraus den korrekten Wert zu berechnen. Es benötigt keine Lokalanästhesie – weil die Geschwindigkeit des Stiftes schneller ist, als der Corneareflex – keine Spaltlampe, kein Fluoreszein, keine besonderen hygienischen Vorschriften zur Anwendung, und, nach einer Anlernphase, kein spezifisches Know-how [79]. Der Einsatz des Instruments [80] in Malawi zeigt, dass das Gerät in Entwicklungsländern gute Dienste leistet.

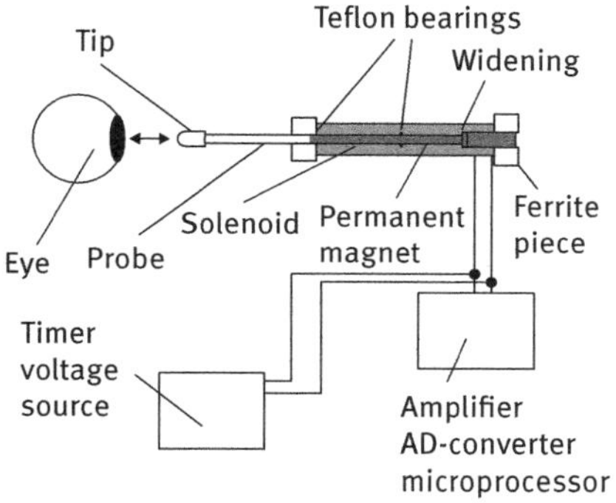


**Abb. 4.27:** Das iCare-Rebound-Tonometer in der Schemazeichnung. Quelle: Kontiola [76].

Vom Messprinzip her sollte der Gebrauch auch beim Tier möglich sein. Danias [81] erhält zuverlässige Resultate bei Ratten, wenn er 6mal misst, den höchsten und tiefsten Wert verwirft und aus den verbleibenden vier Werten den Mittelwert berechnet.

**Das Transpalpebral-Tonometer nach Nesterov**

Das Instrument von Nesterov [82] soll die Palpation quantifizieren, es misst also durch das Lid hindurch. Ein Stäbchen im Tonometer fällt im freien Fall auf den Rand des oberen Augenlides und misst die elastischen Eigenschaften beim Aufprall. Größtes Problem ist die Interaktion mit dem Augenlid. Dieser Einfluss soll dadurch ausgeschlossen werden, dass das Augenlid am Orte des fallenden Stifts an das Auge gepresst wird, so dass eine starre Verbindung zwischen Tonometer und darunterliegender Sklera erreicht wird. Im Instrument ist ein Lagesensor eingebaut, der die Bewegung des Stifts registriert. Mehrere neuere Studien bewerten das Instrument wohlwollend, betonen jedoch, dass hiermit kein Ersatz für das Applanationstonometer gegeben sei [83, 84].

Es könnte in einer entsprechenden klinischen Situation als Zwischenelement zwischen der Palpation und der genauen Messung Verwendung finden [85].

#### 4.3.3.3 Subjektive Tonometer

**Das Pressure Phosphaene Tonometer nach Fresco**

Phosphaene sind Lichterscheinungen, welche durch einen unphysiologischen Reiz ausgelöst werden. Das pressure phosphene tonometer (PPT) auch unter dem Namen „Proview" bekannt, wird 1998 von Fresco [86] vorgestellt. Das Bedürfnis kommt von mehreren Aspekten her, u. a. der Möglichkeit zur Selbstmessung, dem Gebrauch durch nicht-geschultes Personal, oder von gewissen Hornhautaffektionen, die die applanierende Messung verunmöglichen. Das Gerät besteht im Wesentlichen aus einer Feder mit einer Ableseskala und einer Fußplatte am Ende der Feder. Es wird, während die zu messende Person nach innen und unten schaut, auf die nasale Seite des Oberlides gesetzt und senkrecht eingedrückt. Im Moment, da der Patient in seinem temporal unten gelegenen Gesichtsfeld einen runden dunklen Fleck mit glänzendem Ring bemerkt, wird das Instrument abgesetzt. Eine Halterung belässt die Federeinstellung auf der Stelle der größten Kraft, der Wert kann direkt abgelesen werden. Bis zur erfolgreichen Messung braucht es eine etwa einstündige Einführung. Fresco vergleicht etwas über 100 Patienten mit dem PPT und dem Goldmann-Tonometer. Er findet einen Messunterschied innerhalb der Gruppe von 0,3 mm Hg. Die durchschnittliche Abweichung soll 1,8 mm Hg betragen, wobei 74,9 % der Gemessenen weniger als ±2 mm Hg abweichen. 2004 erscheint die Arbeit von Lam [87] – der Erstautor ist mit dem Hersteller Bausch und Lomb liiert – die noch bessere Resultate vorweist. Auch er vergleicht PPT mit Goldmann. Zwischen 10 und 30 mm Hg beträgt der Korrelationskoeffizient 0,91. Die Messergebnisse sollen bessere Werte erreichen, als mit dem Non-Contact Tonometer. Allerdings haben nur ¾ der Untersuchten das Phaenomen in seiner Gesamtheit gesehen, ¼ sieht den glänzenden Ring nicht. 2005 berichtet Rietveld [88] aus Holland mit seiner Gruppe über eigene Untersuchungen. Er kann kurz und bündig keinen Zusammenhang zwischen Goldmann und PPT feststellen. Er stellt in der Diskussion die interessante Vermutung auf, dass möglicherweise das Phaenomen der Druckphosphaene im Bereich um 16 mm Hg erzeugt werden kann. Dies würde dann erklären, warum die Korrelation bei Drucken um 15–16 mm Hg so gut ist. Je weiter man sich von diesen Werten entfernt, desto größer werden die Unterschiede und desto zufälliger die Werte des PPT. Spätestens jetzt stellt sich die Frage nach der physikalischen und physiologischen Basis dieser Messmethode.

### 4.3.4 Langzeitmessung

#### 4.3.4.1 Das Kontaktlinsentonometer nach Leonardi

Leonardi [89] beschreibt 2004 eine Messmethode mit einer Kontaktlinse auf dem Auge. Eine weiche Silikonlinse wird mit einem Dehnungsmessstreifen versehen. Auf das Auge gebracht misst die Linse in der cornea-skleralen Zirkumferenz druckbedingte Dehnungsänderungen des Bulbus. Bei einer Hornhautkrümmung von normal 7,8 mm ist der Sensor in der Lage, Differenzen von 3 μ zu erfassen, was einer Druckänderung von 1 mm Hg entspricht. Laborversuche zeigen einen linearen Gang bei steigendem Druck bei guter Reproduzierbarkeit. An Patienten ist das Verfahren schon angewandt worden. Das Gerät besteht zunächst aus einer Kontaktlinse, welche normal auf die Cornea gelegt wird. Eine Art Uhrglasverband wird auf die gleichseitige Orbita geklebt. Darin befindet sich eine Antenne, die einerseits die Linse mit Energie versorgt, andererseits von ihr das Signal aufnimmt. Das Signal wird mit einem dünnen flexiblen Kabel zu einer Brusttasche geführt, welche ein portables Aufnahmegerät enthält. Hier werden die Daten gespeichert. Sie können via Bluetooth in einen PC geführt und dort ausgewertet werden. Das System misst im 5-Minuten-Intervall 30 Sekunden lang über die Dauer von 24 Stunden. Während der Messung werden 300 Datenpakete erhoben. Wie die Beschreibung zeigt, handelt es sich streng genommen nicht um eine Langzeitmessung, sondern um kurze, häufig wiederholte Messungen über längere Zeit. 2012 wird das System als „SENSIMED triggerfish®“ vorgestellt. Etwa bei der Hälfte der Patienten von zwei klinischen Studien ist eine conjunctivale Hyperaemie und vermehrte Anfärbbarkeit der Cornea beobachtet worden, ansonsten wird die Kontaktlinse, auch von darin nicht-geübten Personen, gut vertragen. Dickenänderungen der Cornea, durch den osmotischen tageszeitlichen Shift, scheinen keinen großen Einfluss auf das Messergebnis zu haben [90]. Das Signal wird in dieser kommerziellen Version nicht als mm Hg ausgegeben, sondern als relative Potentialänderung der Sensorspannung. Bezeichnet wird das Signal als „ocular dimensional changes“. Dies ist ein Hinweis darauf, dass die Korrelation vom Messsignal zum Druck noch nicht gelungen ist. Einige weitere Fragen scheinen noch unklar, so z. B. wie bewiesen wird, dass Veränderungen der DMS durch Muskelzug von eigentlichen Druckänderungen unterschieden werden. Sicher kann technologisch noch Einiges in dieser Hinsicht erwartet werden, ausgehend vom Einbau des piezoresistiven Drucksensors in die Kontaktlinse [91]. Kürzlich sind Berichte erschienen über Graphenbeschichtung und Nanoverdrahtung von Kontaktlinsen [92]. Neuere Patentanmeldungen stellen direkte Drucksensoren in der Kontaktlinse vor, was darauf hinweist, dass die technische Entwicklung schnell voranschreitet [93, 94].

## 4.4 Fazit

Kraftmessung nach der Formel $\Delta p = \Delta F/A$ ist naheliegend und der erste Ansatz, den Augeninnendruck von außen und damit ohne Verletzung des Bulbus zu messen. Es wird die Kraft gemessen, welche eine gewisse Verformung des Augapfels hervorruft. Noch heute wird dieses Prinzip in der Klinik am Häufigsten angewandt.

Bedingungen zur korrekten Messung sind:
- Das Instrument muss auf die Cornea gesetzt werden können, damit direkter Kontakt zur Augenwand besteht.
- Die Relation von Volumenverdrängung zu Druckerhöhung muss bekannt sein, damit man von der Eindringtiefe des Stempels auf den Druck zurückschließen kann.
- Die Methode erfordert die instrumentelle wie individuelle Eichung, falls auf 1–2 mm Hg genau gemessen werden soll.
- Der Stempel muss konkav geformt sein.

Nachteilig sind:
- Auch wenn obige Bedingungen erfüllt sind, ist die Genauigkeit bei der Impressionstonometrie beschränkt.
- Die Langzeitmessung mit der Applanationstonometrie ist nicht möglich. Durch den anhaltenden Druck des Messkörperchens flacht die Cornea ab und der gemessene Wert sinkt. Heutige Geräte müssen sich auf eine Messzeit von wenigen Pulszyklen beschränken.
- Es ist nicht möglich, gleichzeitig zur Messung den Fundus einzusehen.

## Literatur

### Allgemein

[1] Bowman W. An address delivered at the opening of the section of Ophthalmology. Br Medical Journal. 1881, 13(2), 277–279.

[2] Koller C. Personal reminiscences of the first use of cocain as a local anesthetic in eye surgery. Anaesthesia and Analgesia. 1928, Vol VII, Jan–Feb, 9–11 and: no author. Koller Carl and Cocaine. Br J Ophthalmology. 1928, 12(5), 262–263.

[3] Graefe A, Saemisch Th. Handbuch der gesamten Augenheilkunde, 2te Auflage, 23. Kapitel, XIV. Band. Hirschberg J. Geschichte der Augenheilkunde, VIII, drittes Buch, 17. Abschnitt „Die Augenheilkunde der Neuzeit, die Augenärzte Russlands 1800–1875“. Julius Springer, Berlin, 1918, 216–219.

[4] Lloyd R. I. Tonometry and the various instruments employed in its practice. Am J Ophthamol. 1930, 5, 396–406.

[5] Brückner A., Meisner W. Grundriss der Augenheilkunde, 2te Auflage. Thieme Verlag, Leipzig, 1920.

[6] Svedbergh B., Bäcklund Y., Hök B., Rosengren L. The IOP-IOL. A probe into the eye. Acta Ophthalmol (Copenh). 1992, 70(2), 266–268.
[7] Coleman D. J., Trokel St. Direct-recorded intraocular Pressure Variations in a human Subject. Arch Ophthalmol. 1969, (2), 637–640.
[8] Eisner G. Biomicroscopy of the peripheral Fundus. Springer Verlag, Berlin/Heidelberg, 1973.

## Applanationstonometrie

[9] Maklakoff A. N. L'ophtalmotonométrie. Arch d'ophtalmol. 1885, 5, 159–165.
[10] Imbert A. Théorie des ophtalmomètres. Arch d'ophtalmol. 1885, 5, 358–363.
[11] Fick A. Über Messung des Druckes am Auge. Pflügers Arch Ges Physiol. 1888, 42, 86–90.
[12] Perkins E. S. Trans ophthal Soc UK. 1953, 73, 261. Zitiert aus: Perkins E. S. Tonometry Proceedings of the Royal Society of Medicine. 1957, 50, 667–676.
[13] Lifschitz S. J. Vestn oftalm. 1904, 6, 21. Zitiert aus: Lloyd R. I. Am J Ophth. 1930, 13, 396–412.
[14] Lloyd R. I. Tonometry and the various instruments employed in its practice. Am J Ophthamol. 1930, 5, 396–406 und Lloyd R. I. Tonometry and the various instruments employed in its practice. Am J Ophthamol. 1930, 6, 496–507.
[15] Coburn E. B. A new applantation Ophthalmotonometer. Ann. Ophthalmol. 1908, 17, 447–450.
[16] Maurice D. M. An applanation tonometer of new principle. Brit J Ophthalmol. 1951, 35(3), 178–182.
[17] Goldmann H. Un nouveau tonomètre à aplanation. Bull Mem Soc Fr Opthtalmol. 1954, 67, 474–478.
[18] Papritz F., Goldmann H., Schmidt Th. Apparatus for measuring the intraocular or tonometric pressure of an eye. Claims priority, application, Great Britain, 1957. US-Patent 3'070'997.
[19] Goldmann H., Schmidt Th. Über Applanationstonometrie. Ophthalmologica. 1957, 134, 221–242.
[20] Goldmann H., Schmidt Th. Weiterer Beitrag zur Applanationstonometrie. Ophthalmologica. 1961, 141, 441–456.
[21] Papritz F. Tonometer zur Messung des Augeninnendrucks. CH Patent X 296894 1. Deutsches Patentamt, Auslegeschrift 1113285 vom 31.08.1961.
[22] Moses R. Fluorescein in applanation tonometry. Amer J Ophthalmol. 1969, 49, 1149–1155.
[23] Kwasniewska S., Niesel P. The influence of the Fluorescein ring width in Goldmann applanation tonometry. Inaugural-Dissertation, Universität Bern, 1983.
[24] Friedenwald J. Tonometer calibration, an attempt to remove discrepancies found in the 1954 calibration scale for Schiøtz tonometers. Trans Am Acad Ophthal. 1957, 69, 108–123.
[25] Schmidt T. On applanation tonometry. Trans Am Acad Ophthalmol Otolaryngol. 65, 171–177.
[26] Schiøtz H. J. Ein neues Tonometer. Arch Augenheilk. 1905, 52, 401–424.
[27] Draeger J. Simple hand applanation tonometer for the use on the seated as well as on the supine patient. Am J Ophthalmol. 1966, 62(6), 1208–1210.
[28] Perkins E. S. Hand-held Applanation Tonometer. Br J Ophthal. 1965, 49, 591–593.
[29] Sacu S., Vass C., Schemper M., Rainer G. Self-tonometry with the Ocuton S: evaluation of accuracy in glaucoma patients. Acta Ophthalmol Scand. 2004, 82(4), 405–409.
[30] Grolman B. A new Tonometer System. Am J Optom Arch. 1972, 49(8), 646–660.
[31] Augsburger A., Polasky M., Walby M. Clinical tonometric measurement with the Non-Contact Tonometer. Am J Optom Physiol Opt. 1974, 51(4), 282–285.
[32] Stuart Mackay R., Marg E. Fast, electronic Tonometers based on an exact theory. Acta ophthalmol. 1959, 37, 495–507.

[33] Moses R. A., Marg E., Oechsli R. Evaluation of the basic validity and clinical usefulness of the Mackay-Marg Tonometer. Investigative Ophthalmology. 1962, 1(1), 78–85.
[34] Mackay R. S., Marg E., Oechsli R. W. US-Patent 3'150'521, Sept/29/1964.
[35] Hart W. M. Adler's Physiology of the Eye. Mosby-Year Book, St. Louis (MO), 1992.
[36] Langham M. E., McCarthy E. A rapid pneumatic applanation tonometer. Comparative findings and evaluation. Arch Ophthalmol. 1968, (4), 389–399.
[37] Langham M. E., To'Mey K. F. A clinical procedure for the measurements of the ocular pulse-pressure relationship and the ophthalmic arterial pressure. Exp Eye Res. 1978, 27(1), 17–25.
[38] Luce D. A. Determining in vivo biomechanical properties of the cornea with an ocular response analyzer. J Cataract & Refractive Surgery. 2005, 31(1), 156–162.
[39] Luce David A. (AA61B31GF1), US-Patent application 20090093698, Sept/24/2009.
[40] Ayala M., Chen E. Measuring corneal hysteresis: threshold estimation of the waveform score from the ocular response analyzer. Graefe's Arch Clin Exp Ophthalmol. 2012, 250, 1803–1806.
[41] Mangouritsas G., Mourtzoukos S., Mantzounis A., Alexopoulso L. Comparison of Goldmann and Pascal Tonometry in relation to corneal hysteresis and central corneal thickness in nonglaucomatous eyes. Clinical Ophthalmology. 2011, 5, 1071–1077.
[42] Pensyl D., Sullivan-Mee M., Torres-Monte M., Halverson K., Qualls C. Combining corneal hysteresis with central corneal thickness and intraocular pressure for glaucoma risk assessment. Eye. 2012, 26, 1349–1356.
[43] Sródka W. Evaluating the material parameters of the human cornea in a numerical model. Acta Bioing Biomech. 2011, 13(3), 77–85.
[44] Woo S. C. Y., Kobayashi A. S., Schlegel W. A., Lawrence C. Nonlinear material properties of intact Cornea and Sclera. Exp Eye Res. 1972, 14(1), 29–39.
[45] Shin T., Vito R. P., Johnson L. W., Mc Carey B. E. The distribution of strain in the human Cornea. J of Biomechanics. 1997, 30(5), 497–503.
[46] Pepose J. S., Feigenbaum S. K. et al. Changes in corneal biomechanics and intraocular pressure following LASIK using static, dynamic and noncontact Tonometry. Am J Ophthalmol. 2007, 143, 39–47.
[47] Hallahan K. M., Roy A. S., Ambrosio R. Jr., Salomao M., Dupps W. J. Jr. Discriminant Value of Custom Ocular Response Analyzer Waveform Derivatives in Keratoconus. Ophthalmology. 2013, S0161-6420(13)00818-X.

## Impressionstonometrie

[48] Donders F. C. Vorzeigung neuer, ophthalmometrischer Instrumente. Klinische Mbl für Augenheilkunde. 1863, 1, 502–504.
[49] Dor H. Über ein verbessertes Tonometer. Zehenders Mbl Augenheilk. 1865, 3, 351–355.
[50] Monnik A. En nieuwe tonometer en zyn gebruik. Arch f Ophthalmologie. 1867, 1, 49.
[51] Weber A. Einige Worte über Tonometrie. Aus: Die normale Linsenentbindung, der „modificirten Linearextraction" gewidmet. Archiv f Ophthalmologie. 1867, 13, 201–209.
[52] Den Tonkelaar I., Henkes H. E., van Leersum G.K. The Utrecht Ophthalmic Hospital and the development of tonometry in the 19th century. Doc Ophthamol. 1988, 68, 57–63.
[53] Dor H. Über Ophthalmotonometrie. Archiv für Ophthalmologie. 1868, 14(1), 13–46.
[54] Dor H. Compte rendu statistique de la clinique ophtalmologique de l'Université de Berne (du 6 mai 1867 au 15 octobre 1876).
[55] Pflüger E. Beiträge zur Ophthalmotonometrie. Archiv für Augen- und Ohrenheilkunde. 1871, 2(2), 1–49.
[56] Monnik A. J. W. Tonometers en tonometrie. Kemink-Verlag, Utrecht, 1868.

[57] Monnik, A. Ein neuer Tonometer und sein Gebrauch. Graefes Archiv für Ophthalmologie. 1870, 16(1) 48–88.
[58] Draeger J. Geschichte der Tonometrie. Karger Verlag, Basel/New York, 1961.
[59] Schiøtz H. J. Ein neues Tonometer. Arch Augenheilk. 1905, 52, 401–424.
[60] Friedenwald, J. Tonometer calibration, an attempt to remove discrepancies found in the 1954 calibration scale for Schiøtztonometers. Trans Am Acad Ophthal. 1957, 69, 108–123.
[61] Schiøtz H. Tonometry. Br J Ophthalmol. 1920, 4(5), 201–210.
[62] Amsler M. Considérations critiques sur le Tonomètre de Schiøtz. Bull Soc et mém franç d'ophtalm. 1927, 40, 341–354.
[63] Weekers, P. Tonometrie und Tonographie. In: Straub W. Die ophthalmologischen Untersuchungsmethoden, Bd I. Ferdinand Enke Verlag, Stuttgart, 1970.
[64] Friedenwald J. Some problems in the diagnosis and treatment of glaucoma. Am J Ophthalmol. 1950, 33, 1523–1538.
[65] Brock G., Gurekas V., Spencer J. The occasional tonometry. Can J Rural Med. 2012, 17(2) 65–68.
[66] Schiøtz H. Tonometry. Br J Ophthalmol. 1920, 4(5) 249–266.
[67] Schiøtz H. Tonometry. Br J Ophthalmol. 1925, 9(4) 145–153.
[68] MacLean W. Br J Ophthalmol. 1919, 3, 385–399. Oder: McLean W. Preliminary report of a new tonometer. J Ophthalmol Otol Laryngol. 1914, 20, 432–440.
[69] Priestley Smith. On tonometric values. Br J Ophthalmol. 1919, 3, 293–300.
[70] Elliot R. H. Tonometric values. Br J Ophthalmol. 1919, 3(9), 426–429.
[71] Moses R. A. Theory and calibration of the Schiøtz tonometer I. The boundary surface of the cornea. Investigative Ophthalmology. 1971, 10(7), 534–538.

## Geringe Deformation

[72] Keiper D. A., Sarin L. K., Leopold I. H. The Vibration Tonometer. I Am J Ophthal. 1965, 59, 1007–1010.
[73] Sarin L. K., Keiper D. A., Chevrette L., Leopold I. H. The Vibration Tonometer II. Am J Ophthal. 1965, 59, 1011–1012.
[74] Krakau C. E. T. A Vibration Tonometer. Ophthal Res. 1970, 1, 129–139.
[75] Kontiola A. A new electromechanical method for measuring intraocular pressure. Doc Ophthalmol. 1997, 93, 265–276.
[76] Kontiola A. A new induction-based impact method for measuring intraocular pressure. Acta Ophthalmol Scand. 2000, 78(2). 142–145.
[77] Obbink J. 1931. Zitiert aus: Vogelsang K. Gewebsmechanik und Augenheilkunde. Graefes Archiv für Ophthalmologie. 1952, 152, 169–176.
[78] Dekking H. M., Coster H. D. Dynamic tonometry. Ophthalmologica. 1967, 154(1), 59–74.
[79] Beasley I. G. et al. Does rebound tonometry probe misalignement modify intraocular pressure measurements in human eyes? J Ophthal. 2013. http://dx.doi.org/10.1155/2013/791084.
[80] Hohmann J. Vergleich des iCare-rebound-Tonometers mit dem Goldmann-Applanationstonometer unter Berücksichtigung der zentralen Hornhautdicke in einem afrikanischen Entwicklungsland. Inaugural-Dissertation der medizinischen Fakultät der Eberhardt-Karls Universität, Tübingen, 2011.
[81] Danias J., Antti I. K., Theodoros F., Thom M. Method for the Noninvasive Measurement of the Intraocular Pressure in Mice. Investigative Ophthalmology & Visual Science. 2003, 44(3).
[82] Nesterov A. P. Transpalpebral tonometer for intraocular pressure measuring. Staatliche Universität, Medizinische Fakultät, Moskau.

[83] Doherty M. D., Carrim Z. I., O'Neill D. P. Diaton tonometry: an assessment of validity and preference against Goldmann tonometry. Clin Experiment Ophthalmol. 2012, 40(4).
[84] Li Y., Shi J., Duan X., Fan F. Transpalpebral measurement of intraocular pressure using the Diaton tonometer versus standard Goldmann applanation tonometry. Graefe's Arch Clin Exp Ophthalmol. 2010, 248(12), 1765–1770.
[85] Troost A., Yun S. H., Specht K., Krummenauer F., Schwenn O. Transpalpebral tonometry: reliability and comparison with Goldmann applanation tonometry and palpation in healthy volunteers. Br J Ophthalmol. 2005, 89, 280–283.
[86] Fresco B. B. A new Tonometer – the pressure phosphene tonometer: clinical comparison with Goldmann tonometry. Ophthalmology. 1998, 105(11), 2123–2126.
[87] Lam D. S.C, Leung D. Y. L. et al. Pressure phosphene self tonometry: A comparison with Goldmann tonometry in Glaucoma Patients. Invest Ophthalmol Vis Sci. 2004, 45, 3131–3136.
[88] Rietveld E., van den Bremer D. A., Völker-Dieben H. J. Clinical evaluation of the pressure phosphene tonometer in patients with glaucoma. Br J Ophthalmol. 2005, 89, 537–539.
[89] Leonardi M., Leuenberger P., Bertrand D., Bertsch A., Renaud Ph. First steps toward noninvasive intraocular pressure monitoring with a sensing contact lens. Invest Ophthalmol Vis Sci. 2004, 45, 3113–3117.
[90] Mansouri K., Weinreb R. N. Continuous 24 hour intraocular pressure monitoring for glaucoma with a contact lens sensor – time for a paradigm change. Swiss Med Wkly. 2012, 142, w13545.
[91] Twa M. D., Roberts C. J., Karol HJ. et al. Evaluation of a Contact-lens embedded sensor for intraocular pressure Measurement. J Glaucoma. 2010, 19(6), 382–390.
[92] MIT Review: Nanoconductors. http://www.technologyreview.com/news/515666/contact-lens-computer-like-google-glass-without-the-glasses/.
[93] Auvray P. et al. Integrated flexible pressure sensor in a soft contact lens for IOP monitoring. US-Patent: IPCA 8: AA61B31GF1, 2013-08-29, Nr. 20130335968.
[94] California Institute of Technology. System and method for sensing the intraocular pressure. US-Patent: 2013-2006-27, Nr. 20130165762.

## 4.5 Druckmessung mit Deformation

### 4.5.1 Das Kontaktglastonometer (SmartLens®) nach Robert

Das Kontaktglastonometer und seine kommerzielle Ausführung, die SmartLens®, ist im Handel nicht mehr erhältlich. Sie werden hier besprochen, weil ohne ihre Kenntnis der Wechsel von der Krafttonometrie zur Drucktonometrie nicht zu verstehen ist. Zudem haben gewisse, im Rahmen ihrer Entwicklung gewonnene Erkenntnisse in der Drucktonometrie endgültig ihren Platz gefunden. Die SmartLens® bildet den entscheidenden Wendepunkt von der alten zur neuen Technologie.

Im Verlaufe der 80er Jahre wird eine Reihe von Arbeiten veröffentlicht, die sich mit sog. Provokationstests beim Glaukom befassen. Sie führen damit frühere Bemühungen weiter [1, 2], die Diagnose des Glaukoms vor Eintreten eines manifesten Schadens zu stellen. Als Stimulus werden Temperaturänderungen, Flickerlicht, Lageänderungen und vor allem die künstliche Drucksteigerung eingesetzt. Die Druckprovokation kann als physiologischer Reiz angesehen werden [3–8]. Um jedoch solchen Tests die für die Klinik notwendige Aussagekraft zu verleihen, braucht es eine reproduzierbare und präzise Erfassung sowohl des Messsignals, als auch des Stimulus. Es müssen nicht nur der geprüfte, z. B. ein transpupillar gemessene Kreislaufparameter am Fundus, sondern auch der steuernde Druck zeitverzugslos und gleichzeitig gemessen werden können. Salopp ausgedrückt benötigt man ein durchsichtiges Tonometer („see-through-Tonometer"). Nach dem Stand des Wissens der 1980er Jahre muss dies ein Tonometer sein, bei dem die Applanationsfläche nicht an der Cornea abgelesen wird, sondern außerhalb der optischen Achse. Coburn hat 1908 eine solche Idee im Ansatz schon verwirklicht (siehe unter Applanationstonometrie). Bei seinem Tonometer wird die Applanation im System voreingestellt und der Stand der Flüssigkeitssäule markiert und anschließend das Tonometer aufgesetzt. Verschiebt sich die Flüssigkeitssäule von der Marke weg, kann sie mit der Pumpe wieder an ihren richtigen Ort zurückgebracht werden (siehe Abb. 4.8).

Aus diesen Überlegungen schält sich die grundsätzliche Lösung des Problems heraus [10] (Abb. 4.28). Im Wesentlichen wird ein Kontaktglas zentral ausgehöhlt.

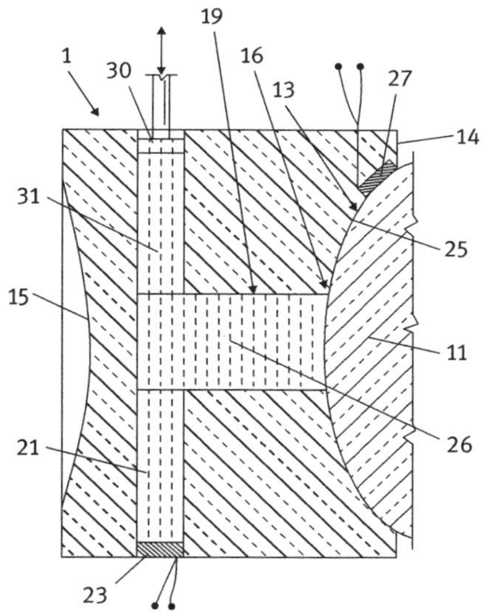


**Abb. 4.28:** Die Idee des *„see-through-tonometer"*, Vorläufer der „SmartLens®", 11 = Auge und Cornea, 26, +21, +31 = der flüssigkeitsgefüllte Hohlraum, 23 = der Sensor und 30 = Einfüllstutzen, 16 = Applanationsfläche. Quelle: Autor [10].

Die Begrenzung zur Cornea hin wird mit einer dünnen, durchsichtigen und im Zentrum planen Folie abgeschlossen. Die Höhle selber wird mit einer klaren Flüssigkeit gefüllt. Seitlich, außerhalb des optischen Strahlengangs, wird die Höhle mit einem Drucksensor bestückt. Wird das Glas auf das Auge gesetzt, so misst bei korrekter Applanation der Sensor den von der Cornea auf die Folie und die Flüssigkeit übertragenen Augeninnendruck. In einem ersten Schritt [11] versucht man handelsübliche Kontaktgläser im Zentrum auszubohren und mit Sensoren zu bestücken. Die Bohrung wird corneawärts mit einer Silikonfolie von 10 μ Dicke abgeschlossen. Die Applanationsfläche wird mit 0,27 $mm^2$ gewählt. So ist Applanation schnell erreicht. Neu entwickelte piezoresistive Sensoren des CSEM (Centre Suisse d' éléctronique et micromécanique) mit $1{,}2 \times 3 \times 0{,}4\,mm^3$ Ausmaß werden verwendet. Es zeigt sich, dass der Temperaturgang dieser Sensoren 0,24 %/°C beträgt. Will man von 18 °C Zimmertemperatur auf 36 °C Corneatemperatur gehen, ergibt sich schon eine Abweichung von 5 %. Dieser Weg ist nicht gangbar. In einem zweiten Anlauf wird das Glas ganz neu entwickelt [12, 13], siehe Abb. 4.29 und Tab. 4.6.

**Tab. 4.6:** Masse für das Kontaktglastonometer und Vergleich zum Goldmann-Dreispiegelglas. Quelle: Autor.

| | **Kontaktglastonometer** | **Goldmann-Glas** | **Bemerkungen** |
|---|---|---|---|
| Cornealer Durchmesser | 11 mm | 11 mm | |
| Cornealer Radius | 8,5 mm | 7,4 mm | Kein Methocel |
| Gewicht | 16 g | 16 g | beim Kontakt- |
| Zentrales GF | 30° | 30° | glastonometer! |
| Appl. ⌀ | 2,5 mm | 3,06 mm | |
| Sensitive Fläche | 1,5 mm* | | |
| Medium | flüssig, transparent | $v$ = Kammerwasser | |
| Plane Stellung | Vorgegeben | keine Druckmessung möglich | |
| Kraftsensoren | 3× in 120° Abstand | | |
| Temp. Ausgleich | Vorwärmen nötig | | |

* Kanngiesser stellt 1993 bei Vorversuchen an Silikonfolien fest: „*Ich kann bei jeder Geometrie genau messen*“! Diese Erkenntnis wird zunächst nicht weiter verfolgt.

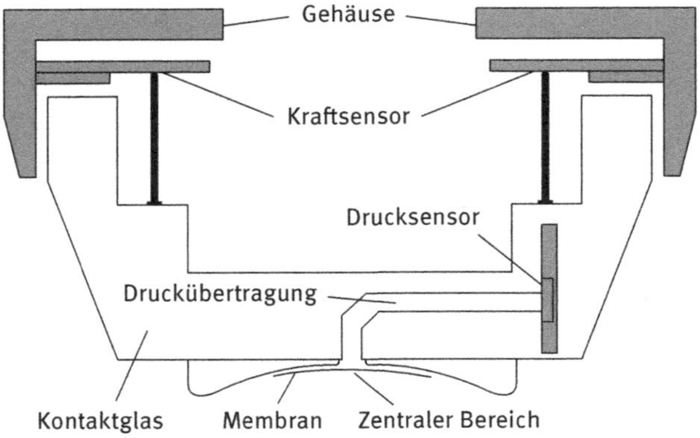


**Abb. 4.29:** Das Kontaktglastonometer schematisch. Erläuterungen, siehe Text. Quelle: Kanngiesser [13].

Neues, zusätzliches Konstruktionselement bilden drei Kraftsensoren im Abstand von 120°, welche den Anpressdruck des Glases auf das Auge erfassen sollen. So dienen sie zur Feststellung, ob das Glas gleichmäßig auf der Cornea gehalten wird oder nicht. Die Messung wird automatisch verworfen, wenn die Werte der drei Kraftsensoren um mehr als 10 mm Hg voneinander abweichen. Die Messfrequenz aller Sensoren wird mit 10 Hz festgelegt.

In einem ersten Schritt erfolgt der manometrische Abgleich mit Augen von der Augenbank. Mit der gewählten Anordnung ist sowohl ein offenes, wie ein geschlossenes System möglich. Die Punktion für den Vergleichssensor erfolgt in den Glaskörper, da die Cornea für das aufzusetzende Tonometer frei bleiben muss. Wichtiges Element für die Reproduzierbarkeit der Ergebnisse ist die Haltung des Tonometers. Dieses wird in eine dafür angepasste Fokussiereinrichtung für Makrophotographie eingefügt, so dass es präzise und ruckfrei auf das Auge abgesenkt werden kann. Die Messwerte des Tonometers korrelieren mit $r = 0{,}99$ hervorragend zum Standard. In einer zweiten Serie werden Probanden liegend gemessen. Der Vergleich geschieht mit einem Handapplanationstonometer von Perkins. Hier zeigt sich nur noch eine mäßige Korrelation von $r = 0{,}58$! Diese Verschlechterung des Ergebnisses findet ihre Erklärung im nach wie vor störenden Temperaturgang des Sensors und in der noch ungenauen Feststellung von $P_0$. Die Definition von $P_0$ muss neu gelöst werden! Im Rahmen der Suche nach $P_0$ erhalten die Kraftsensoren eine neue Bedeutung [14].

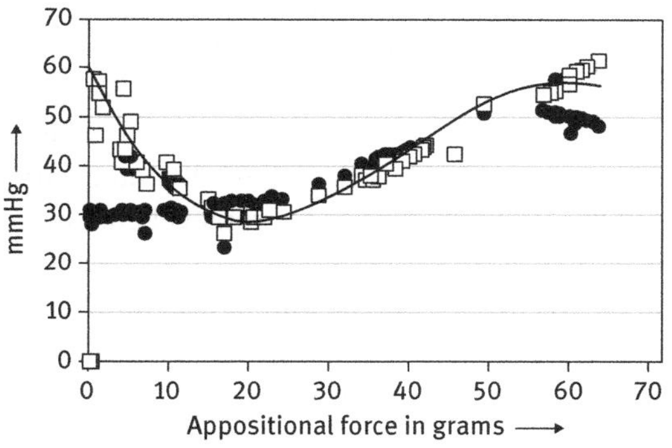


**Abb. 4.30:** Kraft–Druck-Diagramm. Die gefüllten Kreise zeigen die Anpresskraft, die leeren Quadrate die dazugehörigen Druckwerte. Bei Werten über 55 g ergibt sich eine Diskrepanz, die auf einen Tonographieeffekt zurückzuführen ist. Quelle: Dekker [14].

Die Abb. 4.30 zeigt den Kurvenverlauf beim behutsamen Aufsetzen des Glases auf die Cornea. Die Werte der drei Kraftsensoren sind gemittelt (gefüllte Kreise). Sie zeigen eine einfache aufsteigende Kurve, entsprechend der Zunahme der Kraft auf den Bulbus. Der Drucksensor jedoch zeigt einen bisher unbekannten Verlauf, welcher in seiner Form an einen Eishockeystock erinnert. Bei Annäherung des Glases an das Auge werden zuerst sehr hohe Drucke registriert, welche in dem Moment auf ein Minimum sinken, in dem das Glas auf der Cornea ruht. Steigert man die Anpresskraft, so steigt auch der Augeninnendruck. Bei 18 g Anpresskraft misst man den niedrigsten

Augeninnendruck, also $P_0$. Den linken Schenkel der Kurve nennen wir die „Approximationsphase“, sie zeigt durch Kapillarkräfte bedingte hohe Drucke. Das Glas und das Auge sind durch einen kapillaren Zwischenspalt voneinander entfernt. Sitzt das Glas richtig, so sinkt der Druck auf den Wert im Auge ab. Jetzt gibt sich eine Korrelation von $r = 0{,}97$. Die richtige Koppelung von Instrument und Auge ist also nicht mehr durch die richtige Einstellung der Applanationsfläche gegeben, sondern durch das Wegfallen der Kapillarkräfte zwischen Glas und Auge. Diese Bedingung gilt, vorausgesetzt die Viskosität der Interface-Flüssigkeit beträgt nicht mehr als 1,5 mPa · s. Die Software muss im Kurvenverlauf des Druckes die tiefsten Werte aufsuchen, die 5mal hintereinander gemessen werden. Jetzt lässt sich mit dem Kontaktglastonometer einfach, elegant und präzise sowohl $P_0$, wie auch der temporale Verlauf des Druckes messen und direkt die Ophthalmodynamometrie anschließen [15]. Die Kraftmessung ist überflüssig geworden. Voraussetzung für $P_0$ ist die minimale Kraftanwendung bei der Handhabung des Glases auf dem Auge.

### 4.5.2 Die automatisierte Bestimmung von $P_0$

Aus der Überlegung heraus, dass beim Aufsetzen des Glases nicht immer unbedingt der tiefste Druck erreicht wird, wohl aber immer beim Abheben, entscheiden Robert und Kanngiesser, die Bestimmung von $P_0$ auf das Messende zu verlegen. Beim Vorgang des Abhebens gibt es zwingend einen Moment des tiefstmöglichen Drucks, entsprechend $P_0$. Das Abheben führt, wenn schnell genug ausgeführt, zu einem steilen Abfall des Drucks mit einem Durchhänger („Unterschwinger“) unter 0, bis sich der Sensor wieder auf 0 einpendelt. Das Phänomen wird als „Abriss“ bezeichnet, siehe Abb. 4.33. Die geometrische Konfiguration dieses Druckverlaufes wird benutzt, um der Software die korrekten Bedingungen zur Bestimmung von $P_0$ vorzugeben. Kanngiesser definiert wie folgt (siehe Tab. 4.7).

Um keinen tonographischen Effekt zu erzeugen, soll das Kontaktglas für die Bestimmung von $P_0$ nur kurz aufgesetzt werden. Ist ein korrekter Abriss von der Software erkannt, so rechnet diese 3 oder 5 Pulszyklen rückwärts um festzustellen, ob die letz-

**Tab. 4.7:** Kriterien für den korrekten Abriss. Quelle: Autor.

| Kriterium | Formel/Einheit | Wert |
|---|---|---|
| Minimale Abrissgeschwindigkeit | $dP/dt$ [mm Hg/s] | −220,0 |
| $P_{max}$ bei Abrissende | mm Hg | 8,00 |
| Unterschwinger, Dauer | s | 0,3 |
| Unterschwinger, Amplitude | mm Hg | 1,0 |
| Nullinie, Dauer | s | 0,7 |
| Nullinie, Variabilität | mm Hg | 0,5 |
| Zeitfenster | s | 5 |

ten Minima innerhalb einer Toleranzgrenze konstant sind. Daraus wird $P_0$ berechnet. Das Resultat ist $P_0$ + der Ausschlag nach oben, bezeichnet als okuläre Pulsamplitude. Robert entscheidet aus zwei Gründen, den diastolischen Wert als $P_0$ zu bestimmen. Erstens ist der diastolische Wert, derjenige Wert, welcher über den gesamten Pulszyklus vorliegt. Ist Glaukom eine Krankheit, die durch Druckbelastung entsteht, so muss derjenige Druck bekannt sein, der dauernd vorhanden ist. Zweitens, falls der Mittelwert der Schwingung und die Ablenkung nach oben und nach unten genommen würden, wie in der Physik üblich, so würden drei berechnete, aber kein einziger gemessener Wert, angegeben.

Die Konstruktion des definitiven Produktes SmartLens® (Abb. 4.31 und 4.32, siehe jeweils Farbtafel) beinhaltet ein Einspiegel-Kontaktglas mit den Elementen zur Druckmessung, Beobachtung des Fundus und des Kammerwinkels. Dazu kommt eine Basisstation zur Steuerung aller Prozesse und ein Taster, um im Messverlauf Zeitmarken setzen zu können. Das Signal wird aktiv telemetrisch vom Kontaktglas auf die Basisstation übertragen. Die Messfrequenz beträgt 100 Hz.

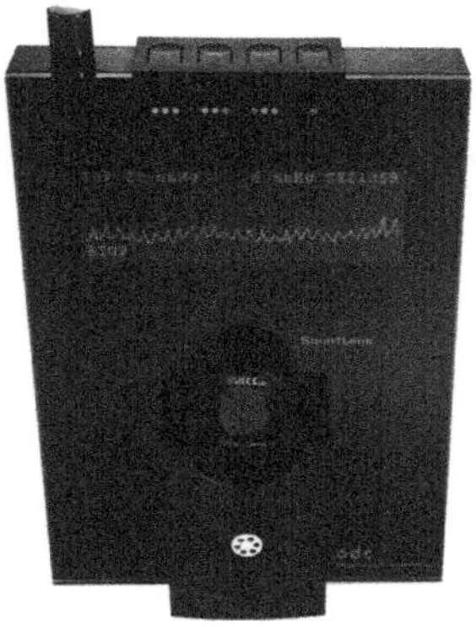

**Abb. 4.31:** Basis-Station der SmartLens® mit eingelegter Linse in der Bucht. In dieser Lage wird die Linse auf 35 °C vorgewärmt, gleichzeitig werden die Batterien aufgeladen. Oben links die Antenne, daneben vier Tasten zur Steuerung des Gerätes und der Einstellungen. Das Display zeigt den Druckverlauf und weitere Informationen für den Benutzer. Quelle: Autor.

Die SmartLens® ist bis jetzt das einzige Instrument, welches den Augeninnendruck aktiv und passiv in seiner Gesamtheit erfasst. Die damit verbundenen diagnostischen Möglichkeiten sind in Tab. 4.8 aufgeführt.

Die weitere Entwicklung der SmartLens® wird zu Gunsten der Konturtonometrie verlassen. Drei Gründe zwingen die Entwicklung in die neue Richtung:

- es taucht ein bisher unbekanntes Messphaenomen auf, welches die Applanation in Frage stellt,
- die refraktive Chirurgie nimmt einen großen Aufschwung. Sie verlangt korrekte Druckwerte unabhängig von der Hornhautdicke,
- in der Medizin und Ophthalmologie verstärkt sich der allgemeine Trend zur berührungslosen Untersuchung des Patienten.

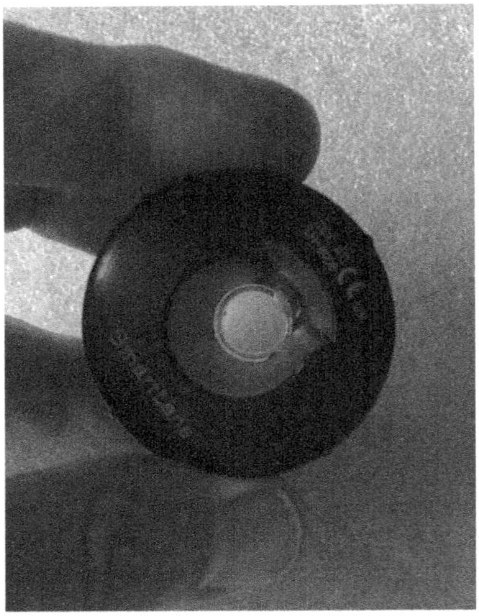

**Abb. 4.32:** Das eigentliche Kontaktglas im Durchblick. Quelle: Autor.

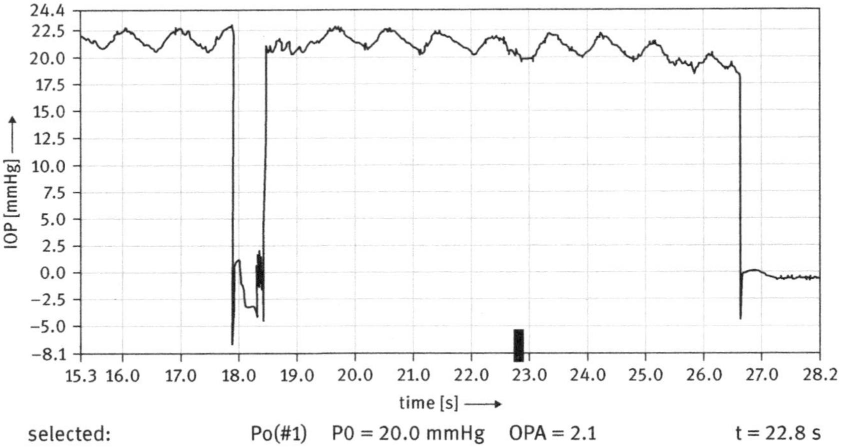


**Abb. 4.33:** Die Bestimmung von $P_0$ In der Abszisse die Zeitachse in Sekunden, in der Ordinate der Druck in mm Hg. Bei Sekunde 18 ist ein Unterbruch zu sehen, der nicht als korrekter Abriss erkannt wird. Die Nullinie entspricht nicht den Vorgaben, das Zeitfenster ist zu kurz. Kurz vor Sekunde 27 erfolgt ein richtiger Abriss. Die Software berechnet $P_0$ 5 Pulszyklen zurück auf 20,0 + 2,1 zum Zeitpunkt 22,8 s. Quelle: Autor.

Verschiedene Erkenntnisse aus der Entwicklung der SmartLens® fließen in die Konturtonometrie ein, so die Bestimmung und Defintion von $P_0$ und die Darstellung der Pulswelle. Letztere wird in Zukunft die eigentliche medizinische Daseinsberechtigung für die Konturtonometrie werden.

**Tab. 4.8:** Verwendungsmöglichkeiten der SmartLens®. Quelle: Autor.

| | **Druck passiv** | **Druck als Stimulus** | **Frequenz** |
|---|---|---|---|
| Fachgebiet | OPA bei $P_0$ | Druckerhöhung | Frequenzanalyse |
| Ophthalmologisch interessant bei: | Achsenlänge, Aderhautdicke, Alter | Abblassung der Papille | Sympatho-vagale Balance bei CSR |
| | Akkomodation | Critical pressure? | Betablocker-Effekt |
| | Pharmaka | Venous stasis retinopathy | |
| | Glaukom | | |
| | LTG, OHT | Tonographie | |
| | EOP, DM, RP, | | |
| | Arterielle und venöse Verschlusskrankheiten | Ophthalmodynamometrie | |
| | AION vs A. temporalis | | |
| Neurologisch interessant bei: | Cerebro-vaskuläre Erkrankungen | Shunts, Stenosen | |
| | Shunts, Fisteln | ZVD als Indikator für Liquordruck? | |
| | Haemangiome | | |
| Kardiologisch interessant bei: | Carotis-Pathologie | Lageänderungen | Analyse von Arhythmien |
| | Aortenstenosen | | Mortalitätsrisiko bei Arteriosklerose |
| Allgemein | Morphologische Pulswellenanalyse | | |

## 4.6 Druckmessung ohne Deformation

### 4.6.1 Die Konturtonometrie nach Kanngiesser

#### 4.6.1.1 Vorgeschichte und Prinzip

Je mehr Patienten man mit der SmartLens® untersucht, desto öfter stellt man fest, dass das Tonometer bei jüngeren Personen präzise misst, bei Personen ab etwa 50 Jahren jedoch etwas zu hohe Werte anzeigt. Da der manometrische Abgleich zum Tonometer hervorragend ist (siehe oben), muss das Phaenomen in der Kopplung des Instruments an das Auge liegen. Messreihen mit Messköpfen variabler Geometrie müssen diese Frage klären. Es werden plane Messköpfe, Messköpfe mit konkaven und Messköpfe mit konvexen Radien hergestellt. Der Drucksensor wird zentral bündig eingelassen, man verzichtet mit dieser Anordnung bewusst auf die Transparenz. Der Messkopf wird auf ein Applanationstonometer aufgesteckt, so dass die Andruckkraft mit der Trommel eingestellt werden kann (Abb. 4.35, siehe Farbtafel). Die Datenerfassung und die Auswertung erfolgen in gewohnter Manier.

Man verwendet die in Tab. 4.9 angeführten Parameter.

**Tab. 4.9:** Messparameter beim Übergang zur Konturtonometrie. Quelle: Autor.

| | | | | | |
|---|---|---|---|---|---|
| **Radien der Messköpfe** | 8,5 mm | 9,5 mm | 10,5 mm | 12 mm | $\infty$ mm |
| **Anpressdruck** | aufsteigend und absteigend von 0,01 N bis 0,04 N | | | | |
| **Messdauer** | 5 s | | | | |
| **„Normierung“ des Drucks** | $P_{norm} = P \cdot 15 \cdot 2/(GAT_{vorher} + GAT_{nachher})$ | | | | |

Mit der „Normierung“ des Ausgangsdrucks werden alle Kurven untereinander vergleichbar und man kann so auf den manometrischen Vergleich verzichten. Mit den drei konkaven Messköpfen $r = 8{,}5$ mm, 9,5 mm und 10,5 mm zeigt sich die gute Übereinstimmung mit dem applanatorischen Druck über den gesamten Belastungsbereich von 1 bis 4 Gramm. Die Messköpfe $r = 12$ mm und $\infty$ zeigen Abweichungen von 3–5 beziehungsweise 5–10 mm Hg über den gesamten Messbereich. Es ist also die durch die Applanation hervorgerufene Deformation der Cornea, welche dieses eigenartige Phaenomen verantwortet Für die direkte Druckmessung muss man das Applanationsprinzip verlassen. Versuche mit konvexen Messköpfen ergeben zum Teil grotesk hohe Augeninnendruckwerte. Unwillkürlich taucht die Frage auf, ob die von Dor und Pflüger gefundenen Ergebnisse durch die heutigen Erkenntnisse erklärt werden können. Zusätzlich ist dieser Befund ein Lehrstück dafür, dass der manometrische Druckvergleich nicht zwingend die Wahrheit ergibt. Basierend auf diesen Erkenntnissen entwickelt Kanngiesser [16] die theoretischen Grundlagen der Konturtonometrie. Diese definiert die Bedingungen, unter welchen der Druck am Sensor (vor der Cornea) mit dem Druck in der Vorderkammer (hinter der Cornea) identisch ist. Voraussetzung ist eine nicht dehnbare, aber biegsame Cornea. Gemäß dem Gesetz vom hydrostatischen Druck (Pascal) wirken die durch den Augeninnendruck erzeugten Kräfte senkrecht auf die Augenwand. Damit das Auge nicht „auseinander“ fällt, entwickelt die Hülle, auch die Cornea, tangentiale Kräfte. Wird von außen Druck gegen die Cornea ohne deren Verformung angelegt und erhöht, so kommt einmal der Moment, wo ihre tangentialen Kräfte entlastet und dann ganz aufgehoben werden (vgl. A. Weber, Seite 76). Dies ist der Fall, wenn der Druck innen und außen identisch ist. Jetzt pflanzt sich der Druck von innen direkt auf den außen liegenden Sensor. Idealerweise ist dies der Fall, wenn die geometrische Form der von außen drückenden Kraft dieselbe Kontur hat, wie die Cornea. Für den täglichen Gebrauch ist die individuelle Anpassung der Kontur nicht notwendig. Ein standardisierter Messkopf mit leicht flacherem Radius als der der Cornea liefert genügend gute Ergebnisse. Bei der Messung schmiegt sich die Cornea der Kontur des Messkopfes an, was mit einer kleinen, vernachlässigbaren Verformung geschieht. Diese führt zu keiner Verfälschung von $P_0$. Um möglichst viele Augen messen zu können, wählt man 10,5 mm als Radius für die definitive Form. Die korrekte Ankoppelung lässt sich mit Hilfe des Tränenfilms beurteilen. Der Durchmesser des Glases muss größer sein, als derjenige des Tränenfilms, und dieser muss größer sein, als derjenige des Sensors im Zentrum. So wird der Kopf an die Cornea angezogen.

Druck und Druckwelle werden mit einer Auflagekraft von 1 g korrekt gemessen. Es gibt kein „Fließen“ der Cornea.

Im günstigen Falle liegen folgende Bedingungen vor:

- der Radius des Messkopfes und derjenige der Cornea sind bei Druckgleichheit identisch,
- innerhalb der Kontaktzone sind Kontur von Messkopf und Cornea passgleich,
- ist der Sensor bündig eingepasst, misst er den intraokularen Druck.

An einem Auge mit Standarddimensionen – zentrale Hornhautdicke um 537 μ, Radius 7,7 mm – kann man davon ausgehen, dass Rigidität und Kapillarkräfte sich ausgleichen.

Es gilt:

$$F_{\mathrm{IOP}} + F_{\mathrm{c}} + F_{\mathrm{r}} + F_{\mathrm{AP}} = 0$$

$F_{\mathrm{IOP}}$ = Kraft des IOP,
$F_{\mathrm{c}}$ = Kapillarkraft,
$F_{\mathrm{r}}$ = Rigidität,
$F_{\mathrm{AP}}$ = Anpresskraft.

Die Ergebnisse werden später in einer Studie manometrisch an Leichenaugen verifiziert. Es zeigt sich die erwartete, gute Übereinstimmung der Werte mit diskret höheren Drucken am Sensor. 95 % der Werte sind weniger als 1 mm Hg erhöht. Der Grund dafür könnte in den Untersuchungsbedingungen liegen [16, 17]. Die gute Übereinstimmung mit einem Sensor in der Vorderkammer kann am lebenden Auge im geschlossenen System bestätigt werden [18].

Die Auflage des Messkopfes auf der Cornea wird durch ein akustisches Signal begleitet. Dieses ist auf die Höhe des Druckes nach dem Weber-Fechner’schen Gesetz geeicht, gemäß der Formel $E = k \cdot \ln R/R_0$. Damit empfindet der Untersucher die Tonhöhe analog zur Höhe des Druckes. Hört er ein gleichmäßig undulierendes Signal, ist dies Zeichen für den korrekten Sitz des Sensors. Die Messung verlangt vom Patienten die Kooperationsbereitschaft, das Auge über etwa 15 Pulszyklen ruhig zu halten. Bei Kerato-Conjunctivitis sicca kann die Messung erschwert sein. Es empfiehlt sich, mit Tränenersatzmitteln etwas nachzuhelfen.

### 4.6.2 Hornhautdicke

Die ursprüngliche Erkenntnis von Goldmann, wonach korrekte Applanation bei einer zentralen Hornhautdicke von 520 μ gegeben ist, wird 1975 von Ehlers [19] wieder aufgegriffen und genauer untersucht. Die Abhängigkeit der korrekten Messung der Hornhautdicke wird mit dem Aufkommen der refraktiven Chirurgie zu einem beherrschenden Thema. Die Konturtonometrie ist nicht abhängig von der Hornhautdicke, da keine Deformation erfolgt. Den ersten Test hat das neue Instrument in einer Studie bei

Patienten vor und nach LASIK bestanden [20] Applanatorisch ermittelte Drucke scheinen eindeutig nach der Operation zu sinken. Mit Konturtonometrie gemessene Drucke zeigen, falls überhaupt, nur minime Differenzen. Es wäre interessant, zu prüfen, wie sich die Größe der Ablationszone ins Spiel bringt. Die weitergehenden Anwendungsmöglichkeiten der Konturtonometrie werden im Abschnitt OPA besprochen.

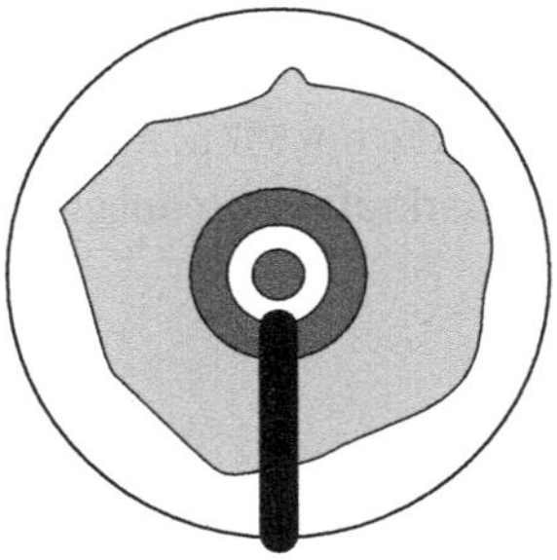

**Abb. 4.34:** Die korrekte Ankoppelung des Messkopfes an das Auge, schwarzer Kreis außen = Begrenzung des Messkopfes, unregelmäßiger, schraffierter Fleck = Tränenfilm zwischen Auge und Messkopf, dunkler Kreis = Pupille, zentraler Kreis und senkrechter Balken = Zuleitung und Sensor in der Mitte. Quelle: Autor.

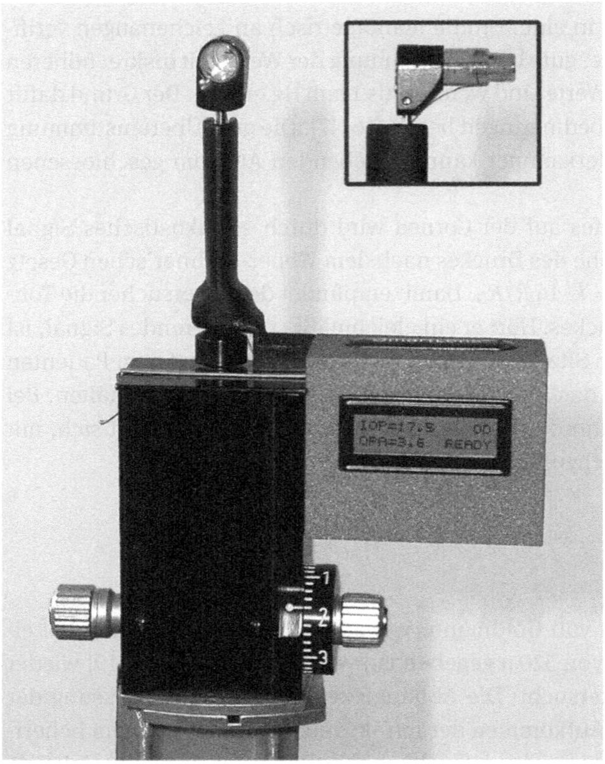


**Abb. 4.35:** DCT-Funktionsmuster. Seitlich am Applanationstonometer angeflanscht die Elektronik und Anzeige. Im kleinen Einschub das Messkörperchen, aufgesteckt auf den Arm des Applanationstonometers. Quelle: Autor.

## 4.7 Fazit

Die direkte Druckmessung ist nach der Kraftmessung der nächste grundlegende Schritt in der Erforschung des Augeninnendrucks. Sie ist die einzige Möglichkeit, den Augeninnendruck in seiner Gesamtheit, präzise und über die Zeit zu messen. Voraussetzung zur korrekten Messung ist, den Bulbus nicht zu verformen. Der heute verwendete standardisierte Krümmungsdurchmesser des Messkopfes des Konturtonometers führt zu einer vernachlässigbaren Verformung der Cornea. Die damit erzielten Resultate sind für klinische Zwecke genügend. Der Druck kann mit anderen physiologischen Parametern verknüpft werden. Die Weiterentwicklung dieser Methode birgt das Potential in sich, den spezifischen Glaukomparameter, falls ein solcher existieren sollte, zu erfassen. Sie stellt den entscheidenden Schritt in die Zukunft der Druckmessung dar.

## Literatur

### Druckmessung

[1] Gafner F., Goldmann H. Experimentelle Untersuchungen über den Zusammenhang von Augeninnendrucksteigerung und Gesichtsfeldschädigung. Ophthalmologica. 1956, 130(6), 357–377.

[2] Dupont M. Etude clinique sur la dénivellation du courant sanguin rétinien, son évaluation par l'ophtalmodynamométrie (Tonoscopie). Son intérêt pour le dépistage du glaucome. Ann Ocul (Paris). 1959, 192, 651–663.

[3] Robert Y., Niesel P., Ehrengruber H. Measurement of the optical density of the optic nerve head I: the pallor of the papilla in artificial ocular hypertension. Graefe's Arch Clin Exp Ophthalmol. 1982, 219(4), 176–182.

[4] Robert Y., Niesel P., Ehrengruber H. Measurement of the optical density of the optic nerve head II: short-time fluctuations of the optical density of the nerve head. Graefe's Arch Clin Exp Ophthalmol. 1982, 219(4), 183–187.

[5] Riva C. E., Grunwald J. E., Sinclair S. H. Laser Doppler measurement of relative blood velocity in the human optic nerve head. Invest Ophthalmol Vis Sci. 1982, 22(2), 241–248.

[6] Zetlan S. R., Sponsel W. E., Stodtmeister R. Retinal capillary hemodynamics, VEP and pressure tolerance in normal human eyes. Invest Ophthalmol Vis Sci. 1992, 33(6), 1857–1863.

[7] Kremmer S., Tolksdorf-Kremmer A., Stodtmeister R. Simultaneous registration of VECP and pattern ERG during artificially raised intraocular pressure. Ophthalmologica. 1995, 209(5), 233–241.

[8] Ulrich W. D., Ulrich C. Oculo-oscillo-dynamography: A diagnostic procedure for recording ocular pulses and measuring retinal and ciliary arterial blood pressures. Ophthalm Res. 1985, 17, 308–317.

[9] Krakau C. E. T., Mullins D., Langham M. Intraocular presssure-dependent light sensitivity in glaucoma. Invest Ophthalmol Vis Sci. 1990, 31, 2551–2559.

[10] Robert Y. Ophthalmic apparatus. US-Patent 1988 5'032'020.

[11] Robert Y., Pato T., Raemi P., Hendrickson Ph. Das Kontaktglastonometer Fortschr. Ophthalmol. 1988, 85, 152–153.

[12] Dekker P., Kanngiesser H., Robert Y. Das Kontaktglastonometer. Klein Mbl Augenheilk. 1996, 208, 370–372.
[13] Kanngiesser H., Robert Y., Dekker P. Kontaktglastonometer. Ophthalmologe. 1996, 93, 549–551.
[14] Dekker P., Robert Y., Kanngiesser H., Pirani P., Entenmann B. Principles of contact lens tonometry International Ophthalmology. 1999, 22, 105–111.
[15] Entenmann B., Robert Y., Pirani P., Kanngiesser H., Dekker P. Contact lens Tonometry – Application in Humans. Invest Ophthalmol Vis Sci. 1997, 38, 2447–2451.
[16] Kanngiesser H. E., Kniestedt C., Robert Y. C. Dynamic contour tonometry: Presentation of a new Tonometer. J Glaucoma. 2005, 14(5), 344–350.
[17] Kanngiesser H., Nee M., Kniestedt C., Inversini C., Stamper R. Simulation of dynamic contour tonometry compared to in vitro study revealing minimal influence of cornal radius and astigmatism. Poster ARVO. 2003.
[18] Boehm A. G., Weber A. et al. Dynamic contour tonometry in comparsion to intracameral IOP measurements. Invest Ophthalmol Vis Sci. 2008, 49, 2472–2477.
[19] Ehlers N., Bramsen T., Sperling S. Applanation tonometry and central corneal thickness. Acta Ophthal. 1975, 53, 34–43.
[20] Kaumann C., Bachmann L. M., Thiel M. A. Intraocular pressure measurements using dynamic contour tonometry after Laser in situ Keratomileusis. Invest Ophthalmol Vis Sci. 2003, 44, 3790–3794.

# 5 Die okuläre Pulswelle

## 5.1 Definition

Dauert die Messung des Druckes mehrere Sekunden, so offenbart sich dessen eigentlicher Charakter als eine über die Zeit fluktuierende Größe. Diese Fluktuation wird als okuläre Pulsamplitude bezeichnet, sollte jedoch korrekterweise okuläre Pulswelle genannt werden. Sie ist Teil des Gesamtphaenomens der Pulswelle bestehend aus einer Druckwelle, einer Volumenwelle und einer Geschwindigkeitswelle. Die drei Komponenten können nicht streng separat betrachtet werden, da das Auge ein halboffenes System darstellt. Wo nicht speziell vermerkt, ist mit der okulären Pulswelle eine Druckwelle gemeint. Autoren, die sich mit dem Scheerer-Phänomen beschäftigen [1, 2] berichten auch über einen kapillären Puls. Da dieser physiologisch nicht einer Pulswelle zuzuordnen ist, wird er hier nicht näher diskutiert werden.

Die Amplitude ist physikalisch definiert als die maximale Auslenkung einer sinusförmigen Wechselgröße aus der Lage des arithmetischen Mittelwertes. Aus medizinischer Sicht ist die Amplitude der Abstand zwischen dem maximalen und dem minimalen Wert der Auslenkung, der Spitze–Tal-Wert, vorausgesetzt, dass es sich bei der Welle um eine regelmäßige Schwingung handelt (Abb. 5.1). Der maximale Wert wird systolisch, der Minimale diastolisch genannt. Der diastolische Wert des Augeninnendrucks wird per definitionem als $P_0$ bezeichnet.

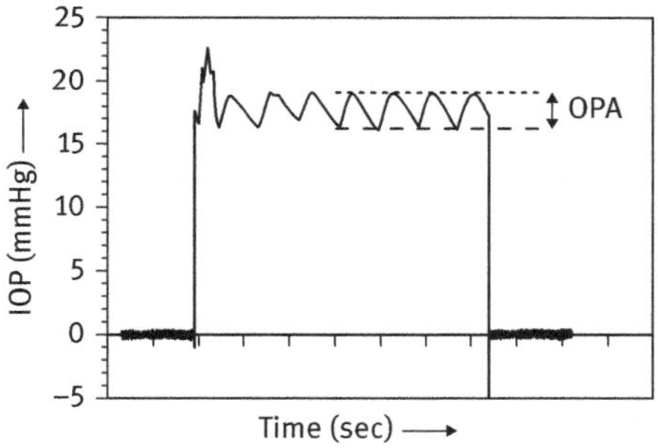


**Abb. 5.1:** Definition der okulären Pulsamplitude: medizinisch ist die „okuläre Pulsamplitude“ der Spitze–Tal-Wert der Schwingung.
Quelle: Kaufmann [15].

Die okuläre Pulswelle rührt von den kardial bedingten Schwankungen von Druck und Dehnung in der Aorta her, die sich sowohl überlagernd als auch dämpfend in die Peripherie fortpflanzen (Abb. 5.3). Die Propagation der Pulswelle zum Auge hin läuft von der A. Carotis interna über die A. Ophthalmica in die Ziliararterien sowie die A. centralis retinae und in das Bett der Aderhaut. Von dort pflanzt sie sich im Auge fort nach vorne in die Vorderkammer und an die Cornea, wo sie vom Instrument erfasst wird. In der Kardiologie und in der Intensivmedizin wird die Pulswelle zur Beurteilung von Herzleistung und Elastizität der Arterienwand herangezogen [3]. Dabei wird die

Elastizität als $1/C$ bezeichnet. $C$ ist die Compliance der Arterie = $\Delta V/\Delta P$, also das Verhältnis von Volumenänderung zu Druckänderung. Ebenfalls von klinischer Aussagekraft ist der „Augmentation Index" (Abb. 5.2), die Differenz zwischen dem ersten Peak der Druckwelle zum Zweiten [4].

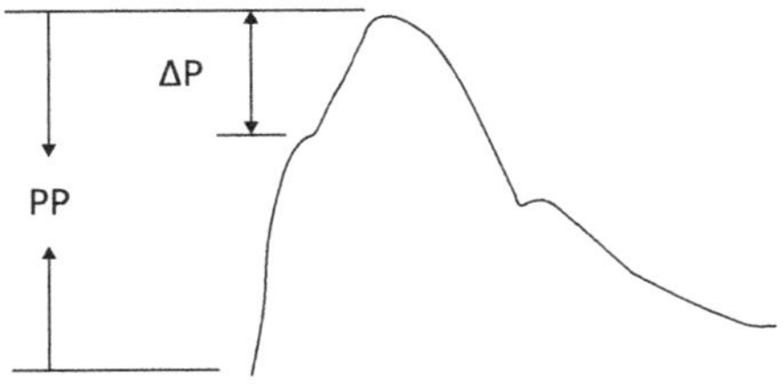


**Abb. 5.2:** Der „Augmentation Index". Quelle: Yasmin, and Brown M QJM 1999; 92: 595–600.

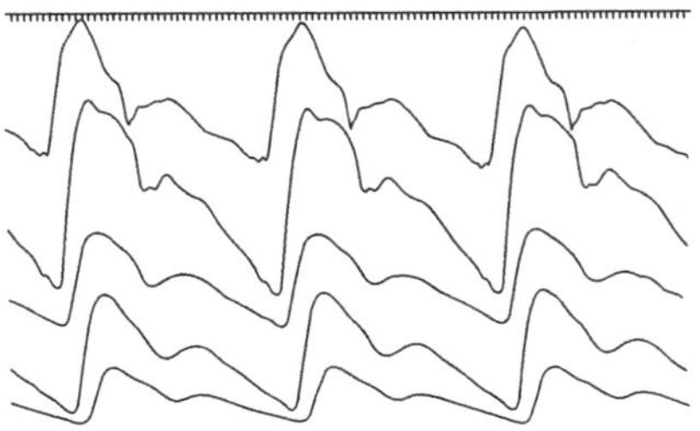

**Abb. 5.3:** Arterielle Druckpulskurven des Menschen. Von oben nach unten: A. suclavia, brachialis, cubitalis, radialis, digitalis. Man beachte die Dikrotie und die abnehmende Amplitude bei gleichbleibender Form der Welle. Zeitachse oben 0,1 s. Quelle: Reichel H, Bleichert A. Physiologie des Menschen 1966 F. Enke Verlag Stuttgart.

Die Abb. 5.3 zeigt absteigend 5 zusammenhängende Pulswellen von der A. subclavia bis in die A. digitalis. Jede Welle ist morphologisch vergleichbar mit der vorhergehenden Welle. Zur arteriellen Welle oberhalb des Herzens gehören typischerweise: ein steiler Anstieg bis zum Pulsgipfel, ein schneller Abfall bis zum Einschnitt, der Incisur, welcher durch den Schluss der Aortenklappe zustande kommt. Der Incisur folgt ein „Hüpfer" im Druck, so dass die Welle dikrot wird. Dem dann folgenden Abfall ist eine flache Welle aufgesetzt, die dadurch entsteht, dass die Pulswelle an den Aufzweigungen der großen Arterien reflektiert wird. Dadurch entwickelt sich eine stehende Welle. Die Grundschwingung der stehenden Welle zeigt sich in der dicroten Erhebung der Pulskurve. Gegen die Peripherie zu werden alle Auslenkungen schwächer, entsprechend der zunehmenden Dämpfung im System. Die vom Konturtonometer, oder einem in die Vorderkammer platzierten Manometer aufgezeichnete Welle kann aus praktischen Gründen als Druckwelle betrachtet werden. Die an der Cornea aufgezeichnete okuläre Pulswelle zeigt keine Incisur, obwohl die Arterien des Auges an Arterien oberhalb des Herzens gekoppelt sind und obwohl die Pulswelle auch hier eine Folge des Herzschlags ist [5]. Zur Entstehung der an der Cornea abgegriffenen Welle muss das die Vorderkammer ausfüllende Kammerwasser mit einbezogen werden. Dieses bildet ein nicht-geschlossenes Kissen mit dämpfenden Eigenschaften zwischen dem Gefäßsystem und dem Sensor. Seine Dämpfung hängt im Wesentlichen vom Zustand des Kammerwinkels und des Trabekelwerkes ab. Man kann sagen, dass die okuläre Pulswelle durch arterielle Schwankungen erzeugt, aber durch den Kammerwinkel modifiziert wird. Sie hat eine Zirkulations- und eine Kammerwasserkomponente. Beide Komponenten haben ihren eigenen Kreislauf. Beide Komponenten sind druckabhängig und beeinflussen sich gegenseitig. Krankheiten, die am Zirkulationssystem ablaufen (AION) wirken sich auf die Pulswelle anders aus, als Krankheiten, die im Kammerwinkel (Glaukom) lokalisiert sind. Zur Zeit der Niederschrift dieses Textes ist es technisch noch nicht möglich, die zwei Komponenten der Pulswelle einfach zu trennen.

Das venöse Gefäßbett des Auges bildet eine dritte dämpfende Komponente, wie es am spontanen Venenpuls am Fundus beobachtet werden kann. Über das quantitative Ausmaß bestehen keine klaren Aussagen.

Im Folgenden ist es angezeigt, bei der Interpretation der wissenschaftlichen Ergebnisse eine gewisse Zurückhaltung zu üben, da die noch spärlichen Erkenntnisse mit verschiedenen Messprinzipien (OBF, SmartLens, ORA, DCT) mit zum Teil unsicherer Gewichtung gewonnen wurden. Dazu werden leider oft Volumenpuls und Druckpuls miteinander verwechselt. Die Resultate werden, wo nicht anders erwähnt, aus historischen Gründen mit okuläre Pulsamplitude (OPA) bezeichnet.

## 5.2 Entwicklung der Pulsmessung

### 5.2.1 Arterieller Puls

#### 5.2.1.1 Druckpuls und Volumenpuls

Schon die allerersten Beschreibungen des Augenhintergrundes nach der Entdeckung des Ophthalmoskops sprechen von pulsatorischen Phänomenen. Bailliard, Arzt in einem französischen Lazarett an der Westfront, veröffentlicht im Jahr 1917 [6] systematische Untersuchungen zur Ophthalmodynamometrie, und berichtet darin über die Natur des Pulses. Frontärzte werden durch die großen Blutungen ihrer Patienten naturgemäß mit Pulsphaenomenen konfrontiert. Elliot, pensionierter Oberst der britischen Streitkräfte und langjähriger Ophthalmologe in Madras, Indien, folgt diesen Ausführungen [7] und bringt den okulären Puls erstmals in Beziehung zum Herzschlag. Er trennt den arteriellen Puls vom venösen Puls und stellt beide in einen dynamischen Zusammenhang:

> When, under pressure on the eyeball, a diastolic arterial pulse is produced side by side with a venous pulse, it will be noticed that these alternate; the vein fills as the artery empties, and vice versa. [7]

1928 berichtet Thiel [8] über Messungen der Pulsation am menschlichen Auge. Er unterscheidet korrekt zwischen Volumenpuls, plethysmographisch zu messen, und Druckpuls, sphygmomanometrisch zu messen. Sein Gerät (Abb. 5.4) besticht durch seine Logik und seine Einfachheit. Ein Licht, auf der Abbildung von links kommend (mit Pfeil) trifft auf einen auf die Cornea gelegten Doppelspiegel und wird von dort auf ein Schreibgerät abgelenkt. Die untere Partie des Doppelspiegels ist beweglich und mit einem kleinen Dorn versehen, der auf der Hornhautspitze sitzt. Wenn sich die Spitze pulsatorisch bewegt, bewegt sich die untere Spiegelhälfte gegenüber der oberen Hälfte und der Lichtstrahl wird mit großer Übersetzung auf ein Kymographion (Russschreiber) abgelenkt. Bewegt sich das Auge, oder pulsiert es als ganzes, so reagiert das System nicht, da beide Spiegel sich parallel bewegen. Thiel kann zeigen, dass dieser Puls von der Höhe des Druckes abhängt. In einem Fall von absolutem Glaukom mit angeblichem Druck von 75 mm Hg kann er keinen Puls mehr nachweisen. Die Abb. 5.5 zeigt, von rechts nach links zu lesen, ein Auge mit Glaukomanfall. Die oberste Kurve zeigt den Hornhautpuls, darunter ist der Karotispuls, die Atembewegungen und zuunterst ein Zeitschreiber zu sehen. Man erkennt unzweifelhaft die Zunahme der Amplitude nach Senkung des Druckes. Thiel stellt fest, dass Erkrankungen der Netzhautgefäße, wie ein Zentralarterienverschluss, keinen Einfluss auf diese Welle haben. Damit eröffnet er die Diskussion nach der Herkunft der Pulswelle. Er vermutet richtig, dass sie von der Aderhaut kommt.

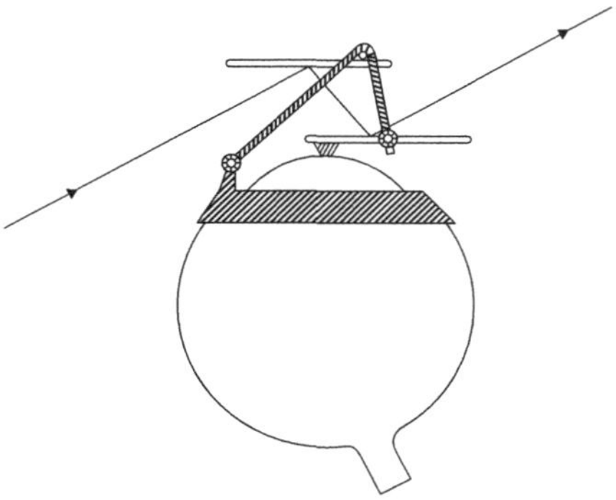

**Abb. 5.4:** Apparat nach Thiel mit dem Doppelspiegelsystem. Einzelheiten siehe Text. Quelle: Thiel [8].

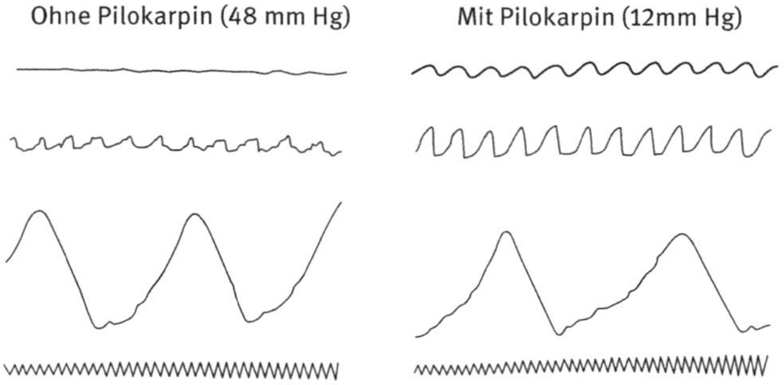


**Abb. 5.5:** Der Hornhautpuls links bei hohem Augeninnendruck, rechts bei mit Pilocarpin gesenktem Druck. Die Druckabhängigkeit der OPA ist offensichtlich. Die Kurve ist von rechts nach links zu lesen. Quelle: Thiel [8].

Maurice stellt 1958 ein kontinuierlich messendes Tonometer [9] vor. Es ist ein Impressionstonometer mit konvexem (!) Stift. Damit will er die Gefahr der Verletzung bei längerdauerndem Liegen des Stifts auf der Cornea gering halten. Die Eindringtiefe des Stifts ist mit 0,05 mm vorgegeben. Die dafür aufzuwendende Kraft wird elektrisch gemessen. Das Tonometer wird mit einer ausgeklügelten Halterung an einem Kopfband befestigt, so dass der Stift bis zu 20 Minuten – der Dauer der Lokalanästhesie – auf der Cornea liegen kann. Das Auge muss für diese Zeit offen bleiben. Der kritische Punkt dieser Anordnung ist die Blickrichtung des Patienten. Das Tonometer kann nur messen, wenn der Proband seinen Blick starr auf eine dem Partnerauge dargebotene Fixiermarke richtet. So ergeben sich gut interpretierbare Kurven (Abb. 5.6). Maurice findet eine mittlere Amplitude von 0,5 bis 2,5 mm Hg. Bei etwas über 100 Personen zeigt er, dass die Körperlage auf die Druckhöhe einen großen Einfluss hat. Beim Aufrichten aus liegender Position misst das Instrument eine Druckerhöhung von etwa 5 mm Hg, was der Anstrengung der Muskulatur mit Erhöhung des intrathorakalen Drucks bei der Lageänderung zuzuschreiben ist. Insgesamt beklagt der Autor jedoch eine große Streuung der Werte. Die Kurvenform selber erinnert nicht an eine arterielle Pulswelle. Möglicherweise spielt die konvexe Form des Stiftes hier eine entscheidende Rolle. Auffällig an den Kurven ist zudem die Abflachung ihrer Spitze, was den Verdacht auf eine Begrenzung der elektrischen Verstärkung weckt. Trotz alledem sieht man klar, dass die Amplitude bei 2 bis 5 mm Hg liegt, ein mit neuen Techniken ebenfalls gefundener Wert.

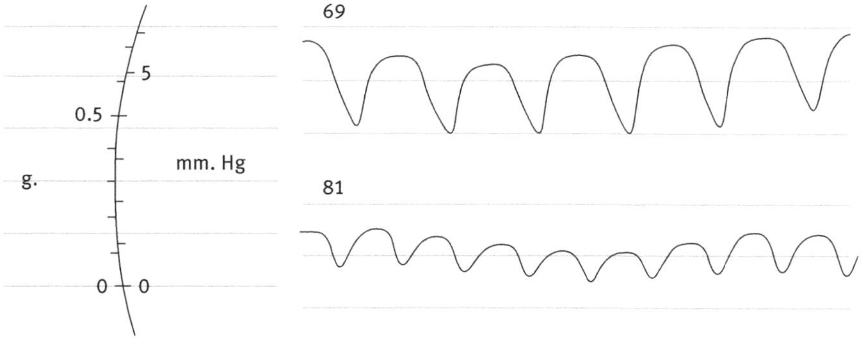


**Abb. 5.6:** Pulswelle mit dem Intendationstonometer nach Maurice bei zwei Probanden. Die Skala links zeigt den relativen Ausschlag, links in Gramm, rechts in mm Hg. Quelle: Maurice [9].

Ole Nissen konstruiert 1977 [10] ein applanierendes Saugnapfdynamometer. Der Durchmesser dieses, einem Kontaktglas ähnlichen, Gebildes beträgt 10 mm. An der Peripherie wird es an das Auge gesaugt. Im Zentrum wird mittels eines kontinuierlichen Flüssigkeitsstromes ein Flüssigkeitspolster aufgebaut, welches die Applanation herbeiführt. Das Polster kann in seiner Tiefe reguliert werden. Der Zufluss beträgt 4 ml/h. Am Abfluss wird mit einem Statham-Transducer der Druck gemessen. Die korrekte Applanation wird dadurch überprüft, dass die Flüssigkeit etwas Fluoreszein enthält und damit ihr Spiegel sichtbar wird. Die Applanationsfläche ist größer als bei Goldmann. An Leichenaugen ergibt sich eine gute Übereinstimmung mit einem Manometer, allerdings mit relativ großer Applanationsfläche und leichter künstlicher Druckerhöhung. An 15 Probandenaugen werden Messungen bis zu einer Stunde Dauer durchgeführt. Es sind keine Zahlen bekannt, die gezeigte Pulskurve zeigt aber eine deutliche Pulsamplitude.

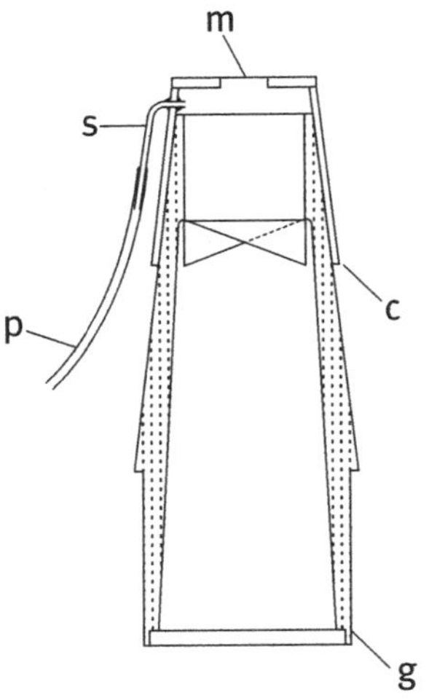


**Abb. 5.7:** Perkins Tonometeraufsatz. g = Goldmann-Applanationskörperchen, c = Aufsatz mit Kammer, m = Mylarmembran, p = Zufuhr und Druckmessung. Quelle: Perkins [11].

Perkins setzt 1977 [11] auf das Applanationskörperchen des Goldmann-Tonometers einen Zusatz auf. Dieser besteht aus einer Kammer, welche gegen die Cornea zu mit einer dünnen Mylarfolie abgeschlossen wird. Über einen Zufluss (Abb. 5.7) wird die Kammer mit einer Kochsalzlösung gefüllt und an einen Drucktransducer angeschlossen. Die Augeninnendruckmessung erfolgt wie gewöhnlich mit der Einstellung der Halbringe des Prismas. Damit ist der richtige Druck eingestellt. Das aufgepflanzte System mit dem an die Kammer angeschlossenen Transducer soll lediglich die Pulsationen messen. Diese Anordnung ist elegant und überzeugend. Wie wir bei der Besprechung des Kontaktglastonometers aber gesehen haben, ergeben Druckmessungen bei Applanation nicht korrekte Werte, da sich Zusatzkräfte von der verbogenen Cornea auf den Sensor aufpflanzen. Die Amplitude ist überhöht.

Flower und Mitarbeiter [12] teilen 1982 klinisch bedeutsame Ergebnisse an einem Rhesusaffen mit. Sie montieren dem narkotisierten Tier ein Cerclageband auf das rechte Auge. Das Band ist mit einem Dehnungsmessstreifen versehen, womit Dehnungen des Auges als Folge von Druckänderungen aufgezeichnet werden können. Der Messstreifen wird mit beweglichem Draht mit der Schädelkalotte verbunden, so dass ein Aufzeichnungsgerät angeschlossen werden kann. Das Tier darf aufwachen und sich eine Woche lang vom Eingriff erholen. Anschließend wird es wieder narkotisiert und die fortlaufende Kurve des Dehnungsmessstreifens aufgezeichnet. Gleichzeitig wird der Augeninnendruck mit einem Pneumotonograph gemessen. So kann die Kurve geeicht werden. In den folgenden 7 Wochen werden beim Tier, wach und schlafend, Kurven bei verschiedenen Aktivitäten aufgezeichnet. Die Pulswelle wird ebenfalls aufgeschrieben, sie wird aber nicht weiter ausgewertet, da keine Vergleichsmöglichkeit besteht. Man sieht eindeutig, dass die Pulswellenform nicht einer arteriellen Druckwelle entspricht. Frühere Ergebnisse von Pflüger, Duke-Elder und Posner bezüglich der Druckschwankungen durch extraokulare Muskelzuckungen, wie Augenbewegungen, Blinzeln und Lidschluss, werden bestätigt. Es besteht kein Zweifel mehr, dass der Augeninnendruck durch Kontraktionen der extraokularen Muskeln beeinflusst wird. Die Abb. 5.8 zeigt einen Ausschnitt aus der Pulswelle, welcher deutlich macht, dass die pulsatorischen Dehnungen des Cerclagebandes einen Volumenpuls repräsentieren.

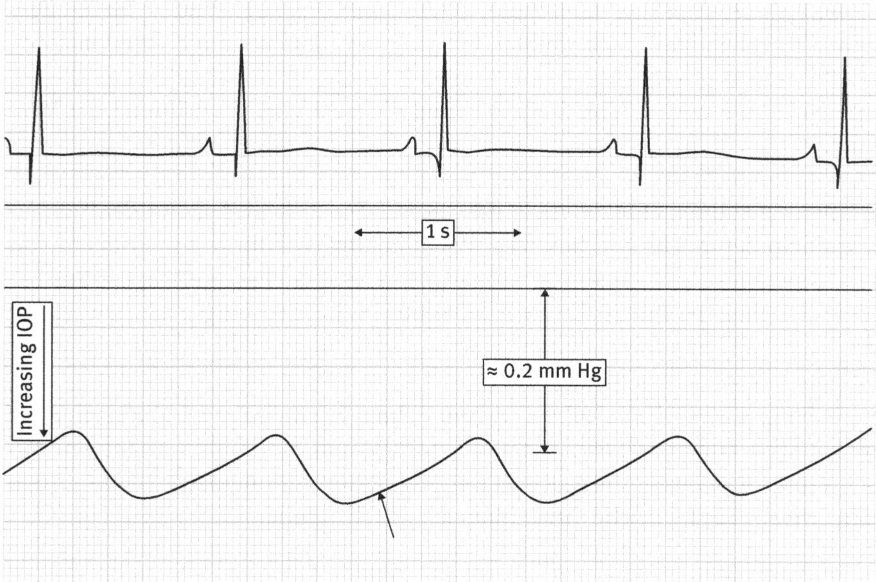


**Abb. 5.8:** Pulskurve stark vergrößert im wachen Rhesus-Affen. Oben EKG, unten der Augeninnendruck. Der Pfeil deutet auf eine angebliche Incisur hin. Die Form zeigt einen Volumenpuls, sie ist deutlich von der des menschlichen Druckpulses verschieden. Quelle: Flower [12].

Jeder Pulsschlag entspricht einer Ausführung der Experimente von Friedenwald, nämlich die Injektion einer gewissen Menge Blut ins Auge, begleitet von der entsprechenden Zunahme des Druckes. Betrachtet man das Auge als ein geschlossenes System, so muss sich aus der Volumenveränderung auf die entsprechende Druckerhöhung, und umgekehrt, schließen lassen. Es stellt sich die Frage: Lässt sich aus der Pulswelle des Druckes auf Volumenschwankungen und damit auf die Durchblutung schließen? Langham [13] entwickelt hierzu einen Algorithmus basierend auf dem Pneumotonographen. Das System heißt Ocular Blood Flow System, später Blood Flow Analyser und misst den Augeninnendruck und die Pulswelle über 10 Sekunden. Es zeichnet die Pulswelle auf, berechnet daraus den pulsatilen Blutfluss und weitere Indices, welche Auskunft über den Gefäßzustand des Auges geben sollen.

Es sind dies:
1. „Maximum Net Inflow", ein Maß für die Geschwindigkeit des zufließenden Blutes,
2. „Pulsatility Index", in Anlehnung an Golsing [14].

$$\mathrm{PI} = (S - D)/\mathrm{mean}\,.$$

   $S$ = systolischer Wert,
   $D$ = diastolischer Wert.

   Dieser Index stammt aus der Doppler-Ultraschalltechnologie und ist für Fließgeschwindigkeiten entwickelt worden. Er hat in der Diagnostik von Arterienstenosen Bedeutung erlangt,
3. „Inflow Duration Ratio", sie berücksichtigt die Herzfrequenz während der Messung.

Zur Erinnerung soll angefügt werden, dass dieses Diagnosesystem auf dem Applanationsprinzip beruht. Es gilt dieselbe Einschränkung, wie für das Instrument von Perkins. Langham kommt das Verdienst zu, das Interesse der Fachwelt für den Zusammenhang zwischen der Durchblutung des Gehirns und der des Auges neu geweckt zu haben.

Sie ist die letzte Entwicklung [15] auf diesem Gebiet. Das Instrument gibt nach 8 bis 10 Pulsschlägen numerisch den Augeninnendruck und die Pulsamplitude an. Auf Wunsch kann die Pulswelle ausgedruckt werden. Die Konturtonometrie ist die einzige Methode, welche die Pulswelle direkt über den Druck aufnimmt.

#### 5.2.1.2 Geschwindigkeitspuls

Der Geschwindigkeitspuls wird mit Hilfe des Doppler-Effekts gemessen. Dieser beschreibt die Frequenzänderung reflektierter Schallwellen, wenn diese auf eine bewegte Struktur, beispielsweise den Blutfluss, stoßen. Aus der Frequenzänderung kann die Flussgeschwindigkeit und das Ausmaß einer Gefäßverengung abgeleitet werden.

Mit Doppler-Ultraschall kann der Blutfluss in den Gefäßen abgebildet werden. Somit lässt sich der Erfolg von gefäßchirurgischen Eingriffen kontrollieren und der Verlauf beobachten. Typisches Anwendungsbeispiel sind Operationen von Stenosen der A. Carotis. Mit der Laserdopplervelocimetrie führt Riva [16] eine objektive Messmethode in die Augendiagnostik ein, welche den Dopplereffekt der Lichtstreuung an den Erythrozyten im Fundus ausnutzt.

### 5.2.2 Venöser Puls

In der allgemeinen Kreislaufphysiologie ist der Begriff Venenpuls reserviert für die Druckkurve im rechten Vorhof, ersichtlich an den Halsvenen während des Zurückneigens des Oberkörpers auf einen Winkel von 10–20° gegenüber der Horizontalen. Die Venen im Auge haben keinen vom Herzen ausgehenden Druckgradienten, ihre Querschnittsänderungen werden nicht durch intramurale, sondern durch transmurale Druckschwankungen im Augeninnern erzeugt. Durch die große Compliance der Venen beginnt der Druck in ihnen erst am Ende der Gefäßausdehnung anzusteigen. Änderungen des Venendurchmessers, wie man sie beim spontanen Venenpuls am Fundus sieht, sind fast reine Volumenänderungen ohne korrespondierende Druckänderung. Aus Gründen der Konvention wird im Folgenden trotzdem der Begriff Venenpuls verwendet. Der retinale Venenpuls wird schon bald nach der Einführung der Ophthalmoskopie beschrieben. Er ist in etwa ein Drittel bis zwei Drittel der untersuchten Augen zu beobachten und dann nur in der Nähe der Papille. Wenn die Druckschwankungen des Auges um den Venendruck oszillieren, sieht man die „pulsatorischen“ Bewegungen der Vene. Die Beziehung zum Augeninnendruck ist methodisch schwer herzuleiten. Man müsste gleichzeitig fortlaufend den Augeninnendruck und die Bewegung der Vene aufzeichnen. Die Korrelation der Füllung der Vortexvenen zur Zentralvene müsste dabei bekannt sein. Bedeutung hat der Venenpuls erlangt beim Versuch, ihn mit dem Hirndruck zu verknüpfen. Die Resultate werden in Kapitel „Aktive Steuerung des Druckes“ besprochen.

### 5.2.3 Kapillarpuls

Der Kapillarpuls wird mikroskopisch im Nagelbett beobachtet. Auch er entsteht nicht durch Herzschlag und Windkesselfunktion, sondern durch den wechselnden transmuralen Druck und die Brownsche Bewegung. Die Beurteilung erfolgt qualitativ.

Scheerer [17] und Kukán [1] beschreiben das entoptische Phänomen der fliegenden Korpuskel als subjektives Maß für die Kapillardurchblutung. Blickt man in ein diffuses Licht geeigneter Wellenlänge, so kann man die eigenen Leukozyten in den retinalen Kapillaren sich bewegen sehen. Riva führt eine subjektive Vergleichsmessung dieses retinalen Kapillarpulses an, welche auch für Medikamentenstudien benutzt werden kann [2]. Der subjektiv wahrgenommene Kapillarpuls wird mit einem einstellbaren Rauschen auf einem Bildschirm abgeglichen. Die von Riva [16] eingeführte Lasedopplervelocimetrie lässt sowohl den kapillaren, wie auch einen anderen intravasalen Blutfluss quantifizieren. Die Resultate werden in Kapitel „aktive Steuerung des Druckes“ besprochen.

### 5.2.4 Vasomotion

Mit Vasomotion meint man die Oszillation des Tonus' der kleinen Gefäße. Sie wird durch den lokalen Stoffwechsel gesteuert und ist unabhängig von Herzschlag, Atmung und Innervation. Sie hat einen vergrößerten Volumenstrom zur Folge. Bei Hypertonie und Diabetes mellitus soll sie angeblich fehlen. Bei ganz strenger Betrachtung der Pulsbewegungen müsste sie auch berücksichtigt werden, aus praktischen Gründen – fehlende Nachweisbarkeit – wird hier darauf verzichtet. Methodisch hat man versucht, Vasomotion mit photographischen Mitteln am Fundus festzuhalten.

## 5.3 Die Amplitude der Pulswelle

### 5.3.1 Die normale Pulsamplitude

Die mit verschiedenen Messtechniken gefundenen Werte beim Gesunden zeigen recht übereinstimmend eine okuläre Pulsamplitude von 2–4 mm Hg. Mit dem Pneumotonograph werden zuerst 1,5 ± 0,11, später 2,2 ± 0,8 und zuletzt 3,0 ± 1,2 mm Hg als normal angegeben [18]. Dastiridou und Mitarbeiter [19] geben an lebenden, kanülierten Augen in Narkose bei künstlicher Variation des Druckes eine Spanne von 2,02 bei 15 mm Hg bis 3,47 mm Hg bei 35 mm Hg an, ein Beweis, dass die Amplitude von der Druckhöhe abhängt. Mit der Konturtonometrie ergibt sich ein Mittelwert von 3,08 ± 0,92 mm Hg [20]. Kaufmann [15] erhält einen Median von 3,0 mit einem Bereich von der 10ten zur 90ten Intercentilen von 1,8–4,3 mm Hg, bezogen auf einen Druck von 16,5 mm Hg und eine Achsenlänge von 24,3 mm. Für die Abhängigkeit vom Augeninnendruck findet Kaufmann pro mm Hg Druck einen Anstieg der Amplitude von 0,12 mm Hg. In Bezug auf die Achsenlänge ergibt sich eine inverse Abhängigkeit, pro mm Längenzunahme sinkt die Amplitude um –0,27 mm Hg. Der Befund deckt sich mit den Ergebnissen bei Myopen [21]. Die Pulsamplitude kann also nicht isoliert von der Achsenlänge des Auges betrachtet werden.

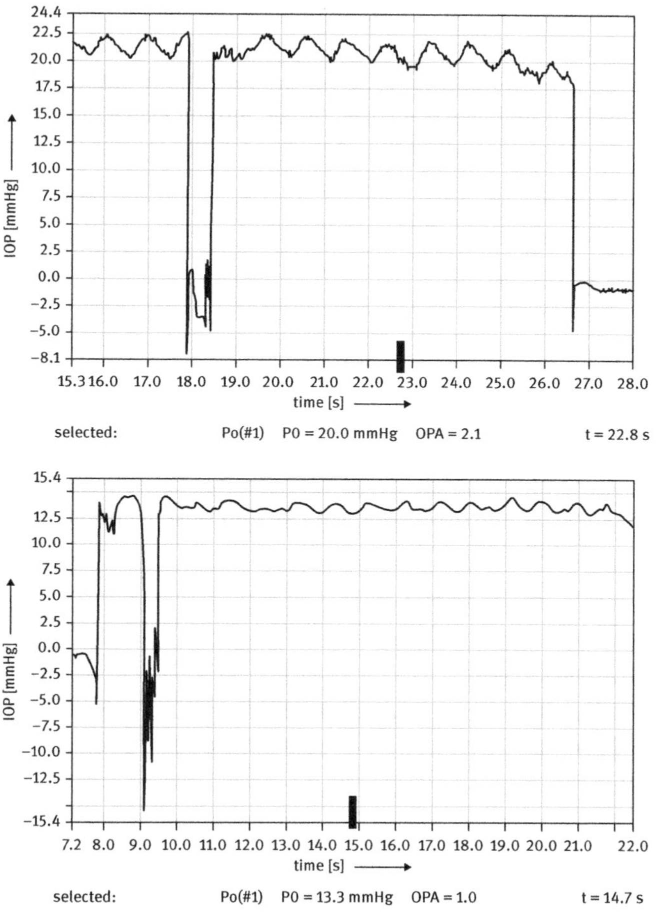


**Abb. 5.9:** Pulswelle mit Konturtonometrie, oben vor Trabekulektomie, unten nach Trabekulektomie mit deutlich sichtbarer Druckabhängigkeit der Amplitude. Quelle: Autor.

Ein Beispiel für die Druckabhängigkeit zeigt die Abb. 5.9 mit einem Auge vor und nach drucksenkender Operation [22]. Eine schwache, statistisch nicht signifikante, aber klinisch wahrscheinliche Abhängigkeit gibt sich zusätzlich vom Alter des Patienten, vergleichbar mit der Alterszunahme der Amplitude des Blutdrucks. Die Amplitude steigt bei Alter über 50 Jahre an. Keine Abhängigkeit der Pulsamplitude zeigen das Geschlecht, die Vorderkammertiefe und der Hornhautradius. Die angegebenen Werte sind normalerweise symmetrisch auf beiden Seiten.

Die Schwierigkeit, die Pulsamplitude zu interpretieren, liegt in deren Abhängigkeit von Druck und Achsenlänge. Dazu kommt eine große Streuung der Werte bei normalen Personen. Möglicherweise handelt es sich bei der Pulsamplitude um ein einfaches anthropometrisches Merkmal, wie die Körperlänge und das Gewicht.

Einfache Krafttonometer sind nicht in der Lage, die oben erwähnten Feinheiten aufzudecken.

## 5.3.2 Pathologie der Amplitude

### 5.3.2.1 Allgemeine Pathologie

**Kardiovaskulär**

Die arterielle Pulswelle leitet sich von der komplexen Interaktion aus dem Schlagvolumen des linken Ventrikels und den physikalischen Eigenschaften des arteriellen Kreislaufs her. Für die großen Gefäße werden vorwiegend Drucke und Geschwindigkeiten gemessen. Die Compliance der Gefäßwand ist $C$.

$$C = \frac{\Delta \mathrm{Vol}}{\Delta P},$$

ihr Reziprokwert $E = 1/C$ ist die Elastizität.

Die Konturanalyse der Pulswelle deckt pathologische Zustände auf, sofern diese sich in Veränderungen des Druckes auswirken. Etablierter Parameter hierzu ist der Augmentation Index (AI) [4].

$$\mathrm{AI} = \frac{\mathrm{Peak}_1 - \mathrm{Peak}_2}{\mathrm{Peak}_2}.$$

(siehe Abb. 5.2).

Die Pulswellengeschwindigkeit (PWV) ist ein zweiter wichtiger Parameter. Durch die vergrößerte Steifigkeit der Gefäßwand nimmt die Pulswellengeschwindigkeit zu. Damit rutscht die Reflexion der Pulswelle, die normalerweise in die Phase der Diastole fällt, nach rückwärts und pfropft sich auf die Systole auf. Der systolische Blutdruck steigt an (Abb. 5.2). Bei der normalen Alterung nimmt der systolische Blutdruck zu, weil die Elastizität der Gefäßwand abnimmt. Im ophthalmologischen Kontext interessieren neben dem allgemeinen Alterungsprozess vor allem chronische Krankheiten, wie Hypertonie und Diabetes mellitus. Beim Diabetes mellitus kommen noch die Quervernetzung des Kollagens und die Ablagerung von AGE-Produkten (advanced glycation product) hinzu. Wie beeinflussen diese Veränderungen des allgemeinen Kreislaufes die Durchblutung des Auges? Und wie stellt man eine Erkrankung der das Auge ernährenden Arterien fest? Verschiedene Studien zeigen, dass wir heute noch nicht in der Lage sind, diese für die Ophthalmologie relevanten Veränderungen aufzuzeigen. So hat man beim Diabetes, bei welchem recht gut bekannt ist, dass er die Pulswelle modifiziert, die Pulswellenform intraarteriell zu analysieren versucht. Zwischen nicht insulinabhängigem Diabetes und Gesunden kann man jedoch noch keine statistisch signifikante Unterschiede aufdecken [23]. Solange also keine makrovaskuläre Störung vorliegt, lassen sich diese Parameter nicht als Marker benützen. Eine mögliche Erklärung für diese unbefriedigenden Ergebnisse könnte auch darin liegen, dass die Herzfrequenz selber die Amplitude verändert.

Am Auge lässt sich zurzeit mit der okulären Pulsamplitude nicht auf eventuell vorhandene kardiovaskuläre Störungen schließen.

**Cerebro-vaskulär**

Eine vaso-okklusive Pathologie der Hirngefäße führt zur Minderperfusion der A. Ophthalmica. Die verlängerte Arm-Retina-Zeit der Fluoreszenzangiographie geht parallel zur Abnahme der okulären Pulsamplitude [24]. In früheren Jahren war die Ophthalmodynamometrie die klassische Untersuchung auf veränderte Druckverhältnisse im Stromgebiet der Carotiden. Der direkte Zusammenhang zwischen der Abnahme der Pulsamplitude bei Zunahme des dynamometrischen Druckes und der Angiographie der A. Carotis lässt sich eindeutig belegen [25]. Die Ophthalmodynamometrie ist in der modernen Praxis ohne erheblichen Zusatzaufwand nicht mehr durchführbar. Die Untersuchung der Pulsamplitude bietet hier vielleicht einen gewissen Ersatz. Die Verringerung der Pulsamplitude spricht für eine Stenose der zuführenden Arterie. Es empfiehlt sich immer die beidseitige Untersuchung. Bei einer Carotisstenose von bis zu 50 % ist die Aussagekraft einer Seitendifferenz der Pulsamplitude moderat, bei einer Stenose von 75 % und mehr ist sie stark. Nach erfolgreicher Chirurgie einer Karotisstenose steigen Augeninnendruck und Pulsamplitude bei offenem Zirkulus Willisi beiderseits an. Die beidseitige Untersuchung deckt aber auch andere Pathologien, wie eine filiforme Stenose am Truncus Brachio-cephalicus, auf [26]. Ist eine Seitendifferenz der Pulsamplitude größer als 4 mm Hg, empfiehlt sich, wie beim Glaukom, die neuro-ophthalmologische Abklärung.

#### 5.3.2.2 Okuläre Pathologie

**Glaukom**

Unter der Annahme, dass dem Glaukom – vor allem dem Niederdruckglaukom – zumindest teilweise eine vaskuläre Ursache zugrunde liegt und in der Meinung, dass der okuläre Blutfluss zu über 80 % pulsatilen Charakter hat, untersuchen Poinoosawny et al. 147 Patienten vor und während medikamentöser Therapie und nach Trabekulektomie mit dem Langham Blood Flow Analyzer [27]. Bei allen Therapieformen kann eine Drucksenkung nachgewiesen werden. Gleichzeitig steigt der pulsatile Fluss an, mit Ausnahme der Patienten unter $\alpha$-Stimulatoren (Brimonidin). Dieses Ergebnis ist etwas erklärungsbedürftig, wie auch dasjenige von Manni [28], welcher bei Patienten unter $\beta$-Blockern zusätzlich lokal Acetazolamid gibt und dann eine Zunahme des Flusses findet. Ob hier schon die Azidose eine Rolle spielt? Zurzeit ist die Bedeutung der Pulsamplitude für die Früherkennung und die Verlaufskontrolle des Glaukoms unklar. Wenn tatsächlich die Durchblutung des Sehnerven die kritische Größe sein soll, so kann die okuläre Pulsamplitude nicht als geeigneter Parameter angesehen werden, da Sehnerv und Retina höchstens 10 % der Durchblutung am Fundus und damit nur einen geringen Anteil an der corneal abgegriffenen Pulsamplitude ausmachen. Vernünftig scheint die Ansicht einiger Autoren zu sein, bei einer Amplitude von mehr als 4 mm Hg, oder bei einer eindeutigen Seitendifferenz, die Glaukomabklärung in die Wege zu leiten. Die Gründe werden weiter unten diskutiert. Sie liegen nicht in einer veränderten Durchblutung, sondern in einem veränderten Dämpfungsverhalten der Abflusswege. Laserinterferometrische Messungen am Fundus könnten in Zukunft unsere Kenntnisse verbessern, weil man damit direkt am Fundus auf pulsierende Strukturen zielen kann [29].

#### Aderhaut

Dass Aderhautdurchblutung und Pulsamplitude gut korrelieren, beweist eine Studie [30] bei Patienten mit Retinitis pigmentosa. Die Autoren finden bei diesen Patienten eine OPA von $1{,}2 \pm 0{,}2$ mm Hg bei RP und berechnen daraus eine Durchblutung von 310 µl/min. Normal ermitteln sie eine OPA von $2{,}3 \pm 0{,}25$ mm Hg entsprechend einem Fluss von 628 µl/min. Damit ist die Aderhautischaemie bei Retinitis pigmentosa belegt, gleichzeitig auch die Tatsache, dass das Aderhautvolumen für die okuläre Pulsamplitude verantwortlich ist. Ein ähnlich gutes Ergebnis ergibt die Korrelation des Ocular-blood-flow-System mit der Fluorszenzangiographie und der Indocyaninvideoangiographie [31].

#### AION

Hagen (1958) und Daicker (1971) [32] haben schon früh darauf hingewiesen, dass bei Arteriitis temporalis der okuläre Puls schwindet. Bienfang kann 44 Patienten mit Polymyalgia rheumatica und Arteriitis temporalis sorgfältig untersuchen und das Resultat des Blood Flow Analysers mit der Arterienbiopsie (einseitig ausgeführt!) korrelieren. Er bekommt ein bemerkenswertes Resultat mit der Pulsamplitude, wie Tab. 5.1 zeigt. Ist die anterior ischaemische Opticusneuropathie entzündlicher Genese, so verschwindet der Puls, ist sie nicht-entzündlicher Genese, so bleibt er bestehen. Beiläufig erwähnt er die Beobachtung, dass bei den positiv biopsierten Patienten der Augeninnendruck auffallend tief (< 10 mm Hg) ist.

Bei einem Patienten mit anterior ischaemischer Opticusneuropathie ändert das Resultat am klinischen Vorgehen nichts. Aber, bevor das Ergebnis der Biopsie eintrifft, hilft die Aufzeichnung des Pulses – das Goldmann-Tonometer reicht hierzu nicht aus – zur Abschätzung der Gefahr für das Auge. Interessant ist zudem die Beobach-

**Tab. 5.1:** Pulsamplitude bei anterior ischaemische Opticusneuropathie. Die Zahl des Resultats in der Tabelle hat eine arbiträre Einheit. Quelle: Autor, in Anlehnung an Bienfang [32].

| Klinik | Biopsie | Pulsamplitude |
|---|---|---|
| anterior ischaemische Opticusneuropathie | positiv | 0,4 |
| anterior ischaemische Opticusneuropathie | negativ | 6,6 |
| Arteriitis temp. ohne AION | positiv | 11,1 |
| Arteriitis temp. ohne AION | negativ | 10,2 |

tung des Verlaufs. Während unter Cortison die Blutsenkungsreaktion recht rasch zurückgeht, hinkt das Wiederauftreten des Pulses relativ lange hinten nach. Der Verlauf unter der Therapie lässt sich mit der Kontrolle des Pulses besser beurteilen, als mit der Senkungsreaktion allein. Im Übrigen zeigt dieser Befund deutlich, dass die Aderhaut stark in Mitleidenschaft gezogen ist. Ulrich kann mit seiner Okulo-oszillo-Dynamographie dieses Ergebnis bestätigen [33]. Die Pulsamplitude allein ist ein wertvolles Hilfsmittel in der Diagnostik cerebro-vaskulärer Durchblutungsstörungen. In der ophthalmologischen Diagnostik muss die okuläre Pulsamplitude immer zusammen mit dem IOP betrachtet werden. Wird der Druck durch Veränderungen im Kammerwinkel erhöht, so vergößert sich die okuläre Pulsamplitude. Wird der Druck von außen erhöht, oder die arterielle Perfusion reduziert, so verringert sich die okuläre Pulsamplitude [34]. Unabhängig vom Druck hat sie einen sicheren Wert nur bei der Unterscheidung der anterior ischaemische Opticusneuropathie in entzündlich, oder nicht-entzündlich. Für andere okuläre Krankheitsbilder muss man versuchen, zusätzliche Information aus der Pulswelle zu gewinnen.

## 5.4 Die Frequenz der Pulswelle

Die Pulswelle eignet sich naturgemäß zur Bestimmung der Herzfrequenz. Korrekterweise müssen mindestens 15 Pulsschläge gezählt werden, um die richtige Herzfrequenz angeben zu können. Die Variation der Herzfrequenz in Ruhe hängt ab von der Traube-Hering-Mayer'schen Schwingung. Damit bezeichnet man die aperiodische Schwingungskomponente, die bei Inspiration die Frequenz ansteigen und bei Exspiration abfallen lässt. Sie ist vom Sympathicus beeinflusst und bildet ein Maß für die sympatho-vagale Balance. Bernasconi [35] zeigt an Hand eines thorakalen Pulsmonitors, dass diese Balance mit dem Vorhandensein und der Aktivität einer Retinitis centralis serosa in Verbindung gebracht werden kann. Er führt eine Fourier-Analyse der Pulswelle aus und berechnet die sympatho-vagale Balance aus dem Quotienten aus Low-Frequency-Signal/High-Frequency-Signal. Die Kenntnis der Herzfrequenz und insbesondere ihrer Variabilität ist demnach auch in der Ophthalmologie von gewissem Interesse. Diese Aussage wird relativiert durch die Tatsache, dass Licht auf dem retino-hypothalamischen Weg ebenfalls die kardio-respiratorische Koordination beeinflusst. Rotes Licht tendiert den Quotienten von Herzschlag/Atmung zum fixen Verhältnis 4 : 1 zu stabilisieren. Sowohl rotes als auch blaues Licht nehmen Einfluss auf die autonome Kontrolle der Herzfrequenzvariabilität [36]. Könnte sie über den Augenpuls erfasst werden, so wäre dies einfach in der bestehenden Praxis mit dem Konturtonometer möglich. Die kommerzielle Version des Konturtonometers gibt bei jeder Messung die Herzfrequenz an. Um allerdings eine Fourier-Analyse durchführen zu können, ist die Erfassung von $2^n$ Datenpunkten nötig. Es bräuchte mit dem Konturtonometer zu diesem Zweck eine Messdauer von einigen Minuten, was eine gewisse Kooperation von Seiten des Patienten voraussetzt. Aseijczyk und ihre Gruppe prüfen 296 Patienten mit verschiedenen Glaukomstadien auf deren okuläre Pulsamplitude mit der Konturtonometrie. Das Signal wird an der besten Stelle auf 20 s gefenstert, gefiltert und einer Fourier-Transformation unterzogen. Mit Hilfe statistischer Methoden können die Autoren Gesunde in ihrem Signalverhalten von frühen Glaukomkranken unterscheiden [37]. Evans [38] kann mit dem OBF die Grundschwingung und bis zu 4 harmonische Oberschwingungen darstellen. Die Oberschwingungen sind in der allgemeinen Angiologie ein Maß für die Wandelastizität. Evans glaubt nachzuweisen zu können, dass bei Glaukompatienten die zweite bis zur vierten harmonischen Oberschwingung schwächer gewichtet sind als bei Gesunden.

Mit verschiedenen modernen Methoden in Kombination ist es möglich, am Auge die drei Komponenten der Pulswelle getrennt zu messen. Den Druckpuls misst man mit der Konturtonometrie, den Volumenpuls mit dem „Retinal Vessel Analyzer" RVA [39] und den Geschwindigkeitspuls mit der „Laser-Doppler-Velocimetrie" LDV [16]. Allerdings gelingt dies noch nicht für alle 3 Parameter gleichzeitig, da RVA und LDV den Durchtritt durch die Pupille erfordern (die Anpassung der SmartLens® auf die Technologie der Konturtonometrie würde diese Anforderung ermöglichen).

## 5.5 Die Pulswellenanalyse

### 5.5.1 Druckpuls gegenüber Volumenpuls

Wie kann man nun zusätzliche Information aus dem Druck gewinnen? Da die okuläre Pulswelle den arteriellen Kreislauf widerspiegelt, ist die Suche nach einem Zusammenhang zwischen Pulswelle und Durchblutung des Auges naheliegend. Die Grundlagen dazu bilden die Überlegungen von Langham, nämlich (a) dass das Auge elastische Hüllen besitzt und (b) dass bei konstantem Druck der Zufluss gleich dem Abfluss ist. Krakau erweitert diese Hypothese und fasst die theoretischen Überlegungen [40–42] in insgesamt 5 Forderungen zusammen:

1. Zufluss und Abfluss während eines Pulsschlages sind gleich groß.
2. Die Friedenwald'sche logarithmische Relation von Druck zu Volumen wird, da in dem untersuchten Bereich die Unterschiede sehr klein sind, zu einer linearen Beziehung vereinfacht. Sie heißt jetzt: $\mathrm{Vol}_2 - \mathrm{Vol}_1 = k\,(P_2 - P_1)$ .

3. Die Druckschwankungen müssen präzise gemessen werden.
4. Im Moment des maximalen systolischen Druckes ist der pulsatile Fluss gleich Null. Rückfluss gibt es nicht.
5. Der Abfluss ist konstant, er pulsiert nicht.

Krakau leitet daraus ab, dass die Menge des pulsatilen Blutflusses pro Pulsschlag, $\Delta \mathrm{Vol}/\Delta t$ aus der maximalen Steilheit des Abfalls der Volumenkurve geschlossen werden kann, in Abb. 5.10 der rechte Schenkel der oberen Kurve [40]. Nicht die Amplitude gibt also Aufschluss über die Menge des Blutes, sondern die Kurvenform. Die Herleitung ist logisch und elegant. Er kommt mit seiner Modellrechnung zum Schluss, dass bei einer Amplitude von 5 mm Hg das pulsatile Blutvolumen 6,5 µl betragen sollte. Später publiziert er die Konstruktion eines Aufsatzes für das Goldmann-Prisma, mit welchem er, ähnlich wie Perkins 1977, die Druckschwankungen registrieren kann [42]. Aus den gezeigten Beispielen zeigt sich nebenbei noch einmal, dass die Amplitude von der Höhe des Druckes abhängt.

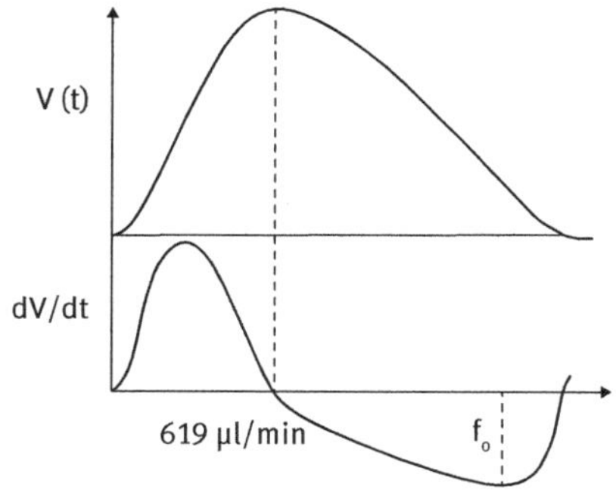


**Abb. 5.10:** Die Annahme von Langham und Krakau. Die obere Kurve bedeutet die Volumenänderung im Auge während eines Pulsschlages. Die untere Kurve zeigt den Fluss während dieser Zeit. $f_0$ ist negativ, also Ausfluss. Quelle: Krakau [40].

Es ist reizvoll, die 5 Sätze und ihre Schlussfolgerung im Lichte des klinischen Alltags zu diskutieren. Nehmen wir als Beispiel eine Unterlidoperation. Trennt man im lateralen Drittel das Lid durchgreifend, so kann es vorkommen, dass die A. palpebralis inferior geöffnet wird. Sogleich schießt einem der pulsierende Blutstrahl entgegen. Was man sieht, ist ein Volumenpuls. Bis die Klemme zur Blutstillung korrekt sitzt, kann man versuchen, festzustellen, ob zwischen zwei Pulsschlägen der Blutfluss auf Null absinkt oder nicht. Wäre dies der Fall, müsste nach jedem Pulsschlag der Strom versiegen. Der Fluss wäre dann rein pulsatil. Man wird es in der kurzen Zeit (bis zum Setzen der Klemme) nicht eindeutig feststellen können, aber man kann vermuten, dass wegen der Windkesselfunktion der Gefäße der Strom nicht komplett abbricht. Den pulsatilen und den nicht-pulsatilen Strom können wir nicht trennen. Bei richtigem Sitz der Klemme liegt ein reiner Druckpuls vor, mitunter sichtbar an den „Zuckungen“ der Klemme.

Ein zweites Beispiel, direkt am Auge, gibt die perforierende Keratoplastik ab. Im Moment, wo die Empfängerhornhaut entfernt ist, herrscht im Auge der Druck Null vor. Jetzt sieht man das ganze vordere Segment pulsieren, es liegt ein reiner Volumenpuls der Aderhaut vor. Wird die neue Hornhaut aufgenäht und ist die Wunde dicht, so sieht man keine Pulsation mehr. Es herrscht nun wieder überwiegend ein Druckpuls. Druckpuls und Volumenpuls sind invers korreliert. Ist die Hülle starr, liegt Druckpuls vor, ist die Hülle elastisch, oder offen, liegt vorwiegend Volumenpuls vor. Die biologische Situation im Auge spielt sich irgendwo zwischen diesen zwei Extremen ab. Die zwei Komponenten sind nicht trennbar. Man kann den Schluss ziehen, dass der pulsatile Anteil der Durchblutung druckabhängig und somit einem dauernden Wechsel unterworfen ist. Eisenlohr [43] spricht diese Unschärfe an, wenn er feststellt, dass derselbe Versuch zur Bestimmung des Verhältnisses Druck/Volumen am lebenden und am enukleierten Auge nicht das gleiche Resultat ergibt.

Diese Gedanken leuchten auch ein bei Betrachtung der arteriellen Gradienten. Man berechnet bei einem Druck der hinteren Ziliararterien von etwa 40 mm Hg und einem Druck der episkleralen und Vortexvenen von 10 mm Hg einen Gradienten von 30 mm Hg, gemäß Definition der Perfusionsdruck im System. Bei einer Amplitude von 5 mm Hg schwankt demnach die Perfusion zwischen 27,5 und 32,5 mm Hg. Auch während der Diastole ist der Druckgradient positiv und damit der Blutfluss größer als Null. Die den Fluss treibende Kraft ist nie Null. Nach dem Gesetz von Pascal erfasst der Druck das gesamte Auge, also gilt diese Tatsache auch für das gesamte choroidale und venöse intraokulare Gefäßbett, sowie das Kammerwasser. Die Interaktion des Pulses in den drei vaskulären Gefäßkammern und im Kammerwasser deutet darauf hin, dass der Pulszyklus des Auges, wie von Elliot formuliert, sich im Ganzen aufhebt. Also postulieren wir, unter Auslassung des Orbitapuls:

$$\frac{\Delta \mathrm{Vol}}{\Delta t_{\mathrm{arteriell}}} + \frac{\Delta \mathrm{Vol}}{\Delta t_{\mathrm{venös}}} + \frac{\Delta \mathrm{Vol}}{\Delta t_{\mathrm{kapillär}}} + \frac{\Delta \mathrm{Vol}}{\Delta t_{\mathrm{Kammer}}} = 0$$

oder

$$\mathrm{Puls}_{\mathrm{arteriell}} + \mathrm{Puls}_{\mathrm{venös}} + \mathrm{Puls}_{\mathrm{kapillär}} + \mathrm{Puls}_{\mathrm{Kammer}} = 0\,.$$

Jeder arterielle Einstrom wird venös, kapillär und in der Vorderkammer aufgefangen und abgefedert (Die minimale sklerale Ausdehnung vernachlässigen wir). So wird verständlich, dass das Auge und damit unser subjektives Bild nicht ständig pulsiert. Theoretisch könnte ein solches Phänomen, wenn es existierte, durch eine Art Lokaladaptation neutralisiert werden. Es ist aber auch objektiv nicht zu sehen, weder an der Spaltlampe noch an einem Biometriegerät. Wenn wir also, auf welche Weise auch immer, den Puls abgreifen, so erfassen wir immer nur eine Teilkomponente eines in seiner Gesamtheit sich ausbalancierenden Phaenomens.

Die Frage, ob wir aus der Pulswelle auf die Durchblutung – pulsatil oder gesamt – schließen können, müssen wir zurzeit verneinen. Die 5 Krakau'schen Sätze sind wie folgt zu kommentieren:

- Satz 1 erscheint logisch. Abfluss und Zufluss müssen über das Gesamte gesehen gleich sein, sonst würde das Auge entweder anschwellen oder schrumpfen.
- Satz 2 ist ebenfalls logisch und vernünftig. Bei kleinsten Flüssigkeitsmengen ist der Unterschied logarithmisch/linear vernachlässigbar.
- Satz 3 ist heute erfüllt mit der Konturtonometrie.
- Satz 4 erscheint aus klinischer Sicht nicht überprüfbar. Auch im Moment der maximalen Systole fließt arterielles Blut, da das fließende Blut langsamer ist, als die Pulswelle. Die pulsatile Komponente lässt sich vom Grundstrom nicht trennen. Druckpuls und Volumenpuls beeinflussen sich gegenseitig, sie sind invers korreliert.
- Satz 5 ist im Lichte der klinischen Erfahrung zu relativieren. Der venöse Abfluss pulsiert als Volumenpuls.

Die genaue Betrachtung des an der Hornhaut abgegriffenen Pulses veranschaulicht der Fall von Abb. 5.9. Es handelt sich um die mit Konturtonometrie aufgezeichnete Pulswelle eines Auges vor und nach Trabekulektomie. Die Vergrößerung in Abb. 5.11 zeigt beide Male die letzten 4 Pulsschläge vor dem Abriss.

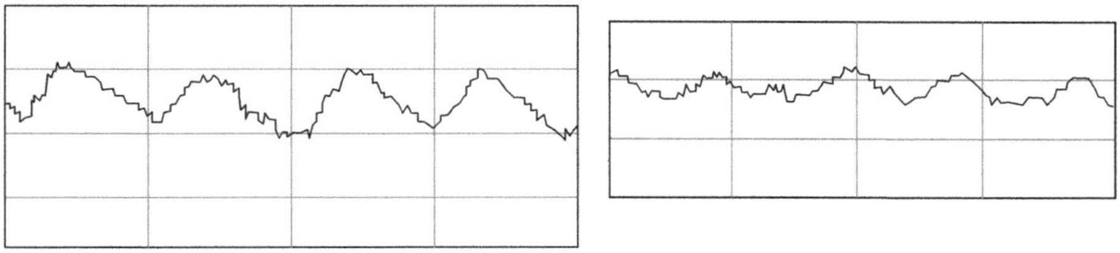

**Abb. 5.11:** Pulswelle der Abb. 5.9 stark vergrößert. Links vor, rechts nach der Drucksenkung. Man sieht nebst der Abnahme der Amplitude vor allem eine Veränderung der Form. Quelle: Autor.

Die kleinen Zacken sind als Artefakte zu interpretieren. Vor der Drucksenkung, links, sieht man eine annähernd arterielle Pulsform, also eine arterielle Druckwelle. Nach der Drucksenkung, rechts, zeigt die Kurve nebst der kleineren Amplitude eine neue Form. Sie ähnelt jetzt einer Sinuswelle. Nicht nur ist durch die Drucksenkung die Amplitude kleiner geworden, sondern durch die Schaffung des Filterkissens ist das Volumen des Kammerwassers deutlich vergrößert worden. Die Messkurve zeigt uns dasselbe, wie die Beobachtung bei der perforierenden Keratoplastik unter dem Mikroskop. Die Konturtonometrie misst zwar allein den Druck, aber einen durch den Volumenpuls modifizierten Druckpuls.

Applanierende Systeme sind nicht in der Lage, solche Feinheiten aufzudecken. Bei einem nicht allzu kleinen Prozentsatz der gemessenen Patienten ist am Applanationstonometer gar kein Puls zu sehen. Die Ringe bleiben starr. Bei welchen Patienten und warum ist das so? Es muss wiederholt werden, dass mit dem Goldmann-Tonometer keine klinische Entscheidung aus dem Pulsieren des Messkörperchens getroffen werden darf.

Den endgültigen Beweis in der Frage nach dem Zusammenhang von Pulswelle und Durchblutung würde eine Ballistographie für das Auge erbringen [44, 45]. Es handelt sich um ein früher in der Kardiologie angewandtes Verfahren, das Schlagvolumen des Herzens aus der Beschleunigung des Körpers zu messen. Technisch wird eine solche Untersuchung in nicht allzuferner Zukunft auch für das Auge in den Bereich des Möglichen rücken. Es gibt schon heute triaxiale Akzelerometer in Form eines MEMS (microelectromechanical system) und von der Größe eines Hörgerätes, welche in der Lage sind, feinste Kräfte, wie sie von Pulsationen ausgehen, zu registrieren [46]. Man müsste es weiter verkleinern und bloß noch in das Auge einbauen können.

### 5.5.2 Regulation

Als letztes Element kommt die Regulation in diese Diskussion. Physiologische regulative Prozesse greifen nicht sofort ein, sondern mit etwas Verzögerung und gestaffelt. Dies kommt von der „Toleranz" der Systeme (Abb. 5.12, [2]) her. Damit meint man eine gewisse Bandbreite für die Aufrechterhaltung eines Gleichgewichts. Es spielen auch energieökonomische Aspekte eine Rolle. Durch das nicht zu schnelle Eingreifen spart der Organismus Energie. So ist wohl auch die alte Erkenntnis zu verstehen, wonach bei großen Gefäßen bis zu einer 50 %-Stenose noch keine relevante klinische Reduktion der Perfusion vorliegt. In Bezug auf die Pulswelle kommen mehrere regulatorische Prozesse ins Spiel. Es sind die autonome Regulation der Aderhaut und des Trabekelwerks zu nennen, die Autoregulation der Gefäße, die Vasomotion und nicht zuletzt eventuelle bariatrische Regulationsmechanismen, die wir zurzeit noch nicht kennen.

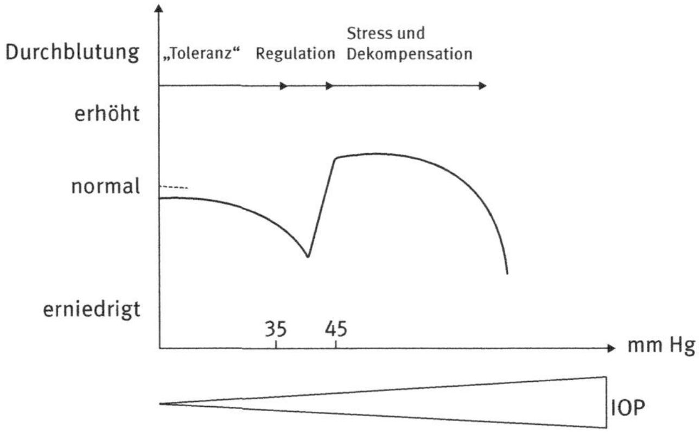


**Abb. 5.12:** Modell für Toleranz und Regulation, Einzelheiten siehe Text. Quelle: Autor.

Auf die Frage zurückkommend, ob und wie zusätzliche Information aus dem korrekt gemessenen, corneal abgegriffenen Puls gewonnen werden kann, müssen wir heute feststellen, dass es noch keine definitive Antwort gibt. Der corneal abgegriffene Druckwert lässt keine Aussage über das Verhältnis Druckpuls zu Volumenpuls zu. Darüber hinaus muss die Dämpfung durch das Kammerwasser in Betracht gezogen werden. Diese Dämpfung ist abhängig vom Zustand des Trabekelwerks. Es hat nur wenige Versuche gegeben, die Pulswelle in ihre Komponenten aufzulösen. Robert et al. verglei-chen die okuläre Pulswelle mit der arteriellen Pulswelle des Fingers [47]. Sie wollen die arterielle Welle von der okulären Welle subtrahieren, um damit die Kammerwasserkomponente alleine zu erhalten. Der arterielle Puls wird von der Fingerarterie mit einem Finapress® System, von der Hornhaut mittels Konturtonometrie abgegriffen. Beide Wellen werden synchronisiert. Je 10 gesunde und 10 glaukomkranke Personen werden verglichen. Die rein morphologische Subtraktion gelingt noch nicht (siehe Abb. 5.13), jedoch eine statistische Verarbeitung. In einem ersten Schritt wird von beiden Wellen die Standardabweichung der Amplitude berechnet und als deren Maß genommen. Aus diesen zwei Standardabweichungen wird der Quotient gebildet. Als Zweites wird von jedem Signal, arteriell und okulär, die Fourier-Analyse berechnet. Auch hier wird der Quotient der zwei Amplituden aus der ersten Komponente gebildet. Die zwei Quotienten werden nun mit ROC (receiver operating characteristics) und mit der AUC (area under the curve) untersucht. Beide Auswerteverfahren ergeben gleichermaßen eine statistisch signifikante Unterscheidung von Gesund zu Glaukom. Die okuläre Pulswelle gestattet zwar keinen direkten Rückschluss auf die Durchblutung,

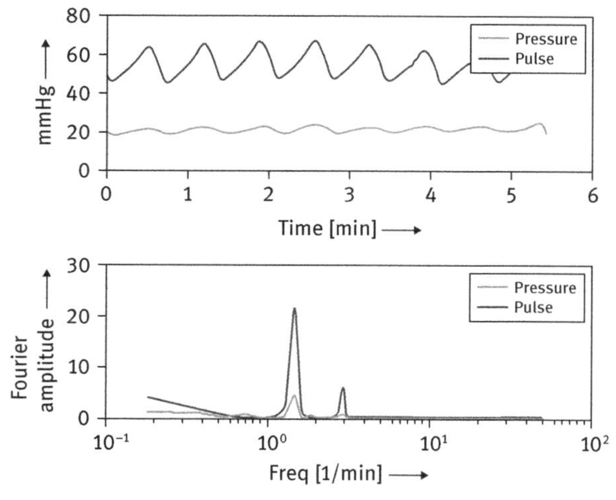


**Abb. 5.13:** Resultat: Die Abbildung zeigt den morphologischen Vergleich zwischen Fingerpuls (pulse) und Augenpuls (pressure). Die obere Hälfte zeigt die zwei Pulswellen, die untere Hälfte ihre rechnerische Verarbeitung mit einer Fourier-Analyse. Das zeitbezogene Signal wird in ein frequenzbezogenes Signal umgewandelt. Quelle: Autor [47].

doch deutet das Resultat darauf hin, dass in der Pulswelle zusätzliche Information vorhanden sein muss. Andernfalls hätte sich nicht Glaukom von Gesund trennen lassen. Allerdings ergibt sich das Resultat nicht aus der okulären Pulswelle allein, sondern nur wenn die arterielle Pulswelle zum Vergleich beigezogen wird. In Zukunft könnte mit dem rechnerischen Einbezug einer „normierten" arteriellen Pulswelle dieser Nachteil behoben werden.

## 5.6 Fazit

Die statische Messung gibt den physiologischen Parameter Druck nicht korrekt wieder. Erst die Pulswelle beschreibt ihn umfassend. Die Pulswelle ist zusammengesetzt aus Druck-, Geschwindigkeits- und Volumenpuls und wird, wenn corneal abgegriffen, modifiziert durch die Dämpfung in der Vorderkammer und im Gefäßbett. Die Amplitude des Druckpulses hängt vom Druck selber, von der Rigidität und von der Achsenlänge ab. Die Indices der allgemeinen Kreislaufphysiologie können aus diesem Grunde nicht unbesehen übernommen werden. Die Pulsamplitude ist wertvoll bei der Erkenntnis von neuro-vaskulären Störungen. Zur Differenzierung des Glaukoms reicht die einfache Betrachtung nicht aus. Die Auftrennung der Pulswelle in ihre einzelnen Komponenten bedeutet die Zukunft der Druckmessung. Die Analyse der Pulswellenform (Abb. 5.11) könnte ein möglicher Weg dazu sein.

Zurzeit können wir noch nicht von der Pulswelle auf die Durchblutung schließen.

## Literatur


[1] Kukán F. Ergebnisse der Blutdruckmessungen mit einem neuen Ophthalmodynamometer. Z für Augenheilk. 1936, 90, 166–191.

[2] Riva C. E., Loebl M. Autoregulation of blood flow in the capillaries of the human macula. Invest Ophthalmol Vis Sci. 1977, 16(6), 568–571.

[3] Steppan J., Barodka V., Berkowitz D. E., Nyhan D. Vascular stiffness and increased pulse pressure in the aging cardiovascular system. Cardiol Res Pract. 2011, 263585.

[4] To'mey K. F., Manisty C. H., Hughes A. D. Meta-Analysis of the comparative effects of different classes of antihypertensive agents on brachial and central systolic blood pressure, and augmentation index. Br J Clin Pharmacol. 2012, 75(1), 79–92.

[5] Bosley T. M., Cohen M. S., Gee W., Reed J. 3rd, Sergott R. C., Savino P. J. Amplitude of the ocular pneumoplethysmography waveform is correlated with cardiac output. Stroke. 1993, 24(1), 6–9.

[6] Bailliart P. La pression artérielle dans les branches de l'artère centrale de la rétine, nouvelle téchnique pour la déterminer. Annales d'oculistique. 1917, 154, 648–666.

[7] Elliot R. H. The retinal pulse. Br J Ophthalmology. 1921, 5(11), 481–500.

[8] Thiel R. Hornhautpulsation, Blutdruck und Augeninnendruck. Ber Deutsch Ophthalmol Gesellschaft. 1928, 47, 198–206.

[9] Maurice D. M. A recording tonometer. Brit J Ophthalmol. 1958, 42, 321–335.

[10] Nissen O. Continuous recording of the intraocular pressure in human and rabbit eyes with a simple applanating suction cup. Acta ophthalmologica. 1977, 55, 750–760.
[11] Perkins F. S., Edwards J., Saxena R. C. A new recording tonometer. Trans ophthal Soc UK. 1977, 97(4), 679–682.
[12] Flower R. W., Maumenee A. E., Michelson E. A. Long-term continuous monitoring of intraocular pressure in conscious primates. Ophthalmic res. 1982, 14, 98–106.
[13] Langham M. E., To'Mey K. F. A clinical procedure for the measurements of the ocular pulse-pressure relationship and the ophthalmic arterial pressure. Exp Eye Res. 1978, 27(1), 17–25.
[14] Silver D. M., Farrell R. A., Langham M. E., O'Brien V., Schilder P. Estimation of pulsatile ocular blood flow from intraocular pressure. Acta Ophthalmol Suppl. 1989, 191, 25–29.
[15] Kaufmann C., Bachmann L. M., Robert Y. C. A., Thiel M. A. Ocular pulse amplitude in healthy subjects as measured by dynamic contour tonometry. Arch Ophthalmol. 2006, 124, 1104–1108.
[16] Feke G. T., Riva C. E. Laser Doppler measurements of blood velocity in human retinal vessels. J Opt Soc Am. 1978, 68(4), 526–531.
[17] Scheerer, R. Die entoptische Sichtbarkeit der Blutbewegungen im Auge und ihre klinische Bedeutung. Klinische Monatsblätter für Augenheilkunde. 1924, 73, 67–107.
[18] Langham M. E., Farrell R. A., O'Brien V., Silver D. M., Schilder P. Blood flow in the human eye. Acta Ophthalmol Suppl. 1989, 191, 9–13.
[19] Dastiridou A. I., Ginis S. H., De Brouwere D., Tsilimbaris M. K., Pallikaris J. G. Ocular rigidity, ocular pulse amplitude and pulsatile ocular blood flow: the effect of intraocular pressure. Invest Ophthalmol Vis Sci. 2009, 50, 5718–5722.
[20] Hoffmann E. M., Grus F. H., Pfeiffer N., Intraocular pressure and ocular pulse amplitude using dynamic contour tonometry and contact lens tonometry. BMC Ophthalmol. 2004, 4, 4.
[21] To'mey K. F., Faris B. M., Jalkh A. E., Nasr A. M. Ocular pulse in high myopia: a study of 40 eyes. Ann Ophthalmol. 1981, 13(5), 569–571.
[22] von Schulthess S. R., Kaufmann C., Bachmann L. M., Yanar A., Thiel M. A. Ocular pulse amplitude after trabeculectomy. Graefe's Arch Clin Exp Ophthalmol. 2006, 244(1), 46–51.
[23] McVeigh G., Brannan G. et al. Vascular abnormalities in non insulin dependant Diabetes Mellutis identified by arterial waveform analysis. Am J Med. 1993, 95, 424–430.
[24] Claridge K. G., James C. B. Ocular pulse measurements to assess pulsatile blood flow in carotid artery disease. Br J Ophthalmol. 1994, 78, 312–313.
[25] Langham M., Preziosi Tj. Non-invasive diagnosis of mild to severe stenosis of the internal carotid artery. Stroke. 1984, 15(4), 614–621.
[26] Kaufmann C., Fierz A., Kollias S. S., Robert Y. C. A. Ocular pulse amplitude in a case of innominate steal syndrome. Am J Ophthalmol. 2002, 133, 155–156.
[27] Poinoosawmy D., Indar A., Bunce C., Garway-Heath D. F., Hitchings R. A. Effect of treatment by medicine or surgery on intraocular pressure and pulsatile ocular blood flow in normal-pressure glaucoma. Graefe's Arch Clin Exp Ophthalmol. 2002, 240, 721–726.
[28] Manni G., Centofanti D., Gregori F. et al. The pulsatile ocular blood flow behaviour in open angle glaucoma patients after replacing timolol therapy with timolol and dorzolamide fixed combination. Acta Ophthalmologica Scand. 2002, 236, 55–56.
[29] Luksch A., Maar N., Tittl M., Ergun E., Findl O., Stur M., Schmetterer L. Evaluation of pulsatile choroidal blood flow in branch retinal vein occlusion. Graefe's Arch Clin Exp Ophthalmol. 2002, 240(7), 548–550.
[30] Langham M. E., Kramer T. Decreased choroidal blood flow associated with retinitis pigmentosa. Eye (Lond). 1990, 4(2), 374–381.
[31] MacCumber M. W., Flower R. W., Langham M. E. Ischemic hypertensive choroidopathy. Fluorescein angiography, indocyanine green videoangiography, and measurement of pulsatile blood flow. Arch Ophthalmol. 1993, 111(5), 704–705.

[32] Bienfang D. C. Loss of the ocular pulse in the acute phase of temporal arteritis. Acta Ophthalmol Suppl. 1989, 191, 35–37.
[33] Ulrich C., Ulrich W. D., Ulrich D. Functional diagnosis in follow–up of temporal arteritis treatment. Fortschr Ophthalmol. 1990, 87(6), 667–670.
[34] Langham M. E., To'mey K. F., Preziosi T. J. Carotid occlusive disease: Effect of complete occlusion of internal carotid aertery on intraocular pulse/pressure relation and on ophthalmic arterial pressure. Stroke. 1981, 12, 759–765.
[35] Bernasconi P., Messmer E., Bernasconi A., Thölen A. Assessment of the sympatho-vagal interaction in central serous chorioretinopathy measured by power spectral analysis of heart beat variability. Graefe's Arch Clin Exp Ophthalmol. 1998, 236(8), 571–576.
[36] Edelhäuser F., Hak F., Kleinrath U. et al. Impact of coloured Light on cardiorespiratory Coordination. Evidence based Complementary and alternative Medicine. 2013, ID 8108761–7.
[37] Aseijczyk-Widlicka M. et al. Clinical utility of spectral analysis of intraocular pressure pulse wave. BMC Ophthalmology. 2014, 14, 30.
[38] Evans D. W., Hosking S. L., Embleton S.J, Morgan A. J., Bartlett J. D. Spectral content of the intraocular pressure pulse wave: glaucoma patients versus normal subjects. Graefe's Arch Clin Exp Ophthalmol. 2002, 240, 475–480.
[39] Pournaras C. J., Riva C. E. Retinal blood flow evaluation. Ophthalmologica 2013, 229, 61–74.
[40] Krakau C. E. T. Calculation of the pulsatile ocular blood flow. Invest Ophthalmol Vis Sci. 1992, 33, 2754–2756.
[41] Krakau C. E. T. A model for pulsatile and steady ocular blood flow. Graefe's Arch Clin Exp Ophthalmol. 1995, 233, 112–118.
[42] Krakau C. E. T., Lindberg S., Havelius U. An instrument for recording the ocular pulse wave. Acta Ophthalmol Scand. 1995, 73, 427–424.
[43] Eisenlohr J. E., Langham M. E., Maumenee A. E. A manometric study of the rate of fall of the intraocular pressure in the living and dead eyes of human subjects. Investigative Ophthalmology. 1963, 2(1), 72–82.
[44] Inan O. T. Recent advances in cardiovascular monitoring using ballistocardiography. Conf Proc IEEE Eng Med Biol Soc. 2012, 5038–5041.
[45] Treffny Z. M. et al. Quantitative Ballistocardiography (Q-BCG) for measurement of cardiovascular dynamics. Physiol Res. 2011, 60, 617–625.
[46] He D. D., Winokur E. S., Sodini C. G. An ear-worn continuous ballistocardiogram (BCG) sensor for cardiovascular monitoring. Conf Proc IEEE Eng Med Biol Soc. 2012, 5030–5033. doi:10.1109/EMBC.2012.6347123.
[47] Robert Y., Wild A., Kessels G., Backes W. H., Zollinger A., Bachmann L. M. Discrimination of healthy and glaucomatous Eyes based on the ocular pulse amplitude: A diagnostic case-control study. Ophthalmic Res. 2012, 48, 1–5.

# 6 Die aktive Steuerung des Drucks

## 6.1 Allgemeines

Unter der aktiven Steuerung des Drucks versteht man Manipulationen unterschiedlicher Art mit dem Ziel, den Augeninnendruck auf ein Niveau zu bringen, welches er spontan nicht einnehmen würde. Der Zweck kann diagnostisch, therapeutisch oder stabilisierend sein.

## 6.2 Drucksenkung

### 6.2.1 Paracentese

Die Paracentese ist ein bewährtes Mittel, post-operativ in der Vorderkammer zurückgelassenes Viskoelastikum abzulassen. Auch beim frischen Zentralarterienverschluss hat sie sich bewährt. Die Drucksenkung führt im günstigen Falle zu einem direkt zu beobachtenden Rutschen des Embolus' in die Peripherie, ein Beweis für den erhöhten Perfusionsdruck im Netzhautgefäß. Man erreicht so, dass der GF-Schaden weiter peripher im Gesichtsfeld zu liegen kommt. Diagnostisch benutzt man die Parazentese zur Probenentnahme (Bakteriologie, Antikörper) bei Uveitis. Hier nimmt man die Drucksenkung als Nebeneffekt in Kauf.

### 6.2.2 Reduktion von Vorderkammer- und Glaskörpervolumen

#### 6.2.2.1 Drucksenkung nach künstlicher Druckerhöhung

Kräftige Kompression des Bulbus bewirkt eine Auspressung von Kammerwasser aus der Vorderkammer, von Wasser aus dem Glaskörper, sowie von Blut aus der Aderhaut. Es spielt keine Rolle, wodurch die Druckerhöhung zustande gebracht wird. Kukán [1] benutzt den Mechanismus zu diagnostischen Zwecken. Er beobachtet die von Scheerer [2] 1924 beschriebene Bewegung der eigenen Leukozyten beim Blick in kurzwelliges Licht, zum Beispiel in den blauen Himmel. Die Leukozyten bewegen sich im Kapillarbett der Retina und diese Bewegung ist ein Maß für die Durchblutung. Er beschreibt, dass die Leukozyten pulsieren und diskutiert ausführlich die Frage, ob im Kapillarbett ein Puls vorhanden ist oder nicht. Er setzt den von ihm erfundenen Saugnapf seitlich aufs Auge und erhöht rasch mit einer Pumpe den Augeninnendruck. Dann wartet er 12 Minuten, bis zur Entlastung. Unmittelbar danach ergeben sich die erwartete Drucksenkung und dabei eine Veränderung der Leukozytenbewegung [1]. 1982 führt Grunwald [3] ein fast identisches Experiment durch und findet das gleiche Resultat. Er interpretiert sein Resultat – Hyperämie bei Unterdruck – als Autoregulation der Netzhautgefäße.

#### 6.2.2.2 Okulopression

Ein aufblasbarer Ballon (Pelotte) wird mit einem Band um den Kopf geschlungen, so dass der Ballon auf das geschlossene Lid zu liegen kommt. Jetzt wird er, nach Vörösmarthy, für 15 Minuten auf einen Druck von ewa 40 mm Hg gepumpt [4]. Damit werden im Auge alle Flüssigkeitskompartimente ausgepresst, als Folge sinkt der Druck massiv [5]. Da unmittelbar nach dem Wegnehmen des Okulopressors die Vorderkammer sich zuerst, also vor dem Glaskörper und der Aderhaut, wieder füllt, kommt es für einen kurzen Augenblick zu einer Vertiefung der Vorderkammer [6]. Die Okulopression wirkt sich positiv auf die retrobulbäre Lokalanästhesie aus, es kommt hierdurch zu einer weniger starken Anfüllung des Aderhautbettes. Gerade die Wiederauffüllung der Aderhaut kann aber zu einem unangenehmen Rebound-Effekt führen, was eine Aderhauteffusion und eine sekundäre Drucksteigerung nach sich ziehen kann. Besser, besonders in kritischen operativen Situationen, ist die Senkung des systemischen Blutdrucks bei Hypertonikern und, im Rahmen von großen bulbuseröffnenden Eingriffen, die Senkung des zentralvenösen Drucks. Die beste Lösung, wenn immer möglich, ist die Operation im geschlossenen System!

Die Kompression des Augapfels ist überdies eine Methode, Tachykardien zu reduzieren. Einzelne Menschen können auf den okulo-vagalen Reflex verstärkt reagieren. Deshalb sollten alle Patienten wegen möglicher Bradykardie kontrolliert werden, wenn der Bulbusdruck kompressiv erhöht wird. Um die Asystolie zu vermeiden, darf die Maßnahme nur einseitig angewandt werden. Der höchste Druck sollte deutlich unterhalb des Netzhautarteriendrucks gewählt werden. Die eingestellte Druckhöhe sollte für ein ausreichend weiches Auge für den Eingriff garantieren. Ein Druck von 20 bis 30 mm Hg über 30 bis 60 Minuten führt zu einem weichen Bulbus. Mit dem Schiøtz-Tonometer entspricht das bei 5,5 Gramm einem Skalenwert über 10. Beim Einsetzen des Lidsperrers kann das Auge so weich erscheinen, daß die Cornea ein Grübchen aufweist. Bei einem derart weichen Auge kann die Iris konkav werden oder nach der Linsenentfernung nach hinten fallen. Erhöhter Druck aus dem Glaskörper fehlt typischerweise. Die intraokulare Linsenimplantation bei offenem Auge ist leichter und sicherer durchführbar. Aus ophthalmo-chirugischer Sicht besteht geringerer Stress.

#### 6.2.2.3 Osmotherapie

Obwohl der Effekt hyperosmolarer Substanzen auf den Augeninnendruck schon 1904 [7] beschrieben worden ist, wird diese Therapie erst Ende der 50er und Anfang der 60er Jahre aktuell [8]. Man erkennt, dass diese Substanzen kurzzeitig zur raschen und ausgeprägten Drucksenkung auch in verzweifelten Situationen (verschleppter Glaukomanfall) führen, indem sie eine Entwässerung und damit Schrumpfung des Glaskörpers bewirken. Die Vorderkammer wird tief, der Winkel frei. Man gibt das Medikament oral, in Form von Glycerol, Isosorbide oder Aethylalkohol, oder man appliziert es intravenös, als Mannitol und Harnstoff (Urea). Es ist eine der wenigen Situationen, wo in einer Region ohne spezialärztliche Versorgung die Abgabe von Aethylalkohol zu medizinischen Zwecken erlaubt sein kann. Entscheidend ist es, im Anschluss an die Hyperosmose, rasch die definitiven Maßnahmen zur Offenhaltung des Kammerwinkels in die Wege zu leiten.

### 6.2.3 Drosselung der Kammerwasserproduktion

Die Kammerwasserproduktion drosselt man chemisch durch die Blockade des Enzyms Carboanhydrase. Acetazolamid hat sich als die beste Substanz erwiesen. Ihr Einsatz ist aus der augenärztlichen Praxis nicht mehr wegzudenken. Die damit erzielte Drucksenkung kann bis zu 25 % des ursprünglichen Drucks betragen. Die physikalische Drosselung der Kammerwasserproduktion erreicht man durch die operative Zerstörung des Ziliarepithels. Dies kann mit Kälte oder mit Hitze geschehen.

Die Reduktion des Perfusionsdrucks im Ziliarkörper durch die Ligatur der A. Carotis hat heute nur noch historischen Wert. Auch mechanisch kann die Produktion gebremst werden, allerdings bloß indirekt über die Pseudofazilität. Indem der episklerale Venendruck erhöht wird, sei es durch die Kompression der Vena Jugularis o. a., sinkt durch den Druckanstieg in der Vorderkammer die Kammerwasserproduktion. Auch dieses Manöver hat, abgesehen von einigen spezifischen pharmakologischen Fragestellungen, bloß noch historischen Wert.

### 6.2.4 Erhöhung des Abflusses

Unter diesen Abschnitt fällt das große Gebiet der medikamentösen und chirurgischen Glaukomtherapie. Da es nicht Gegenstand dieser Schrift ist, wird es hier nicht weiter behandelt.

## 6.3 Druckstabilisierung

Die ersten Schritte zur Stabilisierung des Drucks in der Vorderkammer wurden in der Vorderabschnittschirurgie unternommen, in der Absicht, während der chirurgischen Manöver die Tiefe der Vorderkammer aufrecht zu erhalten. Mit dem Aufkommen von hochvisközen Substanzen ist dies deutlich einfacher geworden. Da auch diese Substanzen nur beschränkt in der Vorderkammer bleiben, ist der nächste Schritt die Montage von Infusionssystemen. Im Prinzip wird eine feine Kanüle durch Parazentese in die Vorderkammer gelegt und diese mit einem konstanten Fluss offen gehalten. Moderne Systeme steuern den Flow automatisch, indem der Widerstand im Infusionsschlauch gemessen wird. Bei den heute durchgeführten intraokularen Operationen sind solche Systeme unverzichtbar geworden. Eine andere Anwendung findet sich bei den refraktiven Operationen mit dem Excimer-Laser. Hier will man die Form der

Cornea erhalten und das Auge in seiner Lage stabilisieren. Man setzt zu diesem Zweck das Auge mit einer Art cornealen Saugnapf unter Druck. So kann der Laser präzise geführt werden. Dies ist auch für die Kataraktoperation mit dem Femtosekundenlaser eine wichtige Voraussetzung.

## 6.4 Druckerhöhung

### 6.4.1 Tonographie

Wenn Glaukom durch eine Abflussstörung des Kammerwassers hervorgerufen wird, dann muss die Erfassung des Widerstandes den Unterschied von Gesund zu krank aufdecken. Tonographie ist die Messung des Widerstandes für das abfließende Kammerwasser. Sie wird als klinisch brauchbare Methode von Grant 1950 eingeführt [9]. Man will die Flüssigkeitsmenge messen, welche unter der Druckerhöhung aus dem Auge austritt.

Grundlage bildet die Formel von Goldmann:

$$P_0 = (D \cdot R) + P_{ev} \, .$$

$D$ = Kammerwasserabfluss,
$R$ = Abflusswiderstand,
$P_{ev}$ = Druck in den episkleralen Venen.

Der Abflusswiderstand $R$ wird in mm Hg/mm$^3$/min angegeben, der Reziprokwert heißt Fazilität $C$.

$$C = \Delta\text{Volumen}/\Delta t/\Delta P \, ,$$

die Einheit entsprechend mm$^3$/min/mm Hg.

Sie hängt von den verschiedenen Kompartimenten ab, deshalb lautet die Beziehung:

$$C_{\text{total}} = C_{\text{trabekulär}} + C_{\text{uveoskleral}} + C_{\text{pseudo}} \, .$$

Das Schiøtz-Tonometer selber mit seinem Gewicht baut den Druck auf, indem es eine bestimmte Zeit auf dem Auge belassen wird. Nach einem raschen Anstieg folgt ein langsamer Druckabfall. Dessen Form soll über den Abfluss Auskunft geben. Weil alle Messgrößen, Druck und Bulbusvolumen, von der Rigidität abhängen, verändern sie sich im Verlaufe der Messung [10]. Durch den initialen Druckanstieg nimmt auch der Druck in den episkleralen Venen um ca. +1,25 mm Hg zu und die Pseudofazilität kommt ins Spiel. Armaly [11] beschreibt die korrekte Beziehung der verschiedenen Faktoren zueinander. Er fordert als Voraussetzung zu einem brauchbaren Test: Fazilität und Einstromrate müssen während der Dauer des Tests unverändert bleiben, nur dann ist der Druckabfall während des Tests auf den Ausfluss zurückzuführen. Sodann muss die Beziehung nach Friedenwald gültig sein, damit der Ausfluss durch das Trabekelwerk linear zum Druck bleibt. Unter diesen Voraussetzungen kann von $\Delta P$ auf $\Delta V$ geschlossen werden.

Jetzt gilt:

$$C = \frac{\Delta V}{t \cdot (P_t - P_0 + 1{,}25)} .$$

Der Wert 1,25 ist der oben erwähnte Korrekturwert für die Zunahme des episkleralen Drucks während des Versuchs. Moses schlägt eine elegante Verbesserung des Gerätes vor. Ein magnetisierter Stift ruht in einer Spule, welche die Verschiebung während des Druckabfalls registriert und fortlaufend korrigiert, so dass der Ausschlag auf der Skala konstant bleibt. Somit ist der Druck des Stiftes über die Dauer des Versuches konstant [12].

#### 6.4.1.1 Praktisches Vorgehen

Der Patient wird bequem in Rückenlage gelagert, mit gelockertem Halskragen. Die lokale Anästhesie des Auges geschieht wie üblich. Anschließend setzt man ein elektronisches Schiøtz-Tonometer oder ein vergleichbares Instrument auf und hält es ruhig auf dem Auge für 4 Minuten. Das vorgängig geeichte Tonometer zeichnet den Druck während dieser Zeit kontinuierlich auf. Die Qualitätskontrolle besteht darin, dass über den ganzen Kurvenverlauf pulsatorische Schwankungen nachweisbar sein müssen. Die korrekte Kurve ist eine abfallende Exponentialfunktion. Die Werte für $C$ werden am besten jede Minute bestimmt. Praktisch hat sich mit der Tonographie die Hoffnung auf eine eindeutige Unterscheidung von Gesund und Glaukom nicht erfüllt. Der Grund liegt in der schon im Kapitel Impressionstonometrie erwähnten Vielzahl von Variablen, welche sich gegenseitig beeinflussen und welche in ihrer Wirkung nicht abschließend bestimmt werden können. Bemühungen, diese Unzulänglichkeiten mit Hilfe der Applanationstonographie zu beheben, haben die in sie gesetzten Hoffnungen nicht erfüllen können [13, 14].

Alternativ zu diesem Test bietet sich die Fluorophotometrie [15] an. Sie entspricht einer Farbstoffverdünnungskurve mit:

$$C = \frac{(F_2 - F_1)}{(\mathrm{IOP}_2 - \mathrm{IOP}_1)} .$$

Das gefundene Resultat kann von der eigentlichen Tonographie abweichen!

### 6.4.2 Erhöhung des episkleralen Venendrucks

Das Anlegen einer Blutdruckmanschette um den Hals [16] geht bei Personen recht gut, wird aber heute nicht mehr praktiziert. Bei Kranken mit Schlaf-Apnoe-Syndrom oder mit Rechtsherzinsuffizienz wird ein solcher Zustand durch die Krankheit selber erzeugt. Das dadurch erhöhte Risiko für Glaukom ist gut dokumentiert.

### 6.4.3 Wasserstoßversuch

Der Wasserstoßversuch erfreut sich bis in die 1970er Jahre einer gewissen Beliebtheit. Er ist in letzter Zeit wieder neu beurteilt worden, da er möglicherweise bei der Suche nach Druckspitzen hilfreich sein könnte. Beim Wasserstoßversuch soll das Umgekehrte geschehen zur Osmotherapie [17]. Man lässt die Patienten 1 l klares Wasser in 5 Minuten trinken und misst innerhalb der nächsten Stunde mehrmals den Druck (Andere Autoren geben 800 ml innert 10 Minuten [18]). Durch die Wassereinnahme soll die Plasmaosmolalität gesenkt werden, was zur Volumenvermehrung im Blut und im Glaskörper und damit zum Druckanstieg führt. Die Plasmaosmolalität berechnet sich klinisch nach der Formel:

$$P\left(\frac{\text{mosmol}}{\text{kg}}\right) = 2 \cdot \text{Na}\left(\frac{\text{mmol}}{\text{l}}\right) + \frac{\text{Glucose}\,(\frac{\text{mg}}{\text{dl}})}{18} + \frac{\text{Harnstoff}\,(\frac{\text{mg}}{\text{dl}})}{6} .$$

Sie ist also eine Funktion der Konzentration des $Na^+$, der Glucose und des Harnstoff. $Na^+$ macht etwa 90 % des Effektes aus. Die Formel zeigt, dass durch Zufuhr von einer der drei Substanzen die Erhöhung der Osmolalität recht einfach zu bewerkstelligen ist. Der umgekehrte Weg, die Erniedrigung durch Entzug einer dieser Substanzen ist praktisch fast unmöglich. Deshalb, und auch wegen der sofort einsetzenden Korrekturmechanismen des Organismus, ist das möglich Ausmaß der Senkung der Osmolalität durch die Gabe von Wasser beschränkt [19, 20]. Trotzdem: Mit dem Test lässt sich zeigen, dass bei vorhandenem Glaukom ein höherer Druckanstieg erfolgt, als bei Gesunden [21]. Stamper meint, dass die Aussagekraft verbessert wird, wenn man den Test mit dem Liegeversuch kombiniert. Im Gegensatz zur Tonographie liefert der Wasserstoßversuch Information bezüglich der Abflussleistung. Er ist im Grunde genommen der einzige Test, welcher theoretisch Hinweise auf eine Störung im Abflusssystem bei Glaukom aufdecken könnte.

### 6.4.4 Provokationstests

In der allgemeinen Medizin werden Provokationstests angewandt um allergische oder pharmakologische Reaktionen des Organismus zu prüfen. In der Ophthalmologie will man die Funktion des Organs prüfen. Es bieten sich verschiedene Stimuli an, um eine Reaktion eines zweiten Parameters hervorzurufen oder zu „provozieren". Beliebt sind die Druckerhöhung, Temperaturerhöhung, Flickerlicht und Gabe von Überträgersubstanzen des autonomen Nervensystems. Die Druckerhöhung ist ein physiologischer Reiz für das Auge. Sie kann in drei Kategorien unterteilt werden, die geringe, mäßige und starke Druckerhöhung. Letztere wird im Kapitel Ophthalmodynamometrie besprochen.

#### 6.4.4.1 Geringe Druckerhöhung

**Venenpuls**

Das erste sichtbare Phaenomen bei leichtem Fingerdruck auf das Unterlid ist die pulssynchrone Schwankung des Venenlumens. Wenn in der Folge vom Venenpuls die Rede ist, so geschieht dies aus Gründen der Tradition (siehe Kapitel 5.2.2). Die Vene hat keinen Puls, ist sie doch durch das Kapillarbett vom arteriellen Drucksystem getrennt. Im Auge öffnet und schließt sich die Vene, weil der transmurale Druck die Venenwand rhythmisch komprimiert.

Bailliart, in seiner grundlegenden Arbeit [22] zur Ophthalmodynamometrie, spricht gleich zu Beginn von der Schwierigkeit, den venösen vom arteriellen Puls zu unterscheiden. Dies hat damit zu tun, dass das von ihm benutzte Gerät zur Druckerhöhung erst ab 25 g Belastung eine Ablesung erlaubt. Es gelingt ihm, durch genaues Beobachten eine unterschiedliche Phaenomenologie der zwei Pulse auszuarbeiten. Elliot [23] nimmt Bezug auf diese Vorarbeit und beschreibt den zentralen Venenpuls anhand von 100, aus der refraktiven Sprechstunde rekrutierten, beidäugig untersuchten Patienten. Zuerst beschreibt er morphologisch den venösen Puls während der direkten Ophthalmoskopie. Dann setzt er den Puls in zeitliche Relation zum Herzschlag und meint, dass der venöse Puls am Fundus zustande kommt durch Öffnung und Schluss des rechten Vorhofes, das heißt also durch Rückstau des Blutes über die Jugularvene. Er berichtet über die relative Frequenz des venösen Pulses und teilt sein Kollektiv in drei Gruppen ein, in die Augen mit spontanem venösem Puls, die Augen mit venösem Puls unter „leichtem" Druck und die Augen, bei denen nie ein venöser Puls zu sehen ist. In 49 % der Augen sieht er einen spontanen Venenpuls. Dabei unterscheidet er, ob es sich um einen beidäugig (46 % davon) oder nur einäugig (40 % davon) vorhandenen Puls handelt. Bei diesen 49 % kann in 35 % die Erhöhung des Augeninnendrucks den Puls verstärken, bei 7 % abschwächen oder zum Verschwinden bringen. Bei den 51 % der Augen ohne spontanen Puls kann er in der Hälfte davon mit Fingerdruck einen Puls erzeugen, bei der anderen Hälfte nicht, auch wenn er den Druck bis zum diastolischen Druck erhöht. Die Untersuchung wird ohne Mydriase durchgeführt. Er findet sich mit diesem Befund in Übereinstimmung mit Bailliart. Die Ergebnisse sind unter dem Aspekt der dannzumal erst kürzlich eingeführten elektrischen Ophthalmoskope zu würdigen. Elliot versucht, den Befund des unterschiedlich auftretenden venösen Pulses mit dem Glaukom in Beziehung zu bringen. Er vermutet, dass der spontane venöse Puls beim Glaukom mehr vorkommt, als beim Gesunden und schreibt:

> A strong venous pulsation is a not uncommon feature of the glaucomatous fundus.

Und:

> In glaucomatous eyes in which marked venous pulsation has been observed before operation, later examinations following the successful relief of tension have shown its disappearance...

Wir nehmen an, dass er unter Glaukom versteht, was wir heute als Winkelblockglaukom bezeichnen.

### Venenkollapsdruck

1997 stellt Löw [25] eine Erweiterung des klassischen Dreispiegelglases von Goldmann zur Ophthalmodynamometrie vor. Er will die Ophthalmodynamometrie auf einfache Art in die augenärztliche Praxis zurückzubringen. Ein normales Kontaktglas wird am Konusende mit einem Zusatzring bestückt. In diesen Ring sind 8 Kraftsensoren (DMS) integriert. Diese sind per Kabel mit einer Anzeigeeinheit verbunden. Wird das Glas wie üblich aufgesetzt und dann gegen das Auge gedrückt, messen die Sensoren die Anpresskraft. Die Kraftsensoren [26] sind nach dem Prinzip der kollektiven Eichung im Vergleich zur SmartLens® kalibriert. Eine Anzeigeeinheit entspricht einer Kraft von 40 mN. Damit wird der Augeninnendruck um 1 mm Hg erhöht. Demzufolge kann der am Gerät abgelesene Wert direkt zum Augeninnendruck addiert werden und man hat den entsprechenden Druck des Gefäßes am Fundus. Wenn die angegebene Umrechnung korrekt ist, so erfüllt das System die Bailliart'sche Forderung (siehe Seite 175). Man könnte höchstens einwenden, dass der Druckanstieg nicht nur von der angewendeten Kraft, sondern auch vom Ausgangsdruck, von der Rigidität und von der Achsenlänge (und der Augenform!) abhängt. Diese Bemerkung soll nicht davon ablenken, dass das System für klinische Zwecke geeignet ist und die Ophthalmodynamometrie für cerebro-vaskuläre Fragen vereinfacht. Insbesondere Seitendifferenzen des Drucks lassen sich gut dokumentieren. Sogar eine Altersabhängigkeit der Blutdruckwerte lässt sich nachweisen [27] Dieses System eignet sich zur Bestimmung des Venenkollapsdrucks. Man geht gleich vor, wie bei der Bestimmung der arteriellen Drucke. Während der Fundus beobachtet wird, drückt man sachte auf das Glas, bis die Zentralvene sich schließt. Untersuchungen an 87 Augen mit gemischter Pathologie zeigen einen spontanen Venenpuls bei 34 % der Population, eine Bestätigung der klinischen Erfahrung, wonach etwa ein bis zwei Drittel aller Patienten einen spontanen Venenpuls aufweist. Die Reproduzierbarkeit der Methode wird mit 10 bis 15 % angegeben [28]. Jonas [29] kann bei chronischem Glaukom zeigen, dass der Kollaps der Zentralvene bei höheren Drucken erfolgt, als bei Normalen. Er vermutet hier einen Zusammenhang mit dem erhöhten Auftreten von Zentralvenenthrombosen bei Glaukom. Seine Daten lassen ihn zudem vermuten, dass der Venenkollaps unabhängig vom Augeninnendruck ist. Stodtmeister [30] sucht mit derselben Methode ebenfalls den Zusammenhang zwischen erhöhtem Venendruck und Glaukom. Auch er findet bei Glaukom einen höheren Druck der Zentralvene als bei Gesunden. Und auch Morgan [31, 32] und weitere kürzlich publizierte Studien bestätigen diese Untersuchungsergebnisse. Unter dieser Annahme versteht man die Schlussfolgerung, laut der bei Glaukom die Perfusion der Sehnerven durch den erhöhten Venendruck schlechter sein soll als beim Gesunden. Es bleibt jetzt nur die Frage, warum beim Glaukom, wo durch den Nervenfaserschwund der Platz in der Lamina cribrosa vermehrt ist, der Abflusswiderstand für das venöse Blut erhöht sein soll. Das Problem liegt wohl eher im Phaenomen des Venenkollapses selber. Dieser ist, wie oben schon gesagt, kein Puls, sondern eine durch transmurale Kräfte bewirkte Kompression des Venenlumens. Venen sind kapazitive Gefäße, der intramurale Druck steigt erst spät nach einer Vergrößerung des Querschnittes an. Öffnung und Schluss des Lumens widerspiegeln nicht linear Veränderungen des intramuralen Drucks. Zudem läuft der venöse Abfluss überwiegend durch die Vortexvenen. Deren Abflusswiderstand baut sich intraskleral beim Durchtritt durch das Auge auf. Aus der Glaukomchirurgie wissen wir, dass kurze Augen nach drucksenkender Operation eher zur Aderhauteffusion neigen, als lange Augen. Die Erklärung liegt im erhöhten Abflusswiderstand für das Blut der Vortexvenen bei ihrem Durchtritt durch die bei Hyperopen dickere Sklera. Diese Hypothese könnte auch den erhöhten Kollapsdruck beim Glaukom erklären.

### Nicht-invasive Messung des Liquordrucks

Mit der Bestimmung des Venenkollapsdrucks taucht der Gedanke nach der indirekten Messung des Drucks des Liquors cerebro-spinalis [33] auf. Morgan [34] stützt sich auf die Kukánsche Hypothese – die Zentralvene pulsiert, weil ihr Druck um den Druck des Liquors in der Opticusscheide oszilliert – und präsentiert mit dem Kontaktglasdynamometer zunächst eine lineare Beziehung zwischen der Anpresskraft und dem Augeninnendruck. Beim Schweineauge und beim Lebenden berechnet er als Umrechnungsfaktor:

$$\mathrm{Vpp} = \mathrm{IOP}_{\mathrm{basal}} + 0.89 \cdot \mathrm{Wert},$$

Vpp = venöser Kollapsdruck,
$\mathrm{IOP}_{\mathrm{basal}}$ = basaler Augeninnendruck,
Wert = Anzeigeeinheit am Gerät,

also eine geringfügige Abweichung von Löw. (Baurmann soll schon 1929 eine lineare Beziehung zwischen dem Liquordruck und dem Gefäßdruck postuliert haben). Er misst anschließend 9 Patienten einer neurochirurgischen Intensivstation, welche in der Lage sind, für kurze Zeit an der Spaltlampe zu sitzen und stellt eine zeitliche Korrelation zwischen dem Peak des Augeninnendrucks, des arteriellen Blutdrucks, des Venenkollapses und des Liquordrucks fest. Der Venenkollaps tritt zum Zeitpunkt der Diastole der drei anderen Drucke ein. Diese zunächst schwierig zu verstehende Feststellung versucht er damit zu erklären, dass der Venenkollaps direkt vom Liquordruck abhänge [31]. Es könnte vielleicht auch diskutiert werden, dass der Taktgeber in seinen Versuchen das Pulsoxymeter am Fingerendglied ist. Über die zeitliche Korrelation des Fingerpulses zum Herzschlag wird nicht berichtet.

Der Liquordruck wird in der Humanmedizin im Ventrikelsystem abgegriffen. Dieser Druck entspricht bekanntlicherweise nicht demjenigen in der Opticusscheide. Dort ist er bei sitzender Position negativ, im Liegen um 0–10 mm Hg. Um die Hypothese von Kukán anwenden zu können, muss der Venendruck auf das Niveau des Liquordrucks in der Opticusscheide gebracht werden. Da [35] ein translaminäres Druckgefälle vom Auge zum Sehnerv besteht, geht dies nur nach Absenken des Augeninnendrucks bis zum Auftreten des Venenpulses. Das ist zwar mit Okulopression machbar, aber spätestens jetzt stellt sich die Frage, wie weit diese Kukánsche Hypothese denn wirklich stimmt [36]. Der Venenpuls und damit das Lumen der Zentralvene hängen in erster Linie vom Augeninnendruck ab. Wenn im Auge die Vene nicht spontan pulsiert, so ist ihr Druck höher als der Augeninnendruck, wenn sie pulsiert, ist er nahe beim Augeninnendruck. Dieser ist immer höher als der Liquordruck in der Opticusscheide, auch wenn er künstlich gesenkt wird. Erinnern wir uns, dass der Liquorraum und das Auge getrennte Druckkammern sind. Ihre einzige Verbindung ist die Zentralvene. Deren Öffnung wird nicht durch ihren intravasalen, sondern durch den transmuralen Druck determiniert. Die Feststellung des Zentralvenenkollapses ist übrigens, da sehr subjektiv, generell als schwierig zu bezeichnen.

#### 6.4.4.2 Mässige Druckerhöhung

**Korrelation zur Funktion**

Hierunter fallen Versuche, bei welchen man mit einem erhöhten Augeninnendruck eine Glaukomsituation simulieren möchte. Gafner und Goldmann suchen [37] nach Gesichtsfeldveränderungen. In einer ausgeklügelten Versuchsanordnung messen sie die Zeit, die ein Prüfling benötigt, um am Goldmann-Perimeter ein im Bjerrum-Bereich aus einem künstlichen, unsichtbaren Schatten hervortretendes Objekt zu erkennen. Die Schnelligkeit der Antwort (Skiaskotomzeit) ist ein Maß für die Empfindlichkeit der Sinneszellen. Der Versuch wird mit stufenweise erhöhtem Augeninnendruck wiederholt. Die Druckerhöhung selber geschieht auf drei verschiedene Arten, durch Kompressionsdynamometrie, durch Erhöhung des episkleralen Venendrucks mittels Blutdruckmanschette um den Hals (200 mm Hg) und durch Einatmen von $O_2$-armer Atemluft. In allen Fällen führt die Erhöhung des Drucks zu einer Abnahme der Empfindlichkeit und zwar auf allen geprüften Stellen. Im Bjerrumbereich zeigt sich jedoch bei den Patienten mit frühem Glaukom ausschließlich bei Druckerhöhung mittels Kompression eine deutliche Verstärkung der Abnahme (Abb. 6.1). Das Einatmen von sauerstoffarmer Luft oder die Druckerhöhung durch die Manschette erzeugen zwar ebenfalls Skotome, aber nur uncharakteristischer Art als Zunahme der Streuung. Dadurch wird die Druck-/Empfindlichkeitsrelation charakteristisch anders als bei Gesunden.

Die Durchblutung der Lamina cribrosa, so die logische Schlussfolgerung, ist die empfindliche Stelle. Sie ist das Gewebe, welches als erstes Schaden nimmt. Vandenburg und Drance [38] stellen ähnliche Untersuchungen an. Sie verwenden ein Saugnapfdynamometer nach Kukán, um an ebenfalls drei Stellen unterschiedlicher Exzentrizität im Gesichtsfeld die Lichtunterschiedsempfindlichkeit (LUE) bei erhöhten Drucken zu messen. Sie können die Ergebnisse von Goldmann bestätigen. Später

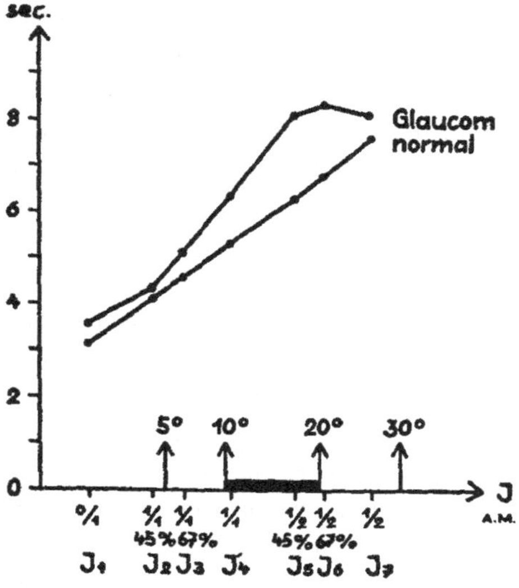


*Fig. 1.* Skiaskotomzeit bei 10 Normalen (untere Kurve) und bei 9 beginnenden Fällen von Glaucoma simplex (obere Kurve) ohne Gesichtsfeldveränderung. Ordinate Skiaskotomzeit, Abszisse Isopteren bei topographischer Perimetrie und Gradabstand vom Fixierpunkt. Als Abszissenmaß wurden die topographischen Isopteren gewählt, um eine bessere Vergleichbarkeit der verschiedenen Fälle bei der statistischen Auswertung zu gewinnen, da nach Graden gemessen die Lage der Isopteren sich von Fall zu Fall etwas ändert. Die Untersuchung bezieht sich immer auf den senkrechten unteren Meridian.

**Abb. 6.1:** Die unterschiedliche Antwort von Gesund und Glaukom bei künstlicher Druckerhöhung mittels Kompression. Neben der Grafik der Originalkommentar der Autoren. Diese Antwort gibt es nicht bei Druckerhöhung ohne Kompression der Papillengefäße. Quelle: Nr. 37, Ophthalmologica 1956.

berichten Krakau und Langham [39] noch einmal über diesen Zusammenhang. Die Stabilität der Lichtunterschiedsempfindlichkeit ausgewählter Stellen im Gesichtsfeld wird über 8 bis 10 Minuten geprüft. Die Tonometrie und die Druckerhöhung erfolgen mit dem Blood flow System nach Langham. So soll auch der pulsatile Blutfluss mitgemessen werden. Es werden Druckerhöhungen von 20 mm Hg und 30 mm Hg über dem Ausgangsdruck erzeugt. Beim Normalen leidet die Lichtunterschiedsempfindlichkeit unter dem erhöhten Druck nicht. Bei Glaukompatienten zeigt sich eine Herabsetzung der LUE in den Phasen erhöhten Drucks und zwar umso mehr, je stärker das Skotom ist. Auch diese Autoren erklären ihren Befund mit der schlechteren Durchblutung des Sehnervs im Glaukomauge.

### Korrelation zur Durchblutung

Riva nimmt das Scheerer-Phänomen der „fliegenden Korpuskel" als Modell, um die Wirkung einer Druckerhöhung auf den Kreislauf des Auges zu überprüfen [40]. Schon Kukán hat ja bemerkt, dass sich damit der retinale kapillare Kreislauf um die Macula herum beobachten lässt. Da diesbezüglich widersprüchliche Resulate veröffentlicht werden, stellen Loebl und Riva die Versuchsanordnung auf eine neue Basis. Die Belichtung zur optimalen Visualisierung des Phaenomens wird standardisiert. Der Augeninnendruck wird mit einem seitlich auf den Limbus gesetzten Mackay-Marg-Tonometer gemessen und gesteuert. Der Prüfling wird geschult, die Zahl der herumfliegenden Leukozyten pro Zeiteinheit zu zählen, was insbesondere bei verlängerter Versuchsdauer schwierig ist. Die Kunst ist, sich selber mit dem Tonometer einen Druckanstieg zu provozieren, bei welchem eine konstante Änderung der Geschwindigkeit beobachtet werden kann. Es zeigt sich, dass bei einem Druckanstieg um etwa 15 mm Hg, also einem Druck zwischen 30 und 40 mm Hg, entsprechend einer berechneten Reduktion des Perfusionsdrucks um 45 % die Geschwindigkeit der Leukozyten nach 46 s absinkt und knapp eine Minute so verbleibt. Der Kapillarkreislauf der gesunden Retina hat demnach die Fähigkeit, nach einer gewissen Latenz auf eine Druckbelastung den Gefäßquerschnitt zu öffnen, um die Durchblutung aufrecht zu erhalten. Kurze Zeit darauf zeigen Riva [41] und Robert[42, 43], dass auch der Sehnervenkopf über eine Autoregulation verfügt. Riva setzt dazu die Laser-Doppler-Velocimetrie ein. Über die Optik einer Funduskamera speist er den Strahl eines Helium-Neon-Lasers von 200 µm Durchmesser in das Auge. Er zielt auf verschiedene Stellen der Papille und registriert das Doppler-Spektrum der dort sich bewegenden Erythrozyten mit einer Photodiode. Dann bestimmt er das Frequenzspektrum der Doppler-Verschiebung unter Druckänderung. Ungleiche Pupillenweite oder der Einfallswinkels des Lasers wirken sich auf das Resultat nicht aus. Erhöht er den Druck mit einem Saugnapfdynamometer nach Langham auf rund 40 mm Hg, ändert sofort die Geschwindigkeit der Erythrozyten. Nach einer gewissen Zeit beginnt sie sich wieder auf ihr ursprüngliches Niveau zu bewegen. Nach der Druckentlastung lässt sich eine reaktive Hyperaemie nachweisen. Grunwald [44] bedient sich derselben Technologie. Ihm gelingt es, bei einem Patienten mit einseitigem Pigmentdispersionsglaukom die retinale Zirkulation bei normalem und erhöhtem Druck zu studieren. Die Druckerhöhung auf dem kranken Auge ergibt sich bei dem jugendlichen Patienten nach einem anstrengenden Basketballspiel. Der Druck steigt für 2 bis 3 Stunden auf 47 mm Hg. So ergibt sich im Vergleich zum normalen Auge eine Reduktion des Perfusionsdrucks um −88 %. entsprechend einer Reduktion des Blutflusses um −67 %. Der pulsatile Blutfluss, aus dem Frequenzshift des Dopplersignals berechnet, ist stark erhöht, vergleichbar den Korotkoff-Geräuschen in der Nähe des diastolischen Niveaus. Die Gesichtsfeldprüfung in dieser Phase ergibt nur eine milde Depression in der oberen Peripherie. Dass die Gesichtsfeldprüfung keinen größeren Schaden zeigt, beweist, dass die Autoregulation nicht nur durch die Perfusion gesteuert wird, sondern auch durch die lokale metabolische Situation im Gewebe. Die Funktion eines Organs ist nicht linear zu seinem Blutfluss korreliert. Klinisch kennen wir das vom Pseudoexfoliations- und vom Pigmentdispersionsglaukom her. Das Endothel hält dem hohen Druck stand, die Cornea bleibt klar, im Gegensatz zum akuten Glaukom mit gleich hohem Druck, wo sie rasch eintrübt.

Robert [42, 43] arbeitet mit Fundusaufnahmen mit orthochromatischem Film. Dieser Film schneidet die Wellenlängen oberhalb 600 nm ab, so dass Unterschiede der roten Farbe (Abb. 6.2, siehe Farbtafel) in Graustufen umgewandelt werden. Änderungen der Pupillenweite und des Einfallswinkels beeinflussen das Resultat deutlich. Es muss deshalb mit jeder Aufnahme ein interner Standard mitlaufen. Der Druck wird stufenweise mit einem Dynamometer nach H. K. Müller erhöht. Dies muss relativ zügig geschehen, da eine Austrocknung der Cornea das Resultat verfälscht. Die Aufnahmen werden in einem Photoscanner digitalisiert und anschließend ausgewertet. Wird der Perfusionsdruck um 40 % gesenkt, so blassen alle Papillen ab. Wird er weiter gesenkt, so werden gesunde Papillen wieder röter. Das ist die gleiche Antwort, wie sie Riva findet. Robert und Maurer [45] stellen fest, dass bei Glaukom die Autoregulation „verloren" gegangen ist. Später [46] gelingt es mit einer elektronischen Ausführung dieser Technik zu zeigen, dass die Zeitachse auf die Antwort einen Einfluss hat. Die Autoregulation bei den Glaukomfällen ist zunächst nicht verloren gegangen, sie braucht lediglich längere Zeit bis zu ihrem Einsetzen als bei Gesunden. Erst im fortgeschrittenen Krankheitsstadium verschwindet sie gänzlich. Der Unterschied ist gut reproduzierbar.

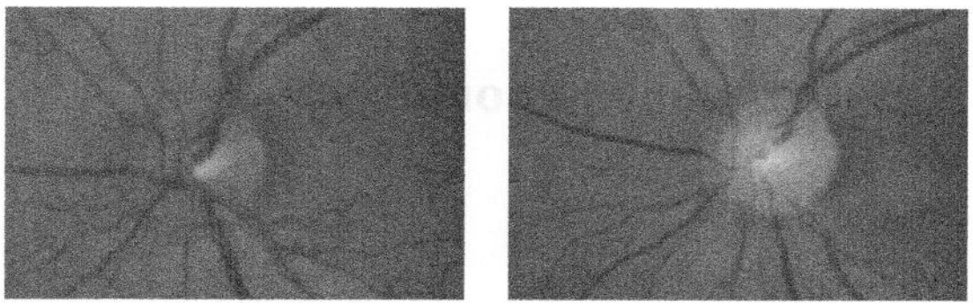

**Abb. 6.2:** Papillenfarbe links bei normalem Druck, rechts unter mäßiger Druckerhöhung zum Zeitpunkt der Diastole, gesunde Person. Man beachte die Abnahme des Rottones auf der neuroretinalen Randzone. Die Quantifizierung des Rottones auf der Papille erfolgt nach Korrektur der unterschiedlichen Hintergrundhelligkeit. Belässt man den Druck, oder erhöht ihn, so kehrt der Rotton zurück. Quelle: Autor.

**Korrelation zum elektrophysiologischen Signal**

Die Gruppe um Stodtmeister studiert die Antwort des visuell evozierten Potentials auf die Druckprovokation. Um das schwache Signal im Geräusch entdecken zu können, entwickelt die Gruppe eine eigene Technik [47], die die Frequenz des Stimulus berücksichtigt. Zur Druckprovokation benutzen sie ein Saugnapfdynamometer. Die Amplituden des elektrischen Signals werden in Relation zur Druckerhöhung gesetzt. Beim Gesunden ergibt sich nach einem initialen Rückgang der Amplitudenhöhe ein Plateau zwischen 30 und 50 mm Hg [48]. Bei Glaukom und bei ischaemischer Opticusatrophie können die Autoren so die Abschwächung der Autoregulation nachweisen. Später [49, 50] gelingt es mit der Prüfung der „Drucktoleranz" die Verbindung zwischen dem retinalen kapillären Kreislauf und dem elektrophysiologischen Signal herzustellen. Die Autoren können den Zusammenhang bestätigen, den Goldmann 1954 hergestellt hat.

Die vorgestellten Untersuchungen können jeweils nicht direkt miteinander verglichen werden. Allen ist aber gemeinsam, dass es eine Antwort bei ungefähr 30–40 mm Hg gibt. Dies ist der Druckbereich etwas oberhalb des klassischen Glaukoms. Die Hypothese, nach welcher beim Glaukom die Autoregulation schwach wird und dann zusammenfällt, erklärt, dass so der Sehnerv in diesem Bereich ungeschützt dem Druck ausgesetzt ist. Richardson vermutet:

> Meanwhile it is probably best to assume that glaucoma will prove to be a disease where lack of resistance to force is more important than the force itself, except in the extreme. [51]

Diese Resultate stehen im Einklang mit der klinischen Erfahrung, man denke noch einmal an den natürlichen Verlauf eines Pseudoexfoliations- oder Pigmentdispersionsglaukom. Lange Zeit geschieht bei diesen Augen nichts, und auf einmal stellt sich ein rascher Zerfall des Gesichtsfeldes ein. Vielleicht, weil durch den Wegfall der Autoregulation der Sehnerv nicht mehr geschützt war? Es bleibt jetzt nur die Frage, aus welchem Grund die Autoregulation wegfallen sollte.

## 6.5 Starke Druckerhöhung (Ophthalmodynamometrie)

### 6.5.1 Entwicklung der Ophthalmodynamometrie

Ophthalmodynamometrie ist Blutdruckmessung am Auge. Bei der Ophthalmodynamometrie wird der Augeninnendruck von außen kontinuierlich erhöht bis zum Beginn und dann weiter bis zum Verschwinden der arteriellen Pulsation am Augenhintergrund. Erste größere klinische Untersuchungen, nach Vorarbeiten von Schultén, Wahlfors, Bajardi, Andersen, Henderson und Priestley Smith [1] unternimmt Bailliart, der ihr auch den Namen gibt [22]. Er stellt 1917 Untersuchungsergebnisse der Ophthalmodynamometrie mit Kompression des Auges vor. Bailliart ist Major der französischen Armee an der Westfront und arbeitet in einem Feldlazarett (aus militärischen Gründen trägt seine Publikation keine Ortsangabe). Naturgemäß sieht er viele Schwerverletzte mit großen Blutungen – die neu eingeführte Hochgeschwindigkeitsmunition führt typischerweise zu arteriellen Verletzungen – viele Ruhrkranke, Erschöpfte mit großem Flüssigkeitsverlust und Patienten mit PTSD (post-traumatic stress disorder, [52, 53]) (siehe die Romane von E. M. Remarque, A. M. Frey). Dieses Krankengut erklärt, warum er auf Patienten mit spontanen Pulsationen trifft. Er misst bei seinen Patienten den Blutdruck und verwendet dazu die neu eingeführte Methode nach Korotkow, um sowohl den systolischen, wie auch den diastolischen Wert zu bestimmen. In analogem Sinne, nämlich mit ansteigender Kompression für den diastolischen und mit sinkender Belastung für den systolischen Wert, versucht er, diese Messung auch am Auge auszuführen. Er notiert sich die zwei Werte am Stempel, stellt sie anschließend noch einmal ein und misst den Augeninnendruck mit einem Schiøtz-Tonometer. Dieses Vorgehen entspricht einer individuellen Eichung. Das erste Modell zur Druckerhöhung von Bloch Verdin muss er wegen zu großer Ungenauigkeit aufgeben. Sein neues Modell (Abb. 6.3) gleicht stark dem später von H. K. Müller benutzten Ophthalmodynamometer (Es wird konstruiert von G. Boulitte Ing$^{r}$ – Const$^{r}$ 15,21 rue Bobillot Paris). Es ist in Gramm geeicht und hat ein konvexes Endstück, welches vor Verletzungen beim unbeabsichtigten Abrutschen schützen soll. Bailliart geht von der Annahme aus, dass der gemessene Augeninnendruck dem Druck in der A. centralis retinae entspricht. Er macht einige heute noch gültige Feststellungen, darunter die, dass der einzige wirklich relevante Parameter bei der Messung der Augeninnendruck ist:

> le seul facteur intéressant à connaître est le chiffre de cette pression qui s'exerce sur les artères rétiniennes.

Weiter betont er den Einfluss des Ausgangsdrucks $P_0$, der sich nicht einfach zum eingestellten Druck addieren lässt. Er erstellt eine Tabelle mit der Abhängigkeit der Dynamometerbelastung vom Ausgangsdruck her. In auffallend vielen Fällen stellt Bailliart fest, dass gleich nach dem Aufsetzen des Instruments, entsprechend einer Belastung von 25 g oder einem Augeninnendruck von 45 mm Hg, die Arterien schon pulsieren. Er hat damit die arterielle Hypotonie entdeckt. Weiter sieht er, dass bei starken Emotionen der systolische Wert ändert, nicht der Diastolische. Neben dem Krankengut aus dem Lazarett, berichtet er auch über Untersuchungen an Glaukomkranken. Hierbei handelt es sich nach heutigem Verständnis – die Spaltlampe ist noch nicht im klinischen Gebrauch – wohl um akute Glaukome oder Sekundärglaukome. Er bemerkt, dass nach erfolgreicher Behandlung des Anfalles mit Miotika, der Blutdruck sowohl am Oberarm, als auch an der A. centralis retinae sinkt. Misst er vielleicht die Folge des nachlassenden Sympathikotonus?

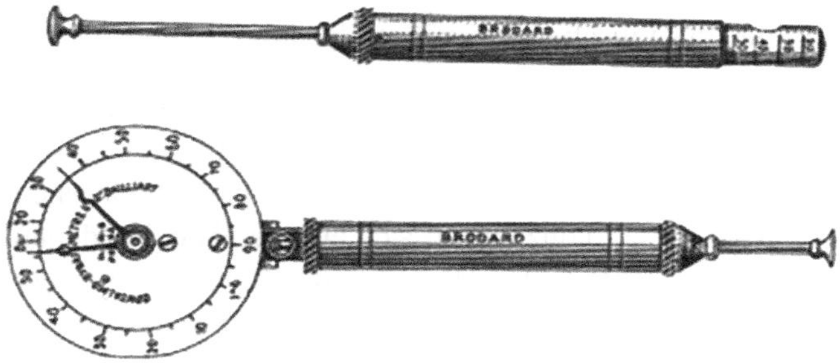

**Abb. 6.3:** Die ersten Dynamometer nach Bailliart. Aus einem Katalog von Brodard. Quelle: Autor, Internet.

Streiff und Monnier publizieren 1946 die erste Monographie zur Ophthalmodynamometrie [54]. Nebst einer kompletten Übersicht über die Literatur des Funduspulses vom Anbeginn der Ophthalmoskopie bis zum 2. Weltkrieg bietet das Werk die Ergebnisse der Autoren aus über 800 eigenen Messungen. Ausgangspunkt sind, wie bei Bailliart, Elliot, Müller und Weigelin, Beobachtungen von Blutdruck und Liquordruck bei Schwerverletzten. Dazu kommen Schlussfolgerungen aus Experimenten mit der Reizung oder Durchtrennung des Halssympathicus beim Tier. Dort scheinen sich Blutdruck und Netzhautarteriendruck gleichsinnig zu verhalten. Die Autoren ziehen daraus den Schluss, dass ein direkter Zusammenhang zwischen den drei Kreisläufen, dem arteriellen, dem des Liquors und dem des Kammerwassers bestehen muss. Als Summe zitieren sie eine Formel von Baurmann aus dem Jahr 1936:

$$\text{Liquordruck} = P_{\text{vena centralis retinae}} - 10 \cdot 13{,}6$$

Das Werk geht von allgemein-medizinischen Fragestellungen aus, wie die renale Hypertonie, Lungenfunktionsstörungen oder gewisse Medikamente (Herzglykoside) etc. Es bietet die Aufzählung vieler Einzelfallbeschreibungen aus ganz verschiedenen Gebieten der Medizin. Eine statistische Bearbeitung fehlt. Der Messort des retinalen Pulses wird in die Netzhautarterien lokalisiert. Die Erkenntnisse über die Kammerwasserzirkulation sind darin noch nicht verarbeitet.

Der nächste Schritt ist der Versuch, den Arterienpuls am Fundus mit einer messbaren Druckerhöhung zu korrelieren. Die „*tonoscopie basse*“ [24] ist einer der ersten Versuche, das Glaukom ohne Hochdruck mit dem Kreislauf des Auges in Verbindung zu bringen. Dupont möchte die Durchblutung der Sehnerven durch die Messung des Perfusionsdrucks erfassen. Dies leuchtet ein, da beide Parameter für den Perfusionsdruck, der Druck der A. centralis retinae und der episklerale Venendruck, messbar sind.

Es gilt:

$$P_{\text{perf}} = P^* - P_{\text{ev}}$$
$$(P^* = P \text{ arteriell diastolisch auf dem Zentralgefäß})$$

Den episkleralen Venendruck schätzt der Autor aus alter Erfahrung auf: $P_{\text{ev}} = \text{IOP} - 2$. Auf Grund seiner Überlegungen und der obigen Herleitung misst Dupont den Perfusionsdruck, indem er das erste Auftreten einer Pulsation, also den diastolischen Druck, mit dem Dynamometer erfasst. Er konzentriert sich auf die Fälle, bei denen die Pulsation bei einer Last geringer als 20 g auftritt. Dies sind die Fälle, bei denen der Perfusiondruck und damit, seiner Meinung nach, die Durchblutung ungenügend sein sollen. Für ihn ist die Minderperfusion ein Zeichen eines Niederdruckglaukoms, falls die entsprechenden Gesichtsfeldausfälle vorliegen.

### 6.5.2 Kompressionsdynamometrie

Ihren entscheidenden Schub zur standardisierten Untersuchung verdankt die Ophthalmodynamometrie der Begegnung von H. K. Müller mit E. Weigelin 1943 in einem Feldlazarett in Smolensk [55]. Beide sind geprägt durch die Erfahrung mit Patienten mit hohem Blutverlust. Nach dem Krieg bauen sie im Institut für experimentelle

Ophthalmologie in Bonn eine fruchtbare Zusammenarbeit zur Systematisierung der Ophthalmodynamometrie auf. Ihre Erkenntnisse haben heute noch volle Gültigkeit.

1. Sie weisen nach, dass es für die Gewinnung zuverlässiger Werte entscheidend ist, den diastolischen Wert mit aufsteigendem Druck, den systolischen Wert mit absteigendem Druck zu messen, eine schon von Bailliart aufgestellte Forderung. So lässt sich das Auftreten der ersten richtigen Pulsationen genau bestimmen und die Fehlerrate reduzieren.
2. Sie zeigen überzeugend, dass die Skalierung der Geräte in relativen Einheiten und nicht in Gramm die richtigen Resultate ergibt, da die Federspannung des Gerätes über die Zeit ändert. Damit ist auch das Problem der Reibung relativiert [56].
3. Die wichtigste Erkenntnis der Gruppe betrifft die Definition des eigentlichen Messortes. Sie erkennen, in Anlehnung an die Gesetze der allgemeinen Kreislaufphysiologie, dass nicht der Druck der A. centralis retinae gemessen wird, sondern der Druck der A. Ophthalmica! Durch Kompression eines Gefäßes wird der Druck an der nächsten Abzweigung zentral davon erfasst.

Das Gerät von Müller [57] hat ein Endstück von konvexer Form mit einem Durchmesser von 7,3 mm und einem Radius von 10,5 mm. Die individuelle Eichung geschieht gleich wie bei Bailliart. Sie besteht in der Augeninnendruckmessung während derjenigen Druckbelastung des Auges, die dem vorgängig ermittelten diastolischen und systolischen Blutdruck entspricht. Sie kann zeitlich getrennt vom eigentlichen Vorgang der Blutdruckmessung erfolgen [58]. Man sollte lediglich darauf achten, dass die Eichung zeitlich in gleicher Weise abläuft wie der Messvorgang. Die kollektive Eichung, als Alternative, ist ungenauer, da sie sich auf ein Kollektiv abstützt, dafür vereinfacht sie wesentlich die Untersuchung. Sie bedient sich einer aus einem Kollektiv normaler Augen erhaltenen durchschnittlichen Beziehung zwischen der Druckbelastung des Auges in Gramm, dem vorbestehenden Augeninnendruck und dem erreichten Augeninnendruck. Darauf basierend kann man sich für das eigene Dynamometer eine Tabelle mit den Werten anlegen. Wichtig ist die richtige Geschwindigkeit der Kompression. Drückt man zu langsam, so verändern Regulationsmechanismen den effektiven Druck. Komprimiert man zu schnell, riskiert man, an der Skala falsch abzulesen. Eine Geschwindigkeit von 6 g/s oder 5 Skalenteile/s bei einer Gesamtdauer des Versuches von 15 s hat sich als gute Norm erwiesen. Jetzt gilt:

$$P_x = 0{,}87k + P_{\mathrm{oc}} \quad [59]$$

Praktisch geht man wie folgt vor: In der Voruntersuchung wird der Blutdruck nach Riva-Rocci an beiden Oberarmen gemessen, sowie der Augeninnendruck in üblicher Weise bestimmt. In der Hauptuntersuchung steht eine Hilfsperson hinter dem sitzenden Patienten und hält das Dynamometer temporal im Lidwinkel auf die Sklera. Die Feder wird entsprechend der Anweisung des Versuchsleiters virtuell gegen den Bulbusmittelpunkt gedrückt (Abb. 6.4). Der Versuchsleiter selber sitzt dem Patienten gegenüber und führt die Ophthalmoskopie, direkt oder indirekt,

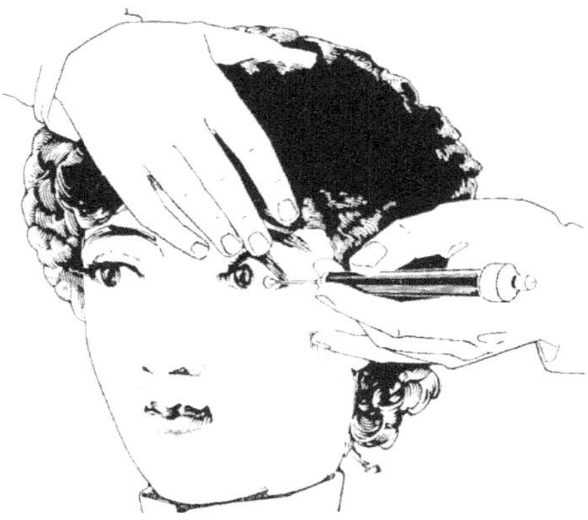

**Abb. 6.4:** Die richtige Position des Ophthalmodynamometers. Quelle: Niesel P. Ophthalmodynamometrie aus Staub W. Ophthalmologische Untersuchungsmethoden 1972 Ferdinand Enke Stuttgart.

durch. Er gibt ein entsprechendes Zeichen, sobald er Pulsationen auf der Papille auftreten oder verschwinden sieht. Eine dritte Person notiert die abgelesenen Werte. Korrekterweise muss der Versuch zwei bis dreimal wiederholt werden, damit man bezüglich der Pulsation sicher ist. Nun folgt die Auswertung. Die notierten Skalenteile des Federstempels werden in Gramm Belastung umgerechnet. Hierzu muss die Gerätenummer bekannt sein, da die Federkraft je nach Gerät verschieden ist. Zweitens muss man auf eine vorgängig durchgeführte kollektive Eichung zurückgreifen. So lassen sich auf der entsprechenden Tabelle die Werte ablesen. Im Laufe der während langer Jahre erstellten Eichkurven sind eine Vielzahl von Tabellen für die jeweilige Ausgangssituation erstellt worden. Diese erleichtern die Auswertung. Als Nächstes erfolgt die Umwandlung Gramm in mm Hg. Für einen Druck von 12 mm Hg [58, 59] heißt die Gleichung: $P_{12} = 0{,}87 \cdot \text{Gramm} + \text{IOP}$. Sie stimmt nicht bei Kindern unter 14 Jahren, bei Myopie und bei einem Augeninnendruck über 30 mm Hg. Für diese Fälle gibt es wiederum eigene Tabellen. In einem nächsten Schritt muss der Wert auf den tatsächlichen Augeninnendruck korrigiert werden. Es gilt: $P_{\text{eff}} = 0{,}5 \cdot (P_{12} - 12)$. Alle Berechnungen werden einmal für den systolischen, dann für den diastolischen Druck ausgeführt. Jetzt erfolgt die Berechnung des Mitteldrucks für den Ophthalmicadruck.

Es gilt für den Mitteldruck:

$$P_{\text{mOphth}} = 0{,}42 \cdot \left(P_{\text{systOpth}} - P_{\text{diastOpth}}\right) + P_{\text{diastOpth}}$$

Die Berechnung des Mitteldrucks für den Oberarmblutdruck geschieht in analoger Weise:

$$P_{\text{mbrach}} = 0{,}42 \cdot (P_{\text{max}} - P_{\text{min}}) + P_{\text{min}}$$

Nach neueren Erkenntnissen kann der Oberarmblutdruck höher sein als der Druck in der Aorta [60]. Da die Aussagekraft der Ophthalmodynamometrie zu einem großen Teil aus dem Vergleich des Oberarmblutdrucks, als Fraktion des Aortendrucks, mit dem Blutdruck am Auge beruht, wird durch diese Erkenntnis der Wert der Untersuchung relativiert. Das eigentliche Resultat ist die Abweichung des gefundenen Drucks von einem, mittels kollektiver Eichung festgestellten Solldruck. Sowohl die Durchführung des Tests, wie auch seine Auswertung (vor der Ära der elektronischen Rechenhilfen) sind aufwendig, wie obige Beschreibung unschwer erkennen lässt. Niesel, der sich bei der Ausarbeitung der kollektiven Eichung große Verdienste erworben hat, erstellt als erster in den 1970er Jahren ein Programm zur Berechnung der Werte auf einem HP 41 CV Taschenrechner. Später kommt eine grobe Vereinfachung zur Abschätzung des Drucks ins Spiel mit der Formel:

$$P_{\mathrm{mOphth}} = 0{,}73 \cdot (P_{\mathrm{mbrach}} - \mathrm{IOP}) + \mathrm{IOP}\,.$$

Es ist wichtig, vor der Wiederholung, dem Auge eine Erholungszeit von 1 Tag zu gönnen, andernfalls riskiert man, verfälschte Werte zu erhalten. Die Folgeuntersuchung soll, wenn möglich, zur selben Tageszeit, wie die Voruntersuchung stattfinden [1, 58].

Die Interpretation einiger Befunde ist in den Tab. 6.1 und 6.2 (abgeändert) dargestellt [56].

Im Wesentlichen wird der beim Patienten gefundene Wert mit einem Normal- oder Sollwert verglichen:

$$P_{\mathrm{ophth}} - P_{\mathrm{theor}} = \text{Verhältnis des Ophthalmicablutdrucks zum Solldruck.}$$

**Tab. 6.1:** Verhältnis Ophthalmicablutdruck zu Solldruck, aus: Weigelin E., Lobstein A.: Ophthalmodynamometrie. S. Karger, Basel, New York 1962, abgeändert.

| $P_{\mathrm{ophth}} - P_{\mathrm{theor}}$ | | | | |
|---|---|---|---|---|
| **Mitteldruck** | **Diastolischer Druck** | **Kreislaufstörung** | **Seitengleich** | **Seitendifferent** |
| + | (+) | Verengerung intrakranial | Cerebralsklerose | Thrombose Karotis |
| – | (–) | Verengerung extrakranial | Pulseless disease | Thrombose Carotis interna |
| (+) | + | Erweiterung extrakranial | Aortenisthmus-stenose | Thrombose Art subclavia rechts |
| (–) | – | Erweiterung intrakranial | Vasomotorischer Kopfschmerz | Zerebrale Angiome |

**Tab. 6.2:** Topodiagnostik. Schema zur Diagnose der häufigsten Kreislaufstörungen, die mit Hilfe der vergleichenden Blutdruckmessung am Auge und am Oberarm zu erkennen sind. Aus: Weigelin E., Lobstein A.: Ophthalmodynamometrie. S. Karger, Basel, New York 1962, abgeändert.

| Sitz des Strömungshindernisses | Oberarmblutdruck $P_1$ | Ophthalmicablutdruck, in Relation zu $P_1$ und Gegenseite |
|---|---|---|
| Truncus brachiocephalicus | erniedrigt, seitendifferent | erniedrigt, seitendifferent |
| A. Carotis communis – interna, (Abgang Ophthalmica) | — | erniedrigt, seitendifferent |
| A. Ophthalmica prox. | — | erniedrigt, seitendifferent |
| A. Carotis interna | — | erhöht, seitendifferent |
| A. Ophthalmica nach Abgang A. centralis retinae | — | nicht sigifikant erhöht |
| Arteraia centralis retinae | — | Messung nicht möglich |
| Netzhautarterien | — | normal |
| Aortenisthmusstenose | erhöht | erhöht |
| A. subclavia | erniedrigt | normal |
| Pulseless disease | erniedrigt | erniedrigt |

**Verhältnis Oberarmblutdruck/Blutdruck der A. Ophthalmica**

Ein brauchbares Maß für die normale Beziehung zwischen den beiden Blutdrucken ist die Regressionsgleichung:

$$P_{\text{oph}} = 0{,}77 P_{\text{RR}} - 3{,}0 \pm 9\,\text{mm Hg}\ [58].$$

### 6.5.3 Saugnapfdynamometrie

Die zweite Methode zur Druckerhöhung von außen bedient sich eines Saugnapfes [1].

Ein kleiner auf die temporale Sklera aufgebrachter Saugnapf wird mit einem Unterdrucksystem verbunden. Die Abhängigkeit der Druckerhöhung vom Saugnapfdurchmesser ist ein entscheidender Faktor. Mikuni [61, 62] etabliert den heute noch vielerorts akzeptierten Durchmesser von 11 mm. Der durch den Saugnapf erzeugte Unterdruck auf der temporalen Sklera bewirkt eine ringförmige Delle in der Sklera, was als Nebeneffekt das Auge für den Untersucher bequem stabilisiert. Es handelt sich letztlich auch hier um eine Impression, eine ringförmige Impression. Die Kurve der kollektiven Eichung ist derjenigen der Kompression vergleichbar. Sie ist ebenfalls abhängig von der Dehnbarkeit der Augapfelwand, der Blutfüllung des Auges und einem eventuell stark erhöhten Ausgangsdruck. Die besten Ergebnisse erzielt man mit einer Druckänderung von etwa 20–30 mm Hg/s. In der zweiten Hälfte des 20. Jh. wird diese Messmethode verbessert und ausgiebig klinisch eingesetzt [63–66]. Eine bessere

Stabilität und damit einfachere Untersuchung ergibt die Kompression über die Cornea direkt. Das Gerät von Sisler, wie auch dasjenige von Yablonski messen transcorneal und geben offenbar zuverlässigere Werte, als die skleral messenden Geräte [67, 68]. Die dabei gewonnenen Resultate steuern die wertvolle Erkenntnis bei, dass die Pulsamplitude Auskunft über den Schweregrad einer Stenose im Carotis-interna Gebiet gibt [69, 70]. Dies gilt ausdrücklich auch für geringfügige und mäßige Stenosen [71]. Und in der Aviatik, wo man die Grenzen der Gehirndurchblutung kennen möchte, kann die Methode ebenfalls eingesetzt werden [72]. In der Glaukomforschung findet die Variante Verwendung bei der Beurteilung des Perfusionsdrucks [73]. Sie hat den Vorteil, dass gleichzeitig zur Druckerhöhung die Tonometrie durchgeführt werden kann.

Heute wird das Saugnapfprinzip direkt auf der Cornea für die refraktive Chirurgie zur Stabilisierung des Auges angewandt.

Alle Varianten der Ophthalmodynamometrie ergeben vergleichbare Resultate. Die Vor- und Nachteile der zwei Methoden halten sich die Waage. Die Kompression mit dem Stempel führt fast nie zu Verletzungen (Stephen Drance pers. Mitteilung), während mit dem Saugnapf selten Petechien zu beobachten sind. Umgekehrt ist die Saugnapfmethode subjektiv angenehmer, da sie allgemein zu keinen Beschwerden führt. Sie hat zusätzlich den Vorteil, dass das Auge nicht in die Orbita gedrückt wird. Beide Techniken führen nicht zu Kreislaufkomplikationen am Auge, auch nicht zur Exazerbation eines Glaukoms. Die entscheidende Unzulänglichkeit der Methode ist, dass sie die Bailliartsche Forderung nicht erfüllt. Es wird nicht der Druck gemessen, sondern eine Kraft, die unter Zuhilfenahme von Eichtabellen in Druck umgerechnet werden muss. Diese Kraft, wie wir bei der Impressionstonometrie gesehen haben, ist von mehreren schlecht definierbaren Faktoren abhängig, insbesondere Ausgangsdruck $p_0$, Rigidität und Achsenlänge. Aus rein ophthalmologischer Sicht hat die Ophthalmodynamometrie keinen Platz mehr im augenärztlichen Armamentarium. Auch die Neurologen greifen nicht mehr auf sie zurück [74]. Kreislauffragen im Gehirn werden mit den nicht-invasiven Methoden der Neuro-Radiologie besser und exakter beantwortet. Eine Vereinfachung der Methodik, so dass sie bequem in der augenärztlichen Praxis angewandt werden könnte, ist aber nach wie vor wünschenswert. Dadurch wird das Screening von Patienten mit Problemen aus dem cerebrovaskulären Formenkreis unkompliziert und verdächtige Kranke können gezielt der fachmännischen Untersuchung zugewiesen werden.

### 6.5.4 Erweiterungen der Ophthalmodynamometrie

#### Beidäugige Untersuchung

Gee [75] beschreibt eine beidäugige Ophthalmodynamometrie als „ocular pneumoplethysmograph" auf der Basis des Saugnapfes. Dieser wird beidseits auf die Cornea gebracht. Die Saugvorrichtung ist so konstruiert, dass das Vakuum auf beiden Seiten gleich hoch ist, es wird gleichzeitig mit dem Druck mitgemessen. An Affen stellt er den Vergleich mit dem blutig gemessenen Blutdruck an. Er kann die Relation des angesetzten Vakuums zum Druck im Auge herleiten. Die Methode ist nicht für Messungen am Menschen geeignet.

Die von Sisler [68] vorgestellte Variante der cornealen Messung hingegen eignet sich gut für die Anwendung beim Menschen.

### Applanationsprinzip

Das Angiotonometer von Baurmann [76] beruht auf dem Applanationsprinzip. Werden zwei kugelförmige Körper mit Wandungen vergleichbarer elastischer Eigenschaften gegeneinander gedrückt, so plattet sich ihre Berührungsfläche ab, wenn in beiden Kugeln der gleiche Druck herrscht. Man muss jetzt nur noch einen der Körper mit einem Manometer versehen, um den Druck in beiden Körpern zu kennen. Die ganze mühsame Prozedur der Eichung entfällt. Man erhält immer gleich den richtigen Druckwert. Vom Prinzip her ist dies die ideale Messanordnung, leider hat sie zweigroße Haken. Erstens gibt es keine Möglichkeit, die Fläche der Abplattung (Applanation) der zwei Kugeln zu prüfen. Zweitens erfordert die genaue Messung am Auge relativgroße Messköpfe. Niesel [77] hat die Methode mit der Ophthalmodynamometrie verglichen und eine recht gute Übereinstimmung festgestellt. Er empfiehlt einen Durchmesser von 13,5 mm und eine Wandstärke von 0,2 mm für den Messkopf, um stabile Messungen zu erhalten.

### Arteriotonograph von Stepanik

Der Arteriotonograph von Stepanik [78, 79] ist ein Kontaktglas mit einem seitlich angeflanschten Tono-Pen. Wird mit dem Glas das Auge komprimiert, so misst der Tono-Pen gleich den Druck. Das Gerät verlangt Übung zu seiner Handhabung [80, 81].

### Kontaktglasdynamometer

Das Kontaktglasdynamometer [26] ist eine Zusatzeinrichtung zum Goldmann-Dreispiegelglas zur Messung der Anpresskraft, ähnlich der ersten Version des Kontaktglastonometers. Es ist einfach zu bedienen und eignet sich gut zur cerebralen Kreislaufdiagnostik, sofern diese die A. Ophthalmica betrifft.

### Direkte Druckmessung SmartLens®

Die SmartLens® [82] ist die einzige Apparatur zur direkten Druckmessung am Auge und erfüllt die Bailliart'sche Forderung vollumfänglich. Durch die direkte Druckmessung fallen die Störfaktoren Ausgangsdruck, Rigidität und Achsenlänge weg. Druckmessung, Provokation und Beobachtung des Fundus geschehen gleichzeitig.

### Ultraschalldynamometrie

Das Gerät [83] besteht aus einen Stift mit einem Ultraschallmesskopf, welcher über ein Kabel mit einem Verstärker und einem Mikrophon verbunden ist. Zur Untersuchung muss man, am besten am liegenden Patienten, den Stift senkrecht auf die Hornhaut halten, ähnlich wie bei einem akustischen Pachymeter. Nun gilt es, den Stift so zu bewegen, dass der Ultraschall auf die A. centralis retinae trifft. Jetzt hört man die Arterie pulsieren. Die Schwierigkeit der Untersuchung besteht darin, dass es ohne Zielvorrichtung fast unmöglich ist, die Arterie zu treffen. Aus diesem Grunde existieren keine größeren Untersuchungen, welche den klinischen Stellenwert der Methode zeigen.

### Ophthalmodynamographie

Die Ophthalmodynamographie nach Hager [84] ist die simultane beidseitige Messung des orbitalen Drucks und des Oberarmblutdrucks. Die kontinuierliche Registrierung zeichnet alle Größen als Puls auf. An beiden Oberarmen werden Blutdruckmanschetten angebracht. Das Stethoskop wird durch ein Körperschall-Mikrophon ersetzt. Über den Augen werden bei geschlossenen Lidern Augeninnendruckkammern angelegt und durch ein Gestänge aus Kunststoff in Kombination mit einem Stahlband fest an die Orbitaränder gepresst. Der Anlagedruck muss, zur Vermeidung von Undichtigkeiten im System, 3,5 bis 4 kg betragen. Nun werden durch ein Steuergerät alle vier Kammern auf den übersystolischen Blutdruck aufgepumpt. Danach folgt der langsame, lineare Abfall des Drucks. Was man mit dem Stethoskop zu hören gewohnt ist, wird nun als Pulsausschlag mittels Mehrkanalschreiber auf dem Papierstreifen aufgezeichnet. Die Abb. 6.5 zeigt den Verlauf der Pulsationen in Abhängigkeit vom angewandten Unterdruck. Links oben wird der Druck auf den übersystolischen Wert, von 50 auf 150 mm Hg, angehoben und dann langsam abgelassen. In der Mitte der Abbildung skizziert schematisch die Öffnung der Arterie, unten die Pulswelle. Nebst einer visuellen Beurteilung der Pulsation, soll laut Autor auch die Berechnung des Pulsationsvolumens möglich sein. Dazu müssen zuerst in einer separaten Untersuchung bei fix eingestelltem diastolischem Druck Eichimpulse mit einem Volumen von 50 $\mathrm{mm}^3$ gesetzt werden.

Dann gilt:

$$\text{Pulsationsvolumen} = \frac{\text{Amplitude}_{\text{max}} \cdot 50}{\text{Eichpulsamplitude}} .$$

Die diagnostischen Möglichkeiten des Verfahrens liegen vornehmlich in der Bestimmung der Seitendifferenz bei Verschlüssen der A. Carotis interna [84, 85]. Die Beschränkung liegt in der Schwierigkeit, die Druckkapseln dicht an die Orbita anzukoppeln. Daneben ergeben sich Schwierigkeiten der Interpretation bei Vorliegen gut funktionierender Kollateralkreisläufe. Liegen solche vor, so zeigt sich nämlich dasselbe Bild wie der Normalzustand.

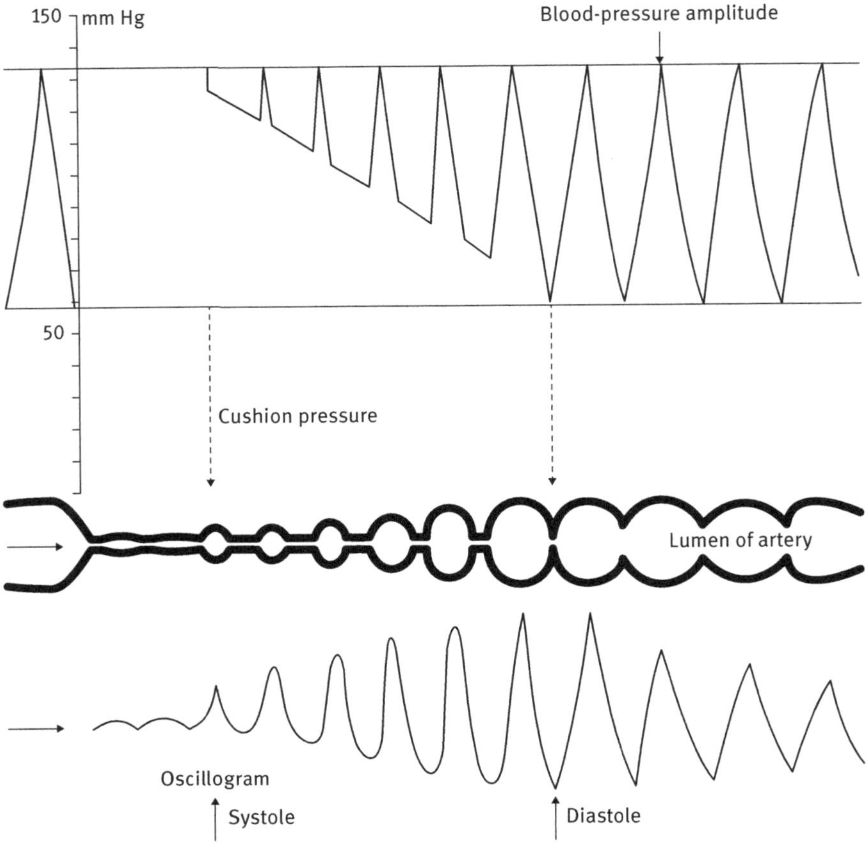


**Abb. 6.5:** Hager Prinzip. Quelle: Hager H. Triangel; Medizinische Wissenschaft: 7/6, 1964, siehe auch Strik Frans Ophthalmodynamographie und Ophthalmodynamometrie in der neurologischen Praxis. Inauguraldissertation Erasmus Universität Rotterdam 1977.

### Okulo-Oszillo-Dynamographie

Ulrich schreibt mit seiner Okulo-Oszillo-Dynamographie ebenfalls den Puls auf [86]. Die Druckerhöhung geschieht mit einem Saugnapf – zwischen 9 und 12 mm Durchmesser wählbar, meist jedoch 11 mm – direkt an der temporalen Sklera, wie bei der Ophthalmodynamometrie. Der Puls selber wird durch die Saugnäpfe mit einem Tiefton-Transducer aufgezeichnet. Bedingt durch die Lage der Saugnäpfe auf der Sklera können die Pulse der vorderen und hinteren Ziliararterien, sowie der A. centralis retinae getrennt aufgezeichent werden. Da ihr Druck leicht verschieden ist, treten die Pulsationen bei abfallender Dynamometerbelastung auch zeitlich getrennt auf. Mit dieser Methode sollen kreislaufbedingte Entstehungsmechanismen des Glaukoms studiert werden.

## 6.6 Fazit

Das letzte Kapitel zeigt, dass Druck am Auge nicht nur gemessen, sondern auch ausgübt werden kann. Die Drucksenkung hat sich als Notfalltherapie zur Rettung des Auges seit von Graefe weltweit etabliert. Auch die medikamentöse und chirurgische Therapie des chronischen Glaukoms benutzt die Senkung als Mittel zur Verhütung weiteren Schadens.

Die Druckstabilisierung ist ein probates Mittel zur Formerhaltung des Auges, was für intraokulare Eingriffe Vorbedingung ist.

Die Drucksteigerung, geringgradig oder mäßig, bietet die Möglichkeit, das Auge als Testobjekt einzusetzen. Starke Druckerhöhung macht es sogar zu einer Blutdruckmanschette für die Hirngefäße.

Seit der Erkenntnis von v. Graefe in den 50er Jahren des 19. Jh. sind große Anstrengungen unternommen worden, um den Augeninnendruck diagnostisch als sinnvolle Messgröße anwenden zu können. Schaut man sich jedoch das Ergebnis dieser Anstrengungen an, fällt auf, dass die über den Druck vermittelte Information eintönig, wenn nicht dürftig geblieben ist. Er ist „normal", grenzwertig, zu hoch, oder zu tief. Um aus diesem Manko herauszukommen, sollte der Druck nicht allein als physikalische Messgröße benutzt, sondern zu einer physiologischen Messgröße erweitert werden. So zeigt er sich als aus mehreren Kräften gesteuerter Regelkreis, der als Kenngröße für ein komplexes Gleichgewicht aus vielerlei Einflüssen anzusehen ist. Diese Erweiterung der Druckmessung kann zum Beispiel darin bestehen, dass die Druckwelle in ihre einzelnen Komponenten aufgespaltet wird. Diese lassen sich gesondert und in ihrer Gewichtung betrachten und beurteilen. Fernziel wäre, eine Art dynamisches Kurzzeitprofil des Drucks für einzelne Krankheiten erstellen zu können.

## Literatur

### Drucksenkung

[1] Kukán F. Ergebnisse der Blutdruckmessungen mit einem neuen Ophthalmodynamometer. Z für Augenheilk. 1936, 90, 166–91.

[2] Scheerer R. Die entoptische Sichtbarkeit der Blutbewegungen im Auge und ihre klinische Bedeutung. Klinische Monatsblätter für Augenheilkunde. 1924, 73, 67–107.

[3] Grunwald J. E., Sinclair S. H., Riva C. E. Autoregulation of the retinal circulation in response to decrease of intraocular pressure below normal. Invest Ophthalmol Vis Sci. 1982, 23, 124–127.

[4] Vörösmarthy D. Oculopressor, an instrument for the production of intraocular hypotension. Klin Monbl Augenheilk. 1967, 151(3), 376–382.

[5] Morgan J. E., Chandna A. Intraocular pressure after peribulbar anaesthesia: is the Honan balloon necessary? Br J of Ophthalmology. 1995, 79, 46–49.

[6] Freyler H. Ultrasonic biometry and oculopression. Albrecht von Graefe's Arch Klin Exp Ophthalmol. 1975, 193(4), 287–294.

[7] von Michel J. Jahresbericht über die Leistungen und Fortschritte im Gebiete der Ophthalmologie. Bericht für das Jahr 1904. Verlag der Lauppschen Buchhandlung, Tübingen, 1905.
[8] Galin M. A., Aizawa F., McLean J. M. Intravenous urea in the treatment of acute angle-closure glaucoma. Am J Ophthalmol. 1960, 50, 379–384.


## Druckerhöhung
## Tonographie


[9] Grant W. M. Tonographic method for measuring the facility and rate of aqueous flow in human eyes. Arch Ophthal. 1950, 44, 204–214.
[10] Moses R. A., Constant pressure Tonography. Am J Ophthalmol. 1957, 43, 783–784.
[11] Armaly M. F. On the consistency of tonography Investigative. Ophthalmology. 1964 3(1) 77–84.
[12] Moses R. A., Grodzki W. J. Constant-pressure tonography based on the electronic Schiøtz tonometer. Investigative Ophthalmology. 1972, 11(7), 585–592.
[13] Goldmann H., Schmidt Th. Studien mittels Applanationstonographie. Doc Ophthalmol. 1966, 20(1), 184–213.
[14] Linnér E., Thorburn W. Applanation Tonography at constant intraocular pressure. Basic consideration. Acta Ophthalmol. 1971, 49(1), 165–169.
[15] Toris C. B., Camras C. B. Measuring the Outflow of Aqueous Humor. Glaucoma Today. 2007, 5, 15–22.


## Erhöhung des episkleralen Venendruckes


[16] Kupfer C. Pseudofacility in the human Eye. Tr Am Ophth Soc. 1971, 69, 383–389.


## Wasserstoß


[17] McLean J. M., Galin M. A. The effect of reduced blood osmolality on intraocular pressure. Tr Am Ophth Soc. 1960, 5(8), 118–131.
[18] Roach L. Water drinking test for IOP Resurfaces. News in Review Eyenet. 2011, 1, 13–4.
[19] Susanna R., Vessani R. M., Sakata L., Zacarias L. C., Hatanaka M. The relation between intraocular pressure peak in the water drinking test and visual field progression in glaucoma. Br J Ophthalmol. 2005, 89, 1298–1301.
[20] Susanna R., Hatanaka M., Vessani R. M., Pinheiro A., Morita C. Correlation of Asymmetric glaucomatous visual field damage and water-drinking test response. Invest Ophthalmol Vis Sci. 2006, 47(2), 641–644.
[21] Stamper R. L., Yuttitham K., Estermann St., Chen J. A., Yang T-An, Lin S. C. Correlation between Progression of Open Angle Glaucoma and Intraocular Pressure Response in the Supine and Water Drinking Tests. Unpublished paper. 2012.

## Provokationstests


[22] Bailliart P. La pression artérielle dans les branches de l'artère centrale de la rétine, nouvelle téchnique pour la determiner. Annales d'oculistique. 1917, 154, 648–666.

[23] Elliot R. H. The retinal pulse. Brit J Ophthalmology. 1921, 5(11), 481–500.

[24] Dupont M. Etude clinique sur la dénivellation du courant sanguin rétinien, son évaluation par l'ophtalmodynamométrie (Tonoscopie). Son intérêt pour le dépistage du glaucome. Ann Ocul (Paris). 1959, 192, 651–63.

[25] Löw B. Kontaktglasdynamometrie. Klein Mbl Augenheilkunde. 1997, 210(2), 131.

[26] Löw B., Stodtmeister R., Gard R. Ophthalmodynamometrie – Blutdruckmessung am Auge. Zeitschrift für praktische Augenheilkunde. 2005, 26(1), 1–7.

[27] Stodtmeister R., Oppitz T., Spoerl E. et al. Contact lens dynamometry: The influence of age. Invest Ophthalmol Vis Sci. 2010, 51, 6620–6624.

[28] Jonas J. B. Reproducibility of ophthalmodynamometric measurements of central retinal artery and vein collapse. Br J Ophthalmol. 2003, 87, 577–579.

[29] Jonas J. B. Central retinal artery and vein collapse pressure in eyes with chronic open angle glaucoma. Br J Opthalmol. 2003, 87, 949–951.

[30] Stodtmeister R., Ventzke S., Spoerl E. et al. Enhanced pressure in the central retinal vein decreases the perfusion pressure in the prelaminar region of the optic nerver head. Invest Ophthalmol Vis Sci. 2013, 54, 4698–4704.

[31] Morgan W. H., Lind C. R. P., Kain S. et al. Retinal vein Pulsation is in phase with intracranial pressure and not intraocular pressure. Invest Ophthalmol Vis Sci. 2012, 53(8), 4676–4681.

[32] Morgan W., Lind C., Kain S. Author responses: Retinal vein Pulsation is in phase with intracranial pressure and not intraocular pressure. Invest Ophthalmol Vis Sci. 2012, 53, 6680.

[33] Firsching R., Müller C., Pauli S. U. et al. Non-invasive assessment of intracranial Pressure with venous Ophthalmodynamometry Clinical article. J Neurosurg. 2011, 115(2), 371–374.

[34] Morgan W. H., Cringle S. J., Kang M. H. et al. Optimizing the calibration and interpretation of dynamic ocular force measurements. Graefe's Arch Clin Exp Ophthalmol. 2010, 248, 401–407.

[35] Morgan W. H., Yu D. Y., Cooper R. I., Alder V. A., Cringle S. J., Constable I. J. The influence of cerebrospinal fluid pressure on the lamina cribrosa tissue pressure gradient. Invest Ophthalmol Vis Sci. 1995, 36, 1163–1172.

[36] Hayreh S. S. Can intracranial pressure be measured non-invasively? The Lancet. 1998, 351, 524–525.

[37] Gafner F., Goldmann H. Experimentelle Untersuchungen über den Zusammenhang von Augeninnendrucksteigerung und Gesichtsfeldschädigung. Ophthalmol. 1956, 130 (6), 357–377.

[38] Vandenburg D., Drance S. M. Studies of the effect of artificially raised intraocular pressure on retinal differentail thrersholds of the Bjerrum area. Am J Ophthalmol. 1966, 62(6), 1049–1063.

[39] Krakau C. E. T., Mullins D., Langham M. Intraocular pressure-dependent light sensitivity in glaucoma. Invest Ophthalmol Vis Sci. 1990, 31, 2551–2559.

[40] Loebl M., Riva C. E. Macular circulation and the flying corpuscles phenomenon. Ophthalmol. 1978, 85(9), 911–917.

[41] Riva C. E., Grunwald J. E., Sinclair S. H. Laser Doppler measurement of relative blood velocity in the human optic nerve head. Invest Ophthalmol Vis Sci. 1982, 22(2), 241–248.

[42] Robert Y., Niesel P., Ehrengruber H. Measurement of the optical density of the optic nerve head I: the pallor of the papilla in artificial ocular hypertension. Graefe's Arch Clin Exp Ophthalmol. 1982, 4, 176–182.

[43] Robert Y., Niesel P., Ehrengruber H. Measurement of the optical density of the optic nerve head II: short-time fluctuations of the optical density of the nerve head. Graefe's Arch Clin Exp Ophthalmol. 1982, 219(4), 183–187.

[44] Grunwald J. E., Riva C. E., Kozart D. Retinal circulation during a spontaneous rise of intraocular pressure. Br J Ophthalmol. 1988, 72, 754–758.
[45] Robert Y., Maurer W. Pallor of the optic disc in glaucoma patients with artificial hypertension. Doc Ophthalmol. 1984, 57(3), 203–214.
[46] Robert Y., Steiner D., Hendrickson P. Papillary circulation dynamics in glaucoma. Graefe's Arch Clin Exp Ophthalmol. 1989, 227(5), 436–439.
[47] Wilmanns I., Stodtmeister R. Kalibrierung des elektrophysiologischen Signals. Graefes Archiv für klinische und experimentelle Ophthalmologie. 1977, 205(1), 33–39.
[48] Pillunat L., Stodtmeister R., Wilmanns H. Pressure compliance of the optic nerve head in low tension glaucoma. Br J Ophthalmol. 1987, 71, 181–187.
[49] Zetlan S. R., Sponsel W. E., Stodtmeister R. Retinal capillary hemodynamics, VEP and pressure tolerance in normal human eyes. Invest Ophthalmol Vis Sci. 1992, 33(6), 1857–1863.
[50] Kremmer S., Tolksdorf-Kremmer A., Stodtmeister R. Simultaneous registration of VECP and pattern ERG during artificially raised intraocular pressure. Ophthalmologica. 1995, 209(5), 233–241.
[51] Richardson K. T. Glaucoma and glaucoma Suspects, 2–6. In: Glaucoma – Conceptions of a disease. Heilmann K., Richardosn K (eds.). Georg Thieme, Stuttgart/New York, 1978.

## Ophthalmodynamometrie

[52] Bisson J. I. Post-traumatic stress disorder. Occupational medicine. 2007, 57, 399–403.
[53] Yehuda R. Post-traumatic stress disorder. N Engl J Med. 2002, 346(2), 108–???.
[54] Streiff E. B., Monnier M. Der retinale Blutdruck im gesunden und kranken Organismus. Springer Verlag, Wien, 1946.
[55] Weigelin E. Hans Karl Müller und die Bonner Universitätsaugenklinik 1945–1967. Hist. Ophthalmol intern. 1981, 2, 97–114.
[56] Weigelin E., Lobstein A. Ophthalmodynamometrie. Karger, Basel, 1962.
[57] Müller H. K., Brüning A., Sohr H. Ein Dynamometer. Ber Dtsch Ophthal Ges. 1938, 52, 434–40.
[58] Niesel P. Ophthalmodynamometrie. In: Straub W. Ophthalmologische Untersuchungsmethoden, Bd I, 383–418. Ferdiand Enke Verlag, Stuttgart, 1970.
[59] Bedavanija A. Dynamometrie Eichkurve mit Hilfe der Applanationstonometrie. Diss. Uni Bonn, 1960, U61/1324.
[60] Steppan J., Barodka V., Berkowitz D. E., Nyhan D. Vascular stiffness and increased pulse pressure in the aging cardiovascular system. Cardiology research and practice. 2011. doi:10.4061/2011/263585.
[61] Mikuni M., Yoneyama T. Acta soc ophth jap. 1955, 59, 412–419.
[62] Mikuni M., Yoneyama T. On a new ophthalmodynamometer. Klin Monbl Augenheilkd Augenarztl Fortbild. 1960, 136, 21–34.
[63] Sanborn G. E., Miller N.R, Langham M. E., Kumar A. J. An evaluation of currently available, noninvasive tests of carotid artery disease. Ophthalmol. 1980, 87(5), 435–439.
[64] Galin M. A., Baras I., McLean J. M. The technique of perilimbal suction cup analysis. Am J Ophthalmol. 1963, 56, 883–888.
[65] Galin M. A., Baras I., Cavero R. Ophthalmodynamometry using suction. Arch Ophthalmol. 1969, 81(4), 495–500.
[66] Yablonski M. A new fundus lens Ophthalmodynamometer. Am J Ophthalmol. 1978, 86, 644–647.
[67] Sisler H. A. Optical corneal Ophthalmodynamometer. Am J Ophthalmol. 1972, 74, 987.

[68] Sisler H. A. Comparative Ophthalmodynamometry using scleral pressure, suction and corneal pressure units. A pilot study of 56 normal subjects. Am J Ophthalmol. 1972, 74(5), 964–966.

[69] Langham M. E., To'mey K. F., Preziosi T. J. Carotid occlusive disease: Effect of complete occlusion of internal carotid aertery on intraocular pulse/pressure relation and on ophthalmic arterial pressure. Stroke. 1981, 12, 759–765.

[70] Langham M., Preziosi Tj. Non-invasive diagnosis of mild to severe stenosis of the internal carotid artery. Stroke. 1984, 15(4), 614–621.

[71] Humphrey P. R. D., Marshall J. Transient ischemic attacks and strokes with recovery prognosis and investigation. Stroke. 1981, 12(6), 765–769.

[72] Duane T. D. Experimental blackout and the visual system. Aerosp Med. 1967, 38(9) 948–963.

[73] Costa V. P., Harris A., Anderson D. et al. Ocular perfusion pressure in glaucoma. Acta Ophthalmol. 2013. doi:10.1111/aos12258.

[74] Strik F. Ophthalmodynamographie und Ophthalmodynamometrie in der neurologischen Praxis. Inauguraldissertation, Erasmus Universität, Rotterdam, 1977.

[75] Gee W., Oller D. W., Homer L. D., Clifton Bailey R. Simultaneous bilateral determination of the systolic pressure of the ophthalmic arteries by ocular pneumoplethysmography. Invest Ophthalmol Vis Sci. 1977, 16(1), 86–89.

[76] Baurmann M. Angiotonometrie. Ber Dtsch Ophth Ges, Heidelberg. 1951, 57, 330–333.

[77] Niesel P., Leonardi F. Vergleichende Netzhautarteriendruckmessung mit dem Angiotonometer nach Baurmann und dem Ophthalmodynamometer nach H. K. Müller. Ophthalmologica. 1955, 129, 22–35.

[78] Stepanik J. Arteriotonograph Wien. Med Wochenschrift. 1976, 88(12), 398–401.

[79] Stepanik J. An arteriotonograph. A new instrument for measuring the pressure in the ophthalmic artery. Arch Ophthalmol. 1977, 95(4), 698–699.

[80] da Silva F. A., Krieglstein G. K., von Collani E. Measurement of arterial tension at the eye with the Stepanik arteriotonograph. Klin Monbl Augenheilk. 1979, 174(5), 706–714.

[81] Krieglstein G. K., da Silva F. A. Comparative measurements of the ophthalmic arterial pressure using the Mikuni dynamometer and the Stepanik-arteriotonograph. Albrecht von Graefes Arch Klin Exp Ophthalmol. 1979, 212(2), 77–91.

[82] Entenmann B., Robert Y., Pirani P., Kanngiesser H., Dekker P. Contact lens Tonometry – Application in Humans. Invest Ophthalmol Vis Sci. 1997, 38, 2447–2451.

[83] Bauer F. Ultrasonic ophthalmodynamometry. Klin Monbl Augenheilk. 1973,163(5), 580–582.

[84] Hager H. Objektive elektrische Dynamometrie mit Hilfe des Bulbus-Orbita-Pulses. Imprimerie médicale et scientifique, Bruxelles, 1959, 1302–1306.

[85] Hager H. Ophthalmodynamographie. In: Straub W. Ophthalmologische Untersuchungsmethoden, Bd II. Ferdinand Enke Verlag, Stuttgart, 1976, 562–573.

[86] Ulrich W. D., Ulrich C. Oculo-oscillo-dynamography: A diagnostic procedure for recording ocular pulses and measuring retinal and ciliary arterial blood pressures. Ophthalm Res. 1985, 17, 308–317.

# Farbtafel

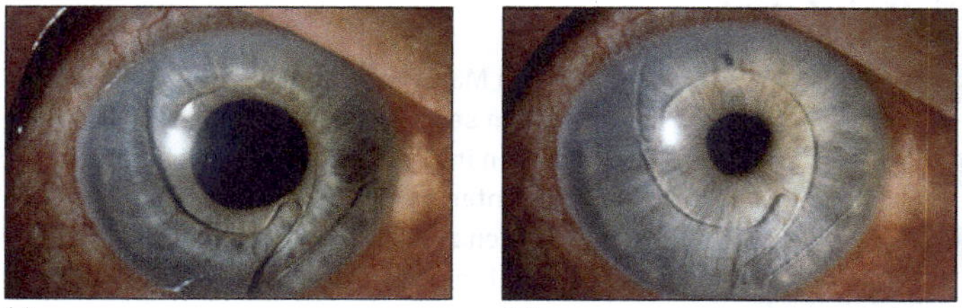

(a) (b)

**Abb. 2.2:** Glaukomanfall bei Pseudophakie mit Vorderkammerlinse Typ Kelmann Omnifit, links vor, rechts nach YAG-Laseriridotomie. Frontalansicht. Beachte die Pupillenweite! Quelle. Autor.

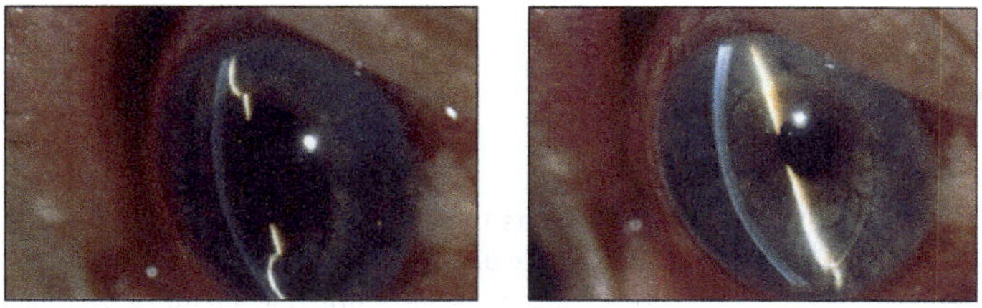

(a) (b)

**Abb. 2.3:** Gleicher Fall im Spalt, links im Anfall, rechts nach LIT knapp oberhalb der IOL bei 12 Uhr. Die Iridotomie im Anfall gelingt nicht weiter peripher, da man sonst bei der bombierten Iris nicht mehr senkrecht, sondern tangential schiessen würde. Erste Priorität hat die Perforation!
Quelle: Autor.

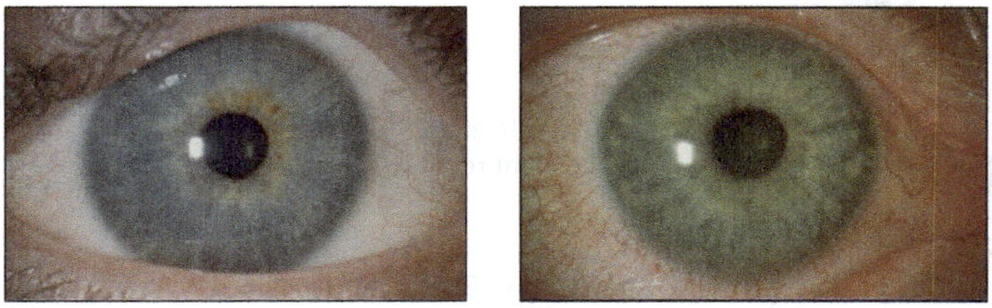

(a) (b)

**Abb. 2.10:** 2-NPA am Menschen. Links im Bild vor Farbstoffapplikation, rechts 10 Minuten später. Man beachte den Reizzustand des Auges rechts, hervorgerufen durch die scharf schneidenden Kristalle des Farbstoffs (siehe Text). Quelle: Autor.

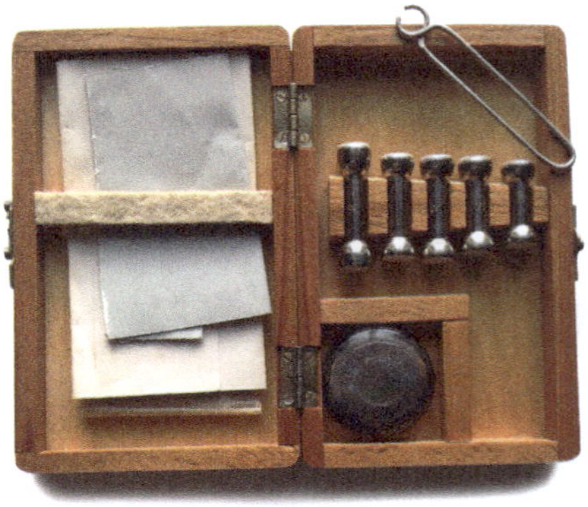

**Abb. 4.2:** Ein Maklakoff Tonometer der neueren Generation in seinem originalen Behälter. Die 5 Stifte liegen in der Halterung, schräg darüber die Gabel. Unten befindet sich eine Dose mit Stempelkissen zur Aufnahme der Farbe. Links Tabellen zur Umrechnung. Quelle: Urs Schmied Wattwil.

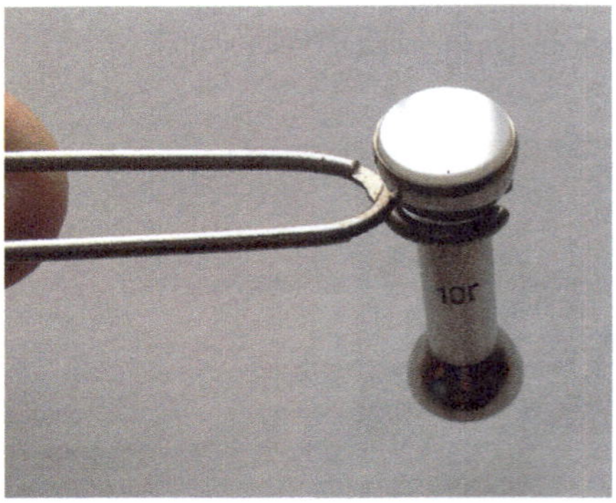

**Abb. 4.3:** Das 10 g-Gewicht in seiner Halterung. Man beachte die glatte Oberfläche des Gewichtes, sowie das kyrillische Schriftzeichen für „g“. Quelle: Urs Schmied Wattwil.

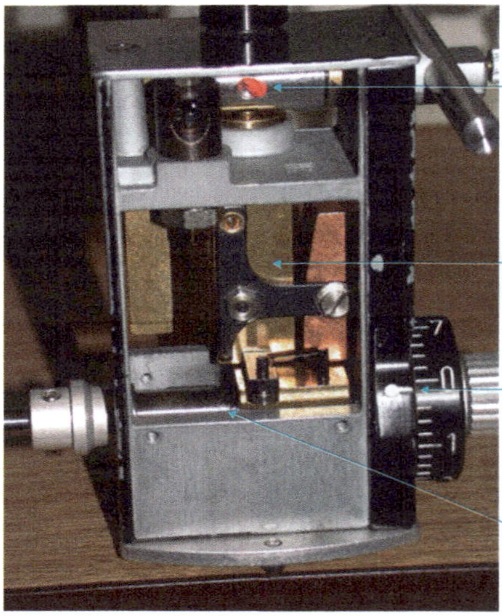


**Abb. 4.12:** Geöffnetes Goldmann-Applanationstonometer (Modell von 1958) mit der „Arzt“-Seite. Quelle: Autor.

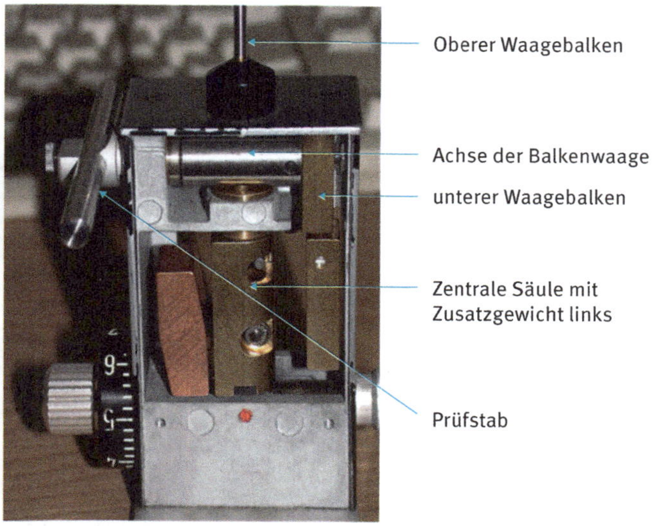


**Abb. 4.13:** Geöffnetes Goldmann-Applanationstonometer (Modell von 1958) mit der „Patienten"-Seite. Quelle: Autor.

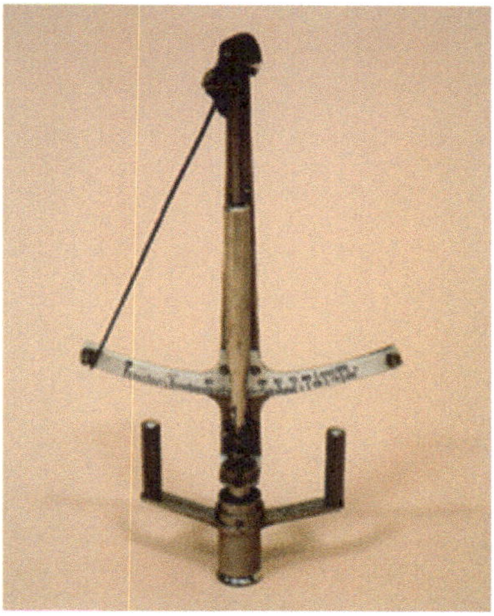

**Abb. 4.26:** Das Tonometer von McLean. Bemerkenswert die nach unten versetzte Skala zur angeblich leichteren Ablesbarkeit. Die Skala ist direkt in mm Hg angegeben. Quelle: BJO 93, 2009, 1131.

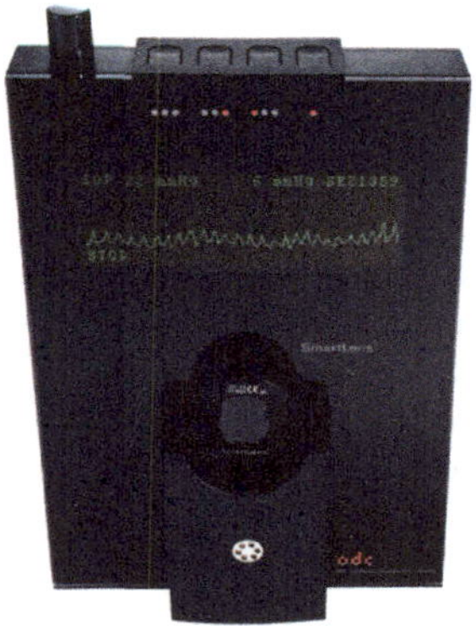

**Abb. 4.31:** Basis-Station der SmartLens® mit eingelegter Linse in der Bucht. In dieser Lage wird die Linse auf 35 °C vorgewärmt, gleichzeitig werden die Batterien aufgeladen. Oben links die Antenne, daneben vier Tasten zur Steuerung des Gerätes und der Einstellungen. Das Display zeigt den Druckverlauf und weitere Informationen für den Benutzer. Quelle: Autor.

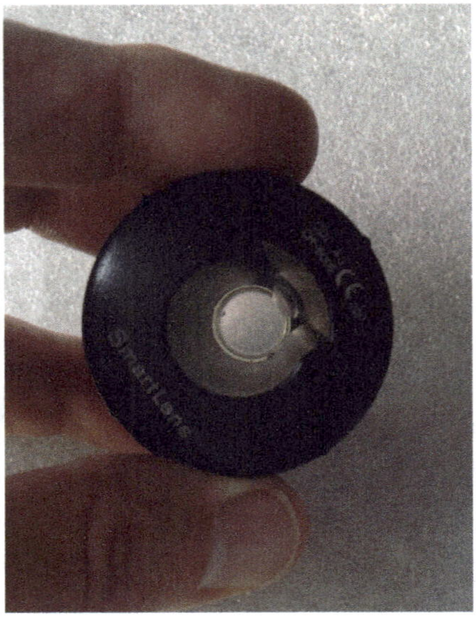


**Abb. 4.32:** Das eigentliche Kontaktglas im Durchblick. Quelle: Autor.

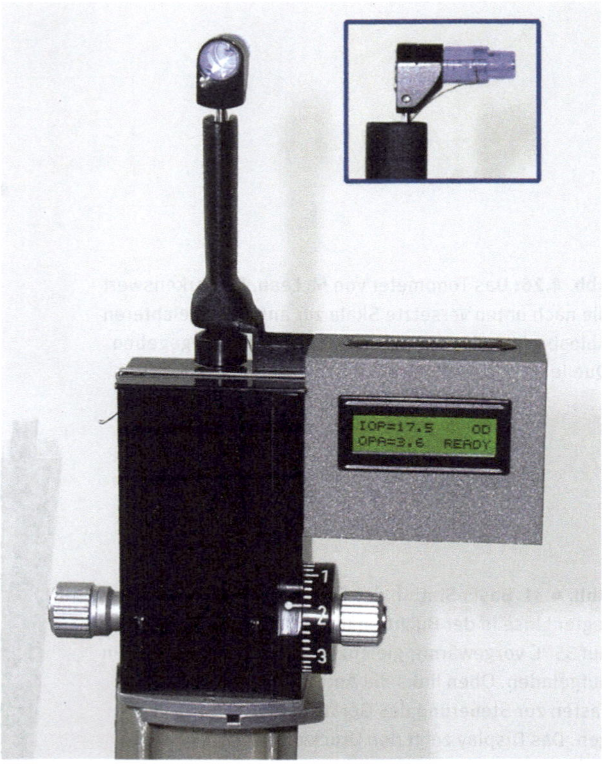


**Abb. 4.35:** DCT-Funktionsmuster. Seitlich am Applanationstonometer angeflanscht die Elektronik und Anzeige. Im kleinen Einschub das Messkörperchen, aufgesteckt auf den Arm des Applanationstonometers. Quelle: Autor.

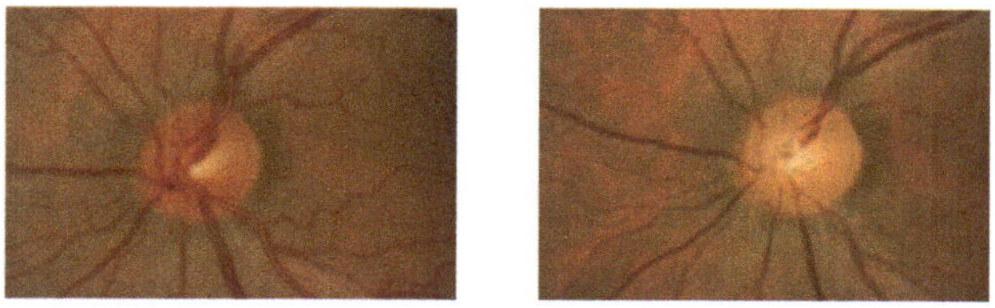

**Abb. 6.2:** Papillenfarbe links bei normalem Druck, rechts unter mäßiger Druckerhöhung zum Zeitpunkt der Diastole, gesunde Person. Man beachte die Abnahme des Rottones auf der neuroretinalen Randzone. Die Quantifizierung des Rottones auf der Papille erfolgt nach Korrektur der unterschiedlichen Hintergrundhelligkeit. Belässt man den Druck, oder erhöht ihn kurzfristig, so kehrt der Rotton zurück. Quelle: Autor.

# Personenverzeichnis

| Name | Daten | Bemerkungen | Seite |
|---|---|---|---|
| Amsler, Marc | 1891–1968 | Ophthalmologe in Zürich und Lausanne | 27, 28, 107 |
| Aristoteles | 384–322 v. Chr. | spekulativer Naturwissenschaftler | 1, 2 |
| Armaly, Mansour | 1927–2005 | Ophthalmologe in Iowa und Washington DC | 47, 164 |
| Ascher, Karl Wolfgang | 1887–1971 | Ophthalmologe in Wien und Cincinnati, USA | 13, 17, 21, 40 |
| Athene glaukópis | | Weisheit und Kampf | 1 |
| Avicenna | 980–1037 | Naturwissenschaftler im Iran | 2 |
| Bailliart, Paul | 1877–1969 | Ophthalmologe in Paris | 47, 139, 167, 168, 174, 175, 177, 181, 182 |
| Banister, Richard | 1570–1625 | „father of british ophthalmology“ London | 2 |
| Bárány, Ernst | 1910–1991 | Pharmakologe in Uppsala | 22, 32 |
| Bartels, Klaus | | Altphilologe in Zürich | 1 |
| Baurmann, M. | | | 169, 176, 182 |
| Beer, Georg Joseph | 1763–1821 | Erster Inhaber eines Lehrstuhls für Ophthalmologie, Wien | 3 |
| Brisseau, Pierre Michel | 1676–1743 | Ophthalmologe in Versailles | 3 |
| Bourdelot, Bonnet Pierre | 1655–1709 | Der blinde Leibarzt von Louis XIV, Versailles | 3 |
| Bowman, William | 1816–1892 | Ophthalmologe im Moorfields Eye Hospital London | 57, 73, 88–91, 102, 103 |
| Busacca, Archimede | 1893–1971 | Italienischer Ophthalmologe in Sao Paulo, Br | 20 |
| Coburn, E. B. | | Ophthalmologe in NY | 82, 83, 125 |
| Comberg, Wilhelm | 1885–1958 | Ophthalmologe der Charité, Berlin | 107, 108 |
| Daicker, Basil | 1932–1995 | Ophthalmopathologe in Basel | 150 |
| Demours, Antoine-Pierre | 1762–1836 | Ophthalmologe in Paris | 2 |
| Descemet, Jean (auch Deszemet) | 1732–1810 | Ophthalmologe in Paris | 66, 88–92 |
| Donders, Cornelis Franciscus | 1818–1889 | Ophthalmologe in Utrecht | 97–100, 102, 106 |
| Dor, Henri | 1835–1912 | Ophthalmologe in Bern und Lyon | 47, 76, 98–106, 132 |
| Draeger, Jörg | | Ophthalmologe in Hamburg | 93 |

Fortsetzung nächste Seite

| Name | Daten | Bemerkungen | Seite |
|---|---|---|---|
| Drance, Stephen M. | | Ophthalmologe in Vancouver | 170, 181 |
| Dubois-Poulsen, André | 1907–1988 | Ophthalmologe in Paris | V |
| Ehrlich, Paul | 1854–1915 | Chemiker in Breslau | 20 |
| Elliot, Robert Henry | 1864–1936 | Ophthalmologe in London und Madras | 15, 17, 114, 139, 154, 167, 175 |
| Fick, Adolf | 1829–1901 | Physiologe in Zürich und Würzburg | 76, 77, 79, 82, 88 |
| Flower, Robert W. | | Physiker in Baltimore | 143 |
| Frey, Alexander Moritz | 1881–1957 | „Die Pflasterkästen" Roman aus dem 1. Weltkrieg | 174 |
| Friedenwald, Jonas | 1897–1955 | Ophthalmologe in Baltimore | 16, 23, 28, 91, 92, 109, 112, 113, 144, 152, 164 |
| Fourier, Joseph | 1768–1830 | Mathematiker in Paris | 39, 151, 152, 157 |
| Galenus | 130–200 | Arzt in Rom | 2 |
| Goldmann, Hans | 1899–1991 | Ophthalmologe in Bern | 13, 17, 20–22, 28, 29, 35, 40, 47, 49, 52, 54, 56, 60, 65, 76, 85, 88, 89, 91–93, 95, 96, 108, 114, 116, 118, 126, 133, 142, 150, 153, 155, 164, 168, 170, 173, 182 |
| Gradle, Harvey S. | 1883–1950 | Ophthalmologe in Chicago | 114 |
| Graefe, Albrecht von | 1828–1870 | Ophthalmologe in Berlin | 4–6, 63, 73, 97, 98, 102, 106, 185 |
| Grant, Morton | 1915–2001 | Ophthalmologe in Boston | 28, 164 |
| Guillemeau, Jacques | 1550–1612 | Schüler von Ambroise Paré in Paris | 2 |
| Guthrie, Georg James | 1785–1856 | Englischer Militärchirurge | 3 |
| Hagen, Gotthilf H. L. | 1797–1884 | Wasserbauingenieur in Berlin | 34 |
| Hering, Karl Ewald | 1834–1918 | Physiologe in Leipzig | 151 |
| His, Wilhelm | 1831–1904 | Anatom in Leipzig | 14 |
| Hooke, Robert | 1635–1702 | Universalgelehrter in London | 35 |
| Huber, Alfred | 1918–2006 | Ophthalmologe in Zürich | 27, 28 |

| Name | Daten | Bemerkungen | Seite |
|---|---|---|---|
| Imbert, Armand | 1850–1922 | Arbeitsmediziner in Montpellier | 76, 88, 102, 114 |
| James II, Stuart | 1633–1701 | König von England | 2 |
| Keeler, Richard | | Historiker in London | VI |
| Klebs, Theodor Albrecht | 1834–1913 | Pathologe in Bern | 102 |
| Koller, Carl | 1857–1944 | Ophthalmologe Wien und New York | 73 |
| Korotkow, Nikolaj Sergejewitsch | 1874–1920 | Chirurg in St. Petersburg | 174 |
| Krakau, Torsten | | Ophthalmologe in Lund | 65, 116, 152, 153, 154, 171 |
| Kronfeld, Peter C. | 1900–1980 | Ophthalmologe in Chicago | 108 |
| Kukán Ferenc | 1898–1971 | Ophthalmologe in Szeged, Ungarn | 39–41, 146, 161, 169–171 |
| Langham, Maurice | 1924–2013 | Physiker in Baltimore | 28, 49, 65, 94, 95, 144, 149, 152, 171, 172 |
| LeCoultre, Antoine | 1803–1881 | Uhrmacher in Genf | 98, 106 |
| LeCerf, Christoffle | 1696–1755 | Arzt in Frankfurt | 6 |
| Leydhecker, Wolfgang | 191–1995 | Ophthalmologe in Würzburg | 47 |
| Lister, Joseph | 1827–1912 | Chirurg in Edinburgh | 97 |
| Lifschitz, S. | | | 82 |
| Louis XIV de Bourbon-Parma | 1638–1715 | König von Frankreich und Navarra | 3 |
| Mackay, Ralph S. | 1924–1994 | Physiker in Berkeley | 94, 171 |
| Marg, Elwin | 1918–2010 | Physiker in Berkeley | 94, 171 |
| MacKenzie, William | 1791–1868 | Ophthalmologe in Glasgow | 3 |
| Magitot, André | 1877–1918 | Mitarbeiter von Bailliart, Paris | 24 |
| Maklakoff, Alexei Nicolajewitsch | 1837–1895 | Ophthalmolge in Moskau | VI, 16, 47, 73, 76, 78–80, 82 |
| Mareschal, Georges | 1658–1736 | $1^{er}$ chirurgien du roy, Paris | 3 |
| Maurice, David | 1922–2002 | Physiologe in New York | 20, 28, 29, 83, 141 |
| Mayer, Siegmund | 1842–1910 | Physiologe in Prag | 151 |
| McLean, William | | Ophthalmologe in New York | 114 |
| Mead, Richard | 1673–1754 | Ophthalmologe in Great Ormond Street Hospital, London | 3 |
| Monnier, Marcel | 1907–1996 | Neurologe in Basel | 40, 175 |
| Monnik, Adriaan Johannes Willem | 1839–1909 | Ophthalmologe in Utrecht | 100, 102–106 |


Fortsetzung nächste Seite

| Name | Daten | Bemerkungen | Seite |
|---|---|---|---|
| Moses Robert A. | 1917–1999 | Ophthalmologe in St. Louis, MI | 22, 90, 114, 165 |
| Müller, Hans Karl | 1899–1977 | Ophthalmologe in Bonn | 173–177 |
| Newton, Isaac | 1643–1727 | Physiker in London | 34, 76 |
| Niesel, Peter | | Ophthalmologe in Bern | 41, 90, 179, 182 |
| Oechsli, Raymond W. | 1922–1977 | Ingenieur in Berkeley | 94 |
| Papritz, Franz | | Konstrukteur Haag-Streit AG/Köniz | 85, 86 |
| Pascal, Blaise | 1623–1662 | Mathematiker in Paris | 47, 132, 154 |
| Paulus, Aegina von | 625–690 | Arzt in Aegina | 2 |
| Perkins, E. S. | | Ophthalmologe in London | 79, 93, 127, 142, 144, 153 |
| Pflüger, Ernst | 1846–1903 | Ophthalmologe in Bern | 47, 102–105, 143 |
| Priestley, Smith Joseph | 1845–1933 | Ophthalmologe in Birmingham, UK | 114, 174 |
| Platner, Johann Zacharias | 1694–1747 | Anatom und Physiologe in Leipzig | 3 |
| Poiseuille, Jean L. M. | 1797–1869 | Physiologe in Paris | 34 |
| Posner, Adolph | 1906–2002 | Ophthalmologe in New York | 16, 108, 143 |
| Remarque, Erich Maria | 1898–1970 | „Im Westen nichts Neues“, Roman aus dem 1. Weltkrieg | 174 |
| Scheerer, Richard | 1887–1982 | Ophthalmologe in Bad Cannstatt | 137, 146, 161, 171 |
| Schiøtz, Hjalmar | 1850–1927 | Ophthalmologe in Olso | 47, 53, 60, 73, 92, 94, 102, 106, 109, 111, 114, 164, 165, 174 |
| Schlemm, Friedrich | 1795–1858 | Anatom in Berlin | 12, 16, 17, 20, 21 |
| Schmidt, Theodor | 1924–2004 | Ophthalmologe in Bern | 47, 85 |
| Schoenberg, Mark J. | 1874–1945 | Eichstation für Schiotz | 108 |
| Snellen, Herman | 1834–1908 | Ophthalmologe in Utrecht | 97, 99, 104 |
| Stilling, Jakob | 1842–1915 | Augenarzt in Strassburg | 14 |
| Strampelli, Benedetto | 1904–1987 | Ophthalmologe in Rom | 61 |
| Streiff, Enrico Bernardo | 1908–1988 | Ophthalmologe in Lausanne | 40, 175 |
| Thiel, Rudolf | 1894–1967 | Ophthalmologe in Frankfurt/Main | 139 |
| Thury, Marc-Antoine | 1822–1905 | Physiker in Genf | 98 |
| Traube, Ludwig | 1818–1876 | Internist in Berlin | 151 |

| Name | Daten | Bemerkungen | Seite |
|---|---|---|---|
| Vörösmarthy, Daniel | | Ophthalmologe in Budapest | 162 |
| Voss, Johann Heinrich | 1751–1826 | Altphilologe in Eutin | 1 |
| Wachsmuth, Ernst-Dieter | | Toxikologe in Basel | 30 |
| Weber, Adolf | 1829–1915 | Ophthalmologe in Darmstadt | 27, 76, 100, 102, 104, 132 |
| Weigelin, Erich | 1916–2010 | Ophthalmologe in Bonn | 175, 176 |
| Weller, Karl Heinrich | 1794–1854 | Ophthalmologe in Dresden | 3 |
| Wheatstone, Charles | 1802–1875 | Physiker in London | 100 |
| Woolhouse, John | 1650(66?)–1734 | Ophthalmologe in Paris und London | 3 |
| Young, Thomas | 1773–1829 | Physiker, Ophthalmologe in London | 35, 36, 109 |

# Stichwortverzeichnis


2-Nitrophenyl-Acetat 30, 31

Arteria/Arterie 33, 138, 148, 149, 175, 183
- A. carotis 25, 33, 49, 145, 149, 183
- A. carotis communis 33, 180
- A. carotis externa 33, 41
- A. carotis interna 25, 33, 137, 180, 183
- A. centralis retinae 33, 34, 137, 175–177, 180, 183, 184
- A. ophthalmica 33, 34, 50, 137, 149, 177, 180, 182
- A. palpebralis 153
- Ae. ciliares anteriores 33
- Ae. ciliares posteriores 33

Abdomen 52
Abflachung 23, 141
Abfluss 9, 12, 14, 16, 17, 19, 20, 22, 26, 31, 32, 34, 50, 59, 60, 142, 152, 153, 155, 164, 169
- Abflussdruck 21
- Abflussleichtigkeit 27
- Abflussrate 22

Abgleich 53, 101, 127, 131
Ablöschen 50
Abrasio corneae 75
Abriss 128, 130, 155
Acetazolamid 150, 163
Achsenlänge 11, 37, 40, 131, 146–148, 158, 168, 182
Acrylglas 83
Aderhaut 12, 24, 25, 33, 34, 37, 40, 50, 60, 74, 106, 137, 140, 150, 151, 154, 156, 161, 162
- Aderhautabhebung 66, 67
- Aderhautbett 162
- Aderhautbullae 67
- Aderhautdurchblutung 25, 150
- Aderhauteffusion 162, 169
- Aderhautvolumen 33, 75, 150

adrenerg 13, 24
Aequator 54
Äther 73
Aethylalkohol 162
afferente Fasern 13, 14, 24, 25
Afferenz 24
Akkomodation 55, 74, 104, 131
aktiv 14, 19, 21, 22, 27, 29, 129
aktive Steuerung 22, 27, 145, 146, 161
Aktivität 12, 23, 32, 52, 143, 151
Algorithmus 35, 36, 58, 92, 144
Alter 49, 56, 58, 63, 65, 104, 131, 147
Amotio 33, 66
Amplitude 116, 128, 137, 138, 140–142, 146–150, 153–155, 157, 158
Anästhesie 49, 165
Anästheticum 51
- Lokalanästhesie 94, 103, 106, 117, 141, 162

anatomische Verteilung 20
Andruckkraft 131
Angiographie 149
Angiologie 152
Angiotonometer 182
Anpressdruck 91, 127, 132
Anpresskraft 83, 115, 127, 133, 168, 169, 182
anterior ischaemische Opticusneuropathie 150, 151
Aorta 33, 137, 178
Aortenklappe 138
Apex 93
Apoptose 63
Applanation 49, 76, 77, 79, 82–85, 88–91, 93, 95, 96, 125, 126, 129, 132, 133, 142, 182
- Applanationsfläche 78, 79, 82, 83, 85–87, 89, 90, 93–95, 125, 128, 142
- Applanationskörperchen 85, 142
- Applanationstonometer 35, 47, 53, 55, 76, 81, 83, 86, 87, 93–95, 117, 131, 134, 155
- Applanationstonometrie 35, 47, 59, 66, 76–78, 92–95, 97, 111, 117, 120, 125

Approximationsphase 128
Argonlasertrabekuloplastik 54
Arm-Retina-Zeit 149
Arterienwand 137
Arteriitis temporalis 150
Ascorbinsäure 18, 19
Astigmatismus 55, 92
Asystolie 162
Athalamie 58
ATPase 19, 26
Atropin 25, 104
Auflagefläche 58
Aufwachen 53, 143

Augmentation Index 138, 148
Ausgangswert 24, 36
Auskultation 50
Ausschlag 129
autonom 13, 16, 23–25, 152, 156, 166
Autoregulation 38, 51, 65, 156, 161, 172–174
Axon 13
Azidose 54, 150

Balkenwaage 85–87, 192, 193
ballistisch 61, 116
Ballottement 73
Barriere 18, 28, 57
Basisstation 129
beidäugig 181
Bengal Rosa 29
Betablocker/β-Blocker 29, 51, 54, 131, 150
bidirektional 95
Bindehaut 61
Biosynthese 26
Blinzeln 55, 74, 143
Blockade 27, 47, 55, 163
Blut 15, 16, 54, 68, 74, 144, 155, 161, 169
– Blutdruck 38, 40, 48–50, 97, 148, 174–178, 180, 183
– Blutdruckmanschette 22, 165, 170, 185
– Blutfluss 34, 65, 144–146, 149, 153, 154, 172
– Blutgefäß 50
– Blutkammerwasserschranke 25, 27
– Blutvolumen 37, 42, 153
– Blutzirkulation 37
Bombierung 11, 23, 58
Brechkraft 9, 55
Brennweite 9
Bulbus 2, 16, 39, 54, 73, 104–106, 119, 120, 127, 135, 161, 162
– Bulbusischaemie 33, 49
– Bulbusunruhe 51

calcitonin generated peptide 24
Carboanhydrase 19, 163
Carboanhydrasehemmer 54
Carotis 21
Cerclage/-band 60, 143
cerebral 38, 41, 179, 182
Cerebrospinalflüssigkeit 18
Chemosis 66
Chloroformnarkose 73
Cholezystokinin 24
cholinerg 13, 24
Cholinesterasehemmer 51
ciliar 13, 23, 25, 33, 34
circadian 23, 53
Compliance 50, 138, 145, 148
conjunctival 13, 66, 119
Cornea 10, 11, 55–60, 62, 73, 75–77, 84, 86–96, 106, 107, 113, 114–116, 119, 120, 125, 127, 132, 133, 135, 137, 138, 140–142, 162, 164, 172, 173, 181
– corneal 9, 10, 29, 30, 35, 36, 59, 62, 64, 74, 79, 89, 91, 95, 96, 115, 116, 126, 150, 157, 158, 164, 182
– Corneareflex 93, 117
– Cornearückwand 9, 20
Cortison 27, 151
Critical pressure 64
cystoid 66

Dämpfung 116, 138, 150, 157, 158
Deformation 75, 76, 93, 97, 109, 114, 115, 124, 131–133
Dehnungsmessstreifen 74, 119, 143
Desmosom 29
Deszemetfalten 89
Diabetes mellitus 68, 146, 148, 149
Diaphragma 75
Diastole 148, 154, 169, 173, 184, 195
diastolisch 97, 129, 137, 144, 167, 172, 174–179, 183
Dickenzunahme 58
Differentialtonometrie 53, 110, 111
Dikrotie 138
Doppelspiegel 140
Doppler 39
Drainage 32
Drehmoment 86
Dreiweghahn 82
Druck
– Druckabfall 6, 16, 21, 25, 29, 33, 55, 59, 91, 96, 164
– Druckanstieg 10, 14, 26, 55, 58, 59, 91, 109, 163, 164, 166, 168, 172
– Druckdifferenz 11, 34, 96
– Druckerhöhung 16, 22, 27, 42, 60, 63, 65, 68, 101, 103, 109, 120, 131, 141, 142, 144, 161, 164, 166, 167, 170–174, 176, 180, 181, 184, 185, 195
– Druckgradient 18, 154

– Druckmessung 10, 21, 29, 36, 57, 58, 66, 68, 73, 84, 91, 96, 97, 102, 104, 111, 124, 126, 129, 131, 132, 135, 142, 158, 182, 185
– Druckniveau 36
– Druckprovokation 124, 173
– Druckschwankung 54, 115, 143, 153, 154
– Drucksenkung 21, 25, 26, 42, 49, 51, 54, 59, 65, 74, 104, 149, 155, 161–163, 185
– Drucksensor 119, 125–127, 131
– Druckspitze 23, 27, 53, 54, 62, 63, 166
– Drucktonometrie 124
– Druckwelle 133, 137, 138, 143, 155, 185
Durchblutung 24, 26, 33, 144, 148, 150, 152, 154, 156–158, 161, 170–172, 176
Durchmesser 32, 34, 35, 39, 67, 75, 79–83, 85, 89, 90, 93, 94, 107, 116, 126, 132, 141, 172, 180, 182, 184
Durst 53
Dynamometer 35, 79, 98–100, 173, 175–177

Efferenz 24
Eichung 60, 93, 95, 103, 106–109, 120, 168, 174, 177–180, 182
– individuell 120, 177
– instrumentell 73
– kollektiv 177, 178
Eichvorschrift 108
Eigenschaft 30, 31, 35, 36, 51, 56–58, 75, 83, 84, 96, 109, 115, 117, 138, 148, 182
Eigenspannung 76
Eigensteifigkeit 88, 96
Eindringtiefe 108, 114, 120, 141
Einleitung 50, 51, 75, 109
Elastizität 77, 89–91, 96, 109, 137, 138, 148
Elektrolyt 18
Embolus 161
Emissarien 21
Emmetropen 18
Encephalin 24
endexpiratorisch 38
endokrin 54, 74
Endothel 10, 16, 19, 20, 30, 74, 172
Endplatte 79
Entlastung 74, 92, 104, 161
entoptisches Phänomen 146
entzündlich 16, 98, 150, 151
Entzündungsprozess 59
episkleral 12, 13, 17, 21, 22, 27, 28, 32, 33, 50, 52, 53, 68, 92, 154, 163–165, 170, 176
Epithel 30, 57, 89
Erblindung 1, 2, 4–6, 62, 73, 106
Erythrozyten 10, 172
Ester 30
Experimente 14, 15, 24, 144, 161, 176
Exsikkose 53
externe Ophthalmoplegie 68
extrakapsulär 59
extraokular 16, 23, 54, 55, 68, 143

Falten 66
Farbstoff 14, 16, 27–30, 79
– Farbstoffverdünnungskurve 165
– Farbstoffverschwindungskurve 22
Faser 13, 14, 24, 25
Faszikulation 51
Fazilität 20, 22, 23, 29, 32, 164
Feder 81, 85, 87, 98, 99, 103, 105, 118, 177
– Federkonstante 115
– Federkraft 94, 98, 115, 178
– Federstempel 178
– Federwaage 85
Filterkissen 59, 155
Finapress® 157
Fingerdruck 167
Fläche 9, 75, 78, 79, 88–94, 126, 182
Flüssigkeit 2, 14, 16–19, 34, 36, 37, 58, 60, 75, 82, 83, 89–91, 93, 105, 125, 128, 142
– Flüssigkeitsreservoir 110
Fließen 34, 59, 91, 92, 95, 96, 114, 130, 133
Fließverhalten 18
Flow 23, 144, 163
Fluktuation 53, 65, 137
Fluoreszein 20, 27–30, 57, 79, 91, 117, 142
Fluoreszenz 27–29
Fluorometrie 28
Fluorophotometer 28
Fluorophotometrie 22, 165
Fluss 15, 19, 20, 23, 28, 29, 31, 32, 34, 149, 150, 153, 154, 163
Folie 125
Frequenz 115, 116, 131, 151, 167, 173
Fußplatte 94, 106–108, 113, 118
Fundus 48, 63, 120, 125, 129, 139, 145, 146, 150, 167, 168, 176, 182
Funktion 166

Ganglion 13
- Ganglion cervicale superius 23
- Ganglion ciliare 13, 23
- Ganglion trigeminale Gasseri 13
Gas 52, 60
Gefäßbett 12, 33, 139, 154, 158
Gehirn 14, 33, 37, 39, 40, 144, 181
geschlossen 20, 26, 50, 75, 97, 109, 110, 113, 127, 133, 138, 144, 162, 183
Geschwindigkeit 15, 48, 117, 128, 137, 144, 148, 158, 172, 177
- Geschwindigkeitswelle 137
Gesichtsfeld 65, 118, 170, 171
Gewicht 57, 78–80, 83, 86–90, 99, 101, 103, 107, 108, 111–115, 126, 148, 164, 192
Glandula pinealis 23
Glaskörper 3, 32, 40, 58, 61, 75, 127, 161, 162, 166
Glaukom 1–4, 17, 21, 24, 27, 28, 36, 37, 42, 50–52, 54, 58, 60–64, 68, 74, 96, 102, 104, 124, 129, 131, 139, 149, 157, 158, 164–173, 176
- Glaukomanfall 2, 11, 12, 73, 114, 140, 162, 191
- Glaukomgenese 63
- Glaukomtherapie 26, 61, 163
Glucose 18, 19, 68, 166
Glycerol 162
Glykoprotein 18
Glykosaminoglykosan 18
Gradient 17–21, 24, 26, 33, 34, 38, 40, 66, 145, 154
Gramm 79, 86, 90, 99, 107, 111, 114, 132, 141, 162, 175, 177, 178
Granulationes arachnoideales 37

Haemangiom 27, 68, 131
Hagen-Poiseuille 34
Halothan 51
Halsvene 27, 145
Harnstoff 18, 162, 166
Hauptwiderstand 12, 20
Hebelarm 85–87
Herabsetzung 32, 171
Herz 33, 52
- Herzfrequenz 23, 39, 144, 149, 151, 152
- Herzleistung 137
- Herzschlag 139, 145, 152, 167, 169
Hinterkammer 11, 15, 19, 20, 58
Hirndruck 24, 37–39, 42, 145
Hirnventrikel 14
Homatropin 30
Horner-Syndrom 25, 67
Hornhaut 29, 37, 48, 54–58, 79, 94–96, 101, 107, 114, 154, 155, 157, 183 siehe auch Cornea
- Hornhautdicke 35, 36, 56–58, 62, 64, 68, 92, 94, 96, 102, 117, 129, 133
- Hornhautkrümmung 11, 105, 119
- Hornhautoberfläche 61
- Hornhautrückfläche 10
- Hornhautverletzung 57
Hülse 55, 82, 94, 98, 99, 106, 108, 113, 114
Hunger 53
Hydratation 25
Hyperämie 66, 119, 161, 172 siehe auch Hyperaemie
Hyperkapnie 54
Hyperopen 11, 18, 57, 169
Hyperopie 57
Hypertension 62, 64, 65
Hypertonie 62, 146, 148, 176
Hypophysenadenom 68
Hypotension 51
Hypothalamus 23
Hypothermie 26, 37
Hypotonie 66–68, 175
- Hypotoniesyndrom 66, 67
Hysteresis 96, 97

Impression 27, 76, 79, 88, 95, 180
- Impressionstonometer 47, 58, 106, 110, 141
- Impressionstonometrie 10, 35, 58, 73, 76, 77, 88, 92, 106, 120, 165, 181
Incisur 138, 143
Individuum 106, 108, 109
Injektion 14, 27, 36, 109, 144
Innervation 13, 38, 14
Intensivmedizin 137
intraabdominal 38
intracameral 61
intrakapsulär 58
intraokular 14, 16, 23, 53, 55, 60, 89, 109, 115, 133, 154, 162, 185
intrathorakal 50, 52, 141
intravenös 27, 39, 51, 162,
Intubation 51
Iontophorese 29
Iridektomie 4–6, 73, 104, 106

Iridotomie 11, 12, 191
Iris 10–13, 15, 20, 23, 34, 58, 74, 98, 162, 191
- Irisvorderfläche 9, 10, 26
- Iriswurzel 9
Iritis 3, 20, 27, 102
Isosorbid 162
Isotopenverdünnungsmethode 29

Jugularvene 22, 38, 42, 50, 52, 111, 167

Kalibrierung 110
Kammer 15, 19, 83, 84, 94, 142
- Kammerwasser 11–14, 17–20, 26, 28, 32, 37, 38, 40, 42, 49, 75, 115, 126, 138, 154, 157, 161, 164
- Kammerwasserkinetik 22, 31
- Kammerwasserproduktion 25, 28, 34, 47, 60, 163
- Kammerwasservene 17, 20, 21
- Kammerwinkel 5, 9, 10–13, 15, 17, 21, 25, 61, 63, 67, 139, 151
- Kammerwinkelkonfiguration 9
Kanüle 74, 75, 103, 110, 163
Kaninchen 14, 16, 24, 31, 32
Kapillare 16, 19, 171
- Kapillardurchblutung 146
- Kapillarkraft 128, 133
- Kapillarpuls 145, 146
Kardiologie 63, 137, 156
Katarakt 2–5, 59, 66, 68, 102
- Kataraktextraktion 59, 164
Kerato-Conjunctivitis sicca 133
Keratokonus 57, 97, 102
Keratoplastik 60, 61, 154, 155
Ketamin 51
Kind 47, 49, 56, 62, 178
Kinetik 19, 23
Kneifen 74, 103
Körper 52, 78, 182
- Körperlage 27, 52, 141
Kokain 73
Kollaps 61, 168–170
Kompression 54, 161–163, 169–171, 174, 177, 180, 181
Kontaktglas 9, 21, 125, 126, 128–130, 141, 168, 194
Kontaktglastonometer 124, 126, 128
Kontaktlinse 29, 57, 119
Kontur 132, 133
- Konturanalyse 148
- Konturtonometrie 57, 58, 129–134, 144, 146, 147, 152, 155
Konvergenz 55
Korrekturformel 58
Krümmung 11, 37, 76, 98, 103, 108
- Krümmungsradius 35, 90, 101–103, 113
Kraft
- Kraftsensor 126, 127
- Krafttonometer 57, 148
- Krafttonometrie 124
- Kraftvektor 77
Krawatte 22, 52, 111
Kreislauf 33, 34, 42, 49, 106, 139, 152, 171, 173, 176
Kryopexie 60
Kurvatur 57, 90
Kurzzeitfluktuation 48

Lactat 19
Lamina cribrosa 36, 40, 41, 168, 170
Langzeitfluktuation 48
Langzeitmessung 41, 63, 93, 119, 120
Laser 39, 146
- Laserdopplervelocimetrie 145, 152, 172
- Laseriridotomie 11, 12, 191
- Lasertherapie 54
LASIK 36, 57, 96, 134
Latanoprost 31
Latenz 172
Leichenaugen 103, 104, 133, 142
Leukozyten 146, 161
Licht 1, 11, 29, 93, 103, 139, 146, 151, 152, 161
- Lichtunterschiedsempfindlichkeit 170
Lid 26, 50, 55, 73, 97, 117, 153, 162
- Liddruck 55
Ligamentum pectinatum iridis 15
Ligatur 21, 25, 49, 163
Linse 3, 4, 11, 15, 19, 23, 57–59, 74, 79, 119, 129, 193
- Linsendicke 11
- Linsenluxation 23
- Linsenvorderfläche 11, 58
Lipid 19
Liquor 37–40
- Liquor cerebro-spinalis 14, 37, 42,
- Liquorraum 37, 170
- Liquorzirkulation 37

Lissamingrün 29
Lokalanästhesie/-anästheticum 59, 60, 94, 103, 106, 117, 141, 162
Luftstrom 93–95
Lumen 170, 184

M. ciliaris 25
mäßig 166
Macula 171
Maculaoedem 66
Mannitol 39, 162
Manometrie 61, 68, 74
manometrisch 49, 96, 98, 110, 133
Manschette 50, 94, 170
Marasmus 53
Marker 149
Materie 9, 109
matricellulär 37
mechanisch 10, 15, 27, 57, 163
Megalocornea 11
Melatonin 23
Membran 3, 57, 83, 84, 88–90, 126
Messen 110
– Messende 128
– Messfrequenz 127, 129
– Messkopf 57, 132–134, 182
– Messkörperchen 59, 86, 87, 92, 134, 194
– Messokular 85, 89, 91
– Messsignal 119
– Messung 28, 30, 37–39, 41, 47–49, 53, 54, 56, 74–132, 133, 135, 137, 144, 152, 158, 164, 169, 174–176, 180, 182
Metalloproteinase 26
Mikrometerschraube 21, 107
Mikrophon 183
Mikroporen 18
Minderperfusion 149
Minutenvolumen 23, 41
Miotikatherapie 11
Mitteldruck 33, 178, 179
Mittelwert 47, 56, 96, 117, 129, 146
Modul 35, 36, 56, 110, 111
Morphiuminjektion 104
Muskelaktivität 12
Muskeldystrophie 68
Muskelrelaxantien 51
Muskeltonus 54, 68
Muskulatur 23
Myasthenia gravis 51, 54
Mydriase 66, 167
Myopen 18, 97, 147
Myopie 57, 58, 63, 67, 178

Nagetier 23
Nanophthalmos 11
Narbe 57, 68
Narkose 50
natriuretisches Peptid 24
Nerven 40
– N. facialis 24, 25, 55
– N. opticus 14, 16, 39, 40, 54, 63, 66
– N. trigeminus 25
Neuropeptid 14
– Neuropeptid Y 24
nicht-entzündlich 151
nicht-pulsatil 153
Niederdruckglaukom 62, 63, 149, 176
nitrerg 24
Non Contact Tonometer 93
non-responder 31
normal 3, 42, 47, 54, 63, 64, 93, 101, 119, 146, 150, 156, 180, 185
Normaldruck 62, 101
– Normaldruckglaukom 62
Nucleus
– Nucleus Edinger-Westphal 23
– Nucleus paraventricularis 23
– Nucleus suprachiasmaticus 23, 53

Oberarm 33, 41, 175, 180
– Oberarmblutdruck 49, 178, 180
Oberfläche 77
– Oberflächenspannung 90, 116
OCT 36
Oedem 57
offen 10, 55, 110, 141, 154, 163
okulär 25, 51, 62, 129, 157
– okuläre Pulsamplitude 129, 137, 139, 146, 150–152
– okuläre Pulswelle 25, 137–139, 152, 157
Okular 28, 85
Okulo-Oszillo-Dynamographie 151, 184
Okulopression 40, 170
Operation 4, 24, 33, 52, 58–60, 73, 92, 134, 147, 162, 167, 169
Ophthalmodynamographie 183
Ophthalmodynamometrie 27, 50, 128, 139, 149, 166–168, 174–182, 184

Ophthalmoskopie 145
Opticusscheide 39–41, 169, 170
Orbita 50, 68, 97, 119, 181, 183
- Orbitakreislauf 50
- Orbitaspitze 54
- Orbitopathie 54, 74
Osmolalität 20, 166
Osmolarität 26
Osmotherapie 162
osmotischer Druck 19, 21, 22, 75
Osteogenesis imperfecta 68
Oszillation 17, 48, 146
Oxybuprocain 30

Palpation 53, 58, 61, 102, 117, 118
Papille 16, 21, 131, 145, 172, 173, 178, 195
Papillenoedem 66
Paracentese 59, 75, 161, 163
Paraffin 15
Parallaxfehler 111
parasympathisch 24, 25
pars-plana-Vitrektomie 60
Peptid 24
perforierend 60
Perfusion 9, 25, 33, 38, 49, 151, 154, 156, 168, 172
Perilymphe 37
Phakodonesis 66
Pharmaka 26
Phthisis bulbi 33, 67, 102
Piezo-Element 116
piezoresistiv 119, 126
Pigment 10
- Pigmentdispersionsglaukom 11, 172, 174
Pilocarpin 25
Pipette 40
Plasma 18, 21, 34
Plasmaosmolalität 166
Plateau-Iris-Syndrom 11
Plexiglas 79, 91
Plexus choroidei 37
Pneumotonometrie 49, 94
Pneumotonograph 57, 143, 144, 146
Poissonzahl 35
Polymethylmethacrylat 91
Polymyalgia rheumatica 150
Polystyren-Nanopartikel 32
Pore 36
Porphyrie 68
postganglionär 25
Prüfstab 87
Predforte 30
pressure phosphene tonometer 118
Prodrug 30
Produktion 9, 18, 19, 23, 38, 163
Progression 63
proktologisch 52
Propofol 51
Prostaglandin 24, 26, 59
Prostanoid 26
Proteoglykan 37
Provokationstest 124, 166, 182
Pseudoexfoliation 10, 36, 172, 174
Pseudofazilität 21, 22, 27, 110, 163, 164
Pseudophakie 11, 12, 19, 191
Puls 16, 40, 63, 137, 139, 140, 145, 150, 154, 155, 157, 161, 167, 169, 183, 184
- Pulsamplitude 47, 129, 137, 139, 142, 144, 146–152, 158, 181
- Pulsanalyse 48
- pulsatil 153, 154
- Pulsation 38, 40, 48, 139, 167, 174, 176, 178, 183
- pulsatorisch 48, 140,
- Pulsschlag 144, 152, 153
- pulssynchron 50, 111
- Pulswelle 25, 50, 95, 130, 137–141, 143, 144, 146–148, 151, 152, 154–158, 183
Pumpe 82, 125, 161
Punktion 75, 103, 127
Pupillarebene 20
Pupille 1–4, 11, 23, 134, 152

Radices spinales 37
Radius 36, 91, 92, 107, 108, 115, 116, 126, 132, 133, 177
Rebound-Tonometer 116
Rechtsherzinsuffizienz 27, 50
Refraktion 37, 58
Regulation 37, 156
Reproduzierbarkeit 119, 127, 168
Resonanz 115, 116
- Resonanzfrequenz 115
Resorption 17, 23, 60
respiratorisch 48, 94, 151
responder 31
Retina 16, 39, 41, 60, 149, 150, 161, 172 siehe auch Netzhaut

Rhodamin 29
Rhythmik 23, 53
Riboflavinvernetzung 57
Rigidität 29, 35, 40, 56–58, 68, 91, 103, 104, 106, 109, 111, 113, 114, 133, 158, 164, 168, 181, 182
– Rigiditätskoeffizient 111
Risikokalkulator 65
Rückenmark 37, 101

sagittal 58
Sammelkanälchen 12, 13, 20,
Saugnapf 161, 164, 180, 181, 184
– Saugnapfdynamometer 141, 170, 172, 173
Scheimpflugprinzip 18
Schenkel 38
Schlaf-Apnoe-Syndrom 50
Schlemm'scher Kanal 12, 13
Schmerz 1, 2, 4, 5, 24
Schwangerschaft 54
Schwankung 23, 48, 56, 58, 167
Schwellenwertbestimmung 27
sclerectomy 5, 12, 21
Sehnervenscheide 40
Seitendifferenz 24, 50, 60, 64, 149, 150, 183
Sekretion 19, 23, 26, 27
Selbstmessung 118
Sensor 119, 125, 128, 132–134, 138, 142
Septen/um 38
Sevofluran 51
Sinus durae matris 37
Skala 79, 81, 86, 98, 103, 104, 108, 109, 111, 114, 115, 141, 165, 177, 192
Skiaskotometrie 65
Skiaskotomzeit 170
Sklera 12, 21, 35, 36, 76, 77, 89, 98, 102–104, 117, 169, 177, 180, 184
– skleral 12, 103, 181
– Skleralsporn 24, 25
Skotom 65, 171
SmartLens® 124, 125, 129–131, 139, 152, 168, 182, 193
Solldruck 179
Spaltlampe 9, 11, 21, 28, 53, 56, 85, 88, 89, 92, 93, 117, 154, 169, 175
Spaltphotographie 28
spitz 10
Spitze–Tal-Wert 137
Stabilisierung 37, 163, 181
Stabilität 57, 171, 181
Standardabweichung 47
Statham-Transducer 142
Stauung 27
Steifigkeit 36, 37, 57, 148
Stenose 145, 149, 156, 181
Steroid 26, 61
Stickstoffmonoxid 26
siehe auch NO
Stift 77–79, 94, 97–99, 101–103, 105–109, 113, 114, 116, 117, 141, 165, 183, 192
Stimulus 20, 124, 125, 131, 173
Stirnlampe 84
Strömung 14, 34
– Strömungsgeräusch 50
Strahlengang 89, 125
Stress 36, 53, 156, 162, 174
Stroma 30, 57, 89, 91, 96
Sturge-Weber-Krabbe 68
Subluxatio lentis 66
Substantia propria 30
Substanz P 24
suprachoroidaler Raum 32
Sympathicus 23, 24, 151
sympatho-vagale Balance 151
Synechien 61, 66
System 20, 34, 37, 75, 84, 109, 110, 113, 119, 133, 140, 142, 144, 154, 162, 168, 183
systemisch 26, 49
Systole 34, 97, 137, 148, 155, 184,
systolisch 34, 97, 137, 144, 148, 153, 174, 175, 177, 178

Tageszeit/lich 23, 53, 56, 58, 119, 179
Taktgeber 23, 169
tangentiale Kraft 132
Taster 129
Technik 25, 39, 59, 60, 110, 141, 173, 181
Telemetrie 74
Temperatur 24, 26, 37
– Temperatursonde 24
– Temperaturänderung 124
Thalamus 23
tiefe Sklerektomie siehe deep sclerectomy
time of flight 39
Toleranz 108, 129, 156
Tono-Pen 182
Tonometereichstation 108
Tonus 23, 52, 146

Totalreflexion 89, 93
Tränenflüssigkeit 79, 89, 91, 114, 116
Trabekelwerk 10, 12, 13, 15, 18, 20, 22, 24, 25, 27, 36, 37, 40, 59, 61, 139, 156, 157, 165
Trabekulektomie 68
transcorneal 29, 181
transcraniell 39
Transducer 38, 142, 184
transepithelial 29
Transpalpebral-Tonometer 117
Traube-Hering-Mayer'sche Schwingung 151
trigeminal 13, 14
Turbulenz 34

Ultrafiltration 19, 22
Ultraschall 39, 144, 145, 183
- Ultraschallmesskopf 183
Unterdruck 161, 180, 183
Unterschwinger 128
Uveitis 66, 114, 161
uveo-skleral 12, 20, 22, 29, 32, 59, 60

vasoaktives intestinales Peptid 24
Vasomotion 146
Vasopressin 25
Vektor 34
Vena/Venae
- Vena centralis retinae 34, 38, 41
- Venae ciliares anteriores 34
- Venae jugulares/Jugularvenen 38, 42, 111, 163, 167
- Venae vorticosae/Vortexvenen 50, 145, 154, 169
Vene 12, 13, 21, 39, 40, 145, 167, 170
- Venendruck 21, 22, 28, 32, 33, 39–41, 50, 52, 53, 145, 163, 168, 169, 176
- Venenplexus 33
- Venenpuls 48, 139, 145, 167, 168, 170
venös 33, 34, 37, 38, 42, 50, 131, 139, 145, 154, 155, 167, 169
- intravenös 27, 39, 51, 162,
- zentralvenös 38, 52, 162
Verdoppelungsprisma 87
Verformung 9, 35, 75, 91, 106, 115, 120, 132, 135
Verlegung 10
verschlossen 10, 83, 103
Vibration 115
- Vibrationstonometer 116
Viskoelastikum 59, 161
viskoelastisch 96, 114, 115
Viskosität 17, 18, 27, 34, 75, 128
Visusabfall/-verlust 52, 55, 66
Vollblut 34
Volumen 34, 37, 39, 40, 48, 53, 109, 152, 155, 183
- Volumenänderungen 9, 75, 105, 106, 138, 153
- Volumenpuls 48, 139, 143, 152–155, 157, 158
- Volumenverdrängung 88, 91, 109, 120
- Volumenwelle 137
Vorderkammer
- Vorderkammertiefe 10, 23, 58, 147
- Vorderkammervolumen 18, 28,

Wärmetransportkapazität 24
Wasserstoßversuch 166
Weber-Fechner'sches Gesetz 133
Widerstand 9, 11, 20, 21, 34, 35, 38, 40, 54, 96, 105, 109, 163
Winkel 9, 10, 11, 20, 89, 105, 145
- Winkelblock/-glaukom 2, 4, 5, 58, 61, 168
Wurzel 10, 11

Yoga 27, 52

Zeiger 82, 98, 101, 105, 107, 111
Zelle 19, 29
- Zellmembran 19
zentral 23, 24, 57, 79, 96, 106, 125, 131, 177
- Zentralarterienverschluss 140, 161
- Zentralvene 39, 40, 145, 168–170
- Zentralvenenthrombose 67, 168
- zentralvenös 38, 52, 162
Zieldruck 65
ziliar 66
- Ziliararterie 13, 34, 137, 154, 184
- Ziliarepithel 25, 163
- Ziliarkörper 9, 12, 13, 15, 19, 25, 26, 33, 34, 47, 49, 59, 60, 163
- Ziliarmuskel 13, 25, 26, 34
- Ziliarnerv 13, 24
- Ziliarvene 13, 15, 16
Zirkulation 12, 14–17, 20, 26, 33, 42, 139, 172
Zirkumferenz 10, 119
Zufluss 20, 142, 152, 155
Zugrichtung 36, 59, 77
Zugstress 36
Zwischenspalt 128
Zyklodialyse 59, 66, 67
Zykloplegie 66

Printed and bound by CPI Group (UK) Ltd, Croydon, CR0 4YY
30/09/2026
14973062-0002